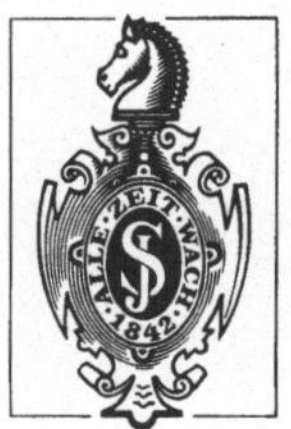

Marvin R. Goldfried
Gerald C. Davison

Klinische Verhaltenstherapie

Herausgegeben und überarbeitet von
J.C. Brengelmann
Übersetzt von M. Kolb M. Langlotz
G. Sievering G. Steffen

Springer-Verlag
Berlin Heidelberg New York 1979

Autoren:
Marvin R. Goldfried
Gerald C. Davison
State University of New York,
Stony Brook, NY 11794, USA

Übersetzer:
Professor Dr. Johannes C. Brengelmann (Herausgeber)
Marina Kolb, Maren Langlotz, Gabriele Sievering, Gabriele Steffen
Max-Planck-Institut für Psychiatrie, Kraepelinstraße 10,
D-8000 München 40

Titel der amerikanischen Ausgabe:
Clinical Behavior Therapy
© 1976 by Holt, Rinehart and Winston Inc. New York, New York
10017, USA

ISBN-13: 978-3-540-09420-3   e-ISBN-13: 978-3-642-95354-5
DOI: 10.1007/978-3-642-95354-5

CIP-Kurztitelaufnahme der Deutschen Bibliothek:
Goldfried, Marvin R.:
Klinische Verhaltenstherapie/M. R. Goldfried; G. C. Davison. Hrsg. u. überarb. von J. C. Brengelmann.
Übers. von M. Kolb . . . – Berlin, Heidelberg New York; Springer, 1979.
Einheitssacht.: Clinical behavior therapy ⟨dt.⟩
ISBN-13: 978-3-540-09420-3

NE: Davison, Gerald C.; Brengelmann, Johannes Clemens [Bearb.]

2126/3140-543210

Geleitwort

Unsere beiden Autoren, Marvin Goldfried und Gerald Davison, sind erfahrene Experimentalpsychologen im Gebiet der klinischen und abnormen Psychologie. Sie haben in den letzten eineinhalb Dekaden ebenfalls in der Vorderfront der Verhaltenstherapieentwicklung gestanden und sich einen hervorragenden Ruf erworben. Es ist gerade diese Grundlage, nämlich daß Verhaltenstherapie im allgemeinsten Sinne als experimentalpsychologisch fundiert gilt, was vielleicht das wichtigste Bekenntnis der Autoren darstellt. Diese Grundlage hat sich über die Jahre durchgesetzt, und die Entwicklungszeit, in der Verhaltenstherapie lediglich mit speziellen Theorien oder Verfahrensweisen identifiziert wurde, ist längst passé.

Auch wenn das Buch rein klinisch orientiert ist und dementsprechend keinen Versuch der experimentellen oder theoretischen Grundlegung macht, wird von Anfang an klargestellt, daß therapeutische Verfahrensweisen mit der verfügbaren Forschung übereinstimmen müssen, daß Verhaltenstherapie eine generelle Verantwortlichkeit gegenüber Daten anerkennt und daß sie stets bereit ist, eine Position zu ändern oder aufzugeben, wenn dies im Licht der kontrollierten Forschung notwendig erscheint. Diese Bereitwilligkeit zur Selbstüberprüfung und Änderung ist nicht nur Beleg dafür, daß Verhaltenstherapie die breitest mögliche Ausgangsbasis der wissenschaftlichen Psychotherapie einnimmt, sondern daß sie ein offenes System darstellt, welches klinische Innovation in einem sehr breiten und variierten Rahmen ermöglicht. Quantifizierung, Offenheit und Innovationsfreudigkeit sind drei der hervorstechendsten Merkmale der Verhaltenstherapie, und es dürfte niemandem schwerfallen, das Bekenntnis zu diesen Merkmalen zwischen der ersten und letzten Seite dieses Buches in beständiger Form zu erkennen.

Ein klinisch orientiertes Buch muß mehr oder etwas anderes tun, als experimentelle Ergebnisse und empirisch etablierte Therapieprinzipien darzulegen. Jeder Praktiker weiß, daß der Weg zwischen Kenntnis und Anwendung einer genauen Ausformulierung der Verfahrensweisen bedarf und darüber hinaus der Supervision. Diesen Anforderungen trägt das vorliegende Buch soweit wie möglich Rechnung. Es hebt sich wohltuend von vielen zu theoretisch oder abstrakt geschriebenen Werken ab, indem die therapeutischen Verfahrensweisen anhand von Fällen so ausformuliert werden, als ob man sie unter Supervision durchführen würde. Dabei erhält der Kliniker Anleitungen über sein therapeutisches Vorgehen gegenüber dem Klienten und über die Erziehung des Klienten in der

Selbsttherapie nebst den jeweils benötigten Therapiekontrollen. Die Notwendigkeit dieser Selbsttherapien, deren nicht ersetzbare Rolle für Behandlung und Rückfallverhütung jetzt allgemein anerkannt ist, wird entsprechend herausgestellt. Selbsttherapien schaffen die tragfähige Basis für langfristige Erhaltung der Gesundheit.

Die Besonderheit des Verhaltensansatzes im konkreten therapeutischen Verfahren wird anhand des Persönlichkeitsbegriffs aufgewiesen. Traditionell wurde Persönlichkeit „zentralistisch" im Sinne innerer Zustände, Bedürfnisse, Wünsche, Erwartungen und Motivation gesehen, die sich – ebenfalls durch innere Mechanismen angeregt – mehr oder weniger dynamisch verhalten; oder eine Person wurde als eine Anordnung von Merkmalen gesehen, die einen generalisierten Typ oder eine abstrakte klinische Kategorie bilden. Beide Sichtweisen sind in der Therapie nicht direkt anwendbar, weil nicht beobachtbar oder nicht konkret faßbar. Bei der Verhaltenstherapie wird nicht darüber geredet, welch ein Typ jemand ist oder welche innere Dynamik ihn antreibt, sondern welches konkrete Verhalten in welcher Situation auftritt und durch welche Bedingungen es verändert wird. Dies ist das experimentelle Paradigma, wobei Verhalten und Verhaltensänderung operationalisiert und damit untersuchbar gemacht werden. Natürlich hat es früher extreme Verhaltenstheorien gegeben, die sich ausschließlich auf Umweltvariablen stützten; aber unsere Autoren erkennen aufgrund klinischer und experimenteller Beobachtungen an, daß bestimmte Verhaltensweisen in beständiger Form und in verschiedenen Situationen auftreten. Die meisten klinischen Probleme sind geradezu fehlangepaßte Verhaltensweisen, die sich in einer Anzahl verschiedenartiger Situationen beständig manifestieren. Die Untersuchung dieser Verhaltensfaktoren und ihre Interaktion mit besonderen Situationen sind zu erforschen, um die Therapie effektiver zu gestalten. Gegenwärtig werden sie in der Verhaltensanalyse durch individuelle Interpretation nutzbar gemacht, aber ihre systematische Erforschung wird der Persönlichkeit und ihrer Beurteilung auf interaktionalistischer Verhaltensbasis ihren Platz in der Therapie sichern.

Die dargestellten therapeutischen Techniken sehen über die gewohnte Klassifikation wie klassische und operante Verfahren hinweg, ebenso über grobe Anwendungsgebiete wie Pädagogik oder Psychiatrie, über ambulante und stationäre Behandlung, und ebenfalls über Krankheits- oder Problemkategorien. In den Vordergrund rücken dafür das genaue Verfahren der Analyse und die Ableitung einzelner Behandlungsschritte von allgemeinen Therapieprinzipien. Diese Konzentration auf den therapeutischen Prozeß wird für manche besonders dort interessant, wo Vergleiche mit psychoanalytischen Verfahren gezogen werden, die in der Bilanz „beträchtliche Ähnlichkeiten" neben offensichtlichen Unterschieden notieren. Dies trifft natürlich besonders auf die Korrektur kognitiver und emotioneller Erfahrungen zu, in der die Psychoanalyse traditionell zu Hause ist und die Verhaltenstherapie sich in jüngeren Jahren mit Erfolg angesiedelt hat. Dies zeigt auf der einen Seite die bereits festgestellte Flexibilität der Verhaltenstherapie, die allerdings nicht durch theoretische Neigung, sondern erwarteten und tatsächlichen Erfolg diktiert wird. So erklärt es sich dann auch, daß die Verhaltenstherapeuten bestimmte Verfahrenselemente in der Psychoanalyse als auch für sich anwendbar wiedererkennen *und* umgekehrt, daß aber andere psychoanalytische Elemente als prinzipienwidrig von Verhaltenstherapeuten nicht anerkannt werden können. Implizit scheinen die Autoren anzunehmen, daß man eine Feststellung von Ähnlichkeiten nicht zu scheuen brauche, aber daß es sicher nicht richtig sei, jeden therapeutischen Umgang mit dem Verhalten als Verhaltenstherapie anzusprechen, etwa im Falle des Rollenspiels von Moreno, das sowohl eine tiefenpsychologische Technik blieb als auch eine bevorzugte Verhaltenstechnik wurde. Auf jeden Fall werden Therapeuten unterschiedlicher Überzeugungsrichtung besonderes Interesse für Verfahrensvergleiche hegen, und dies wird den Leserkreis dieses Buches auch auf Laienhelfer und interessierte Laien ausdehnen.

Die meisten Definitionen über das Wesen der Verhaltenstherapie im deutschen Sprachraum, die mir zu Gesicht gekommen sind, stammen von Nicht-Verhaltenstherapeuten. Darunter habe ich noch keine annähernd korrekte Definition festgestellt, sondern nur Teilwahrheiten mit dem möglichen Ziel, die unvergleichliche Breite und Profundität der Verhaltenstherapie einschränken zu wollen. Es ist, als ob Verhaltenstherapeuten zu sehr mit der Erfolgserprobung und rapiden Ausbreitung ihrer Techniken beschäftigt wären und keine Zeit zur Definition finden, während ihre Widersacher durch verfrühte Definition die stürmische experimentelle Therapieentwicklung vorzeitig fixieren möchten. Dies führt mit Sicherheit zu Vor-Urteilen, von denen unsere Autoren u. a. folgende herausheben. *Erstens* sind Verhaltenstherapeuten keine Ahistoriker, sondern sie interessieren sich *besonders* intensiv für die *präzisen* Ursachen von Verhaltensstörungen, d. h. für Variablen, die solche Störungen aktuell aufrechterhalten (jedoch nicht für frühere Initialursachen, die keinen Einfluß mehr auf die gegenwärtige Störung haben). Es spricht also nichts gegen die Behauptung, daß Verhaltenstherapie in dem Sinne wenigstens ebenso „tief" und „aufdeckend" sei wie die „Tiefen"-Psychologie. *Zweitens* sind Verhaltenstherapeuten nicht nur genauso warmherzig wie irgendwelche andere Therapeuten, sondern die Verstärkungsgesetze spezifizieren sogar genauestens, wie man die Beziehung zwischen Therapeut und Patient optimal gestaltet. Die konsequente Entwicklung eines Verfahrens verbessert eher eine warme oder humanitäre Anwendung. Auf jeden Fall ist die oft angeschuldigte mechanistische Natur der Verhaltenstherapieanwendung ein Mythos. *Drittens* und besonders wichtig: Verhaltenstherapie ist keine Schule, die man neben eine Vielzahl anderer Schulen setzen könnte. Sie ist schlichtweg die experimentelle Entwicklung der gesamten vorwissenschaftlichen Psychotherapie bzw. alles dessen, was wissenschaftlich entwickelbar ist. Beide, vorwissenschaftliche und wissenschaftliche Therapie nehmen in der Regel strenge Gesetzmäßigkeiten des Verhaltens an; doch zerfällt die erste in zahlreiche gedankliche Schulen aus Mangel an Operationalisierung des Verfahrens, die zur allgemein anerkannten Grundlage der zweiten geworden ist.

Ich bin sicher, daß dieses Buch eine starke Verbreitung und dankbare Aufnahme erfahren wird. Soweit einer der beiden Autoren betroffen ist, nämlich Jerry Davison, erfolgt die deutsche Ausgabe dieses Buches in „nostalgischer Erinnerung" an seinen Aufenthalt am Freiburger Psychologischen Institut in den Jahren 1966/67.

München, Juni 1979   Johannes C. Brengelmann

Vorwort zur amerikanischen Ausgabe

Ein Kollege von uns sprach einmal von einer „therapeutischen Subkultur" unter Klinikern verschiedenster Orientierungen. Damit hat er einen heiklen Punkt angesprochen, insofern als wir ständig mit der Kluft zwischen schriftlichen Texten zur Verhaltenstherapie und ihrer Anwendung in der Praxis konfrontiert werden. Im vorliegenden Band *„Klinische Verhaltenstherapie"* haben wir uns deshalb bemüht, innerhalb des begrenzten Rahmens, den das gedruckte Wort zuläßt, detailliert auf die komplexen Bedingungen einzugehen, die einer effektiven und zugleich humanen Intervention in das Leben anderer Menschen zugrunde liegen.

Als Verhaltenstherapeuten sind wir uns immer bewußt, wie wichtig es ist, unsere therapeutischen Verfahren an die zugrundeliegenden Daten zu binden. Wo immer es möglich ist, präsentieren wir Material, das mit den gegenwärtig verfügbaren Forschungsergebnissen übereinstimmt. Und trotzdem wird, wie sich jeder fortgeschrittene Student der Verhaltenstherapie vorstellen kann, von dem klinischen Verhaltenstherapeuten mehr gefordert als einfache Kenntnis gut fundierter Prinzipien und Verfahren. Vieles von dem, was Sie in diesem Buch finden, basiert notwendigerweise auf klinischer Erfahrung, unserer eigenen wie der unserer Studenten und Kollegen. Diese Berufung auf die klinische Erfahrung mag für manche Leser eher unliebsam sein – doch eben dies scheint uns der geradlinigste Weg zu sein, um über klinische Verhaltenstherapie etwas auszusagen und vor allem, um unsere Vorstellungen zu vermitteln. Ein besonderer Vorzug des verhaltenstherapeutischen Ansatzes ist darin zu sehen, daß wir uns experimentellen Daten verpflichtet fühlen und bereit sind, jede in diesem Buch formulierte Auffassung oder Ansicht zu ändern oder vollkommen aufzugeben, wenn es die Ergebnisse kontrollierter Forschungen erfordern sollten.

Unsere allgemeine Zielvorstellung ist es, die Verhaltenstherapie so darzustellen, wie wir sie in unserer Eigenschaft als Lehrer, Forscher, Praktiker und klinische Supervisoren kennen. Wir haben uns bemüht, die Vorgehensweise zu beschreiben, in der Verhaltenstherapeuten klinische Probleme analysieren, und gehen dann von allgemeinen Prinzipien zur klinischen Anwendung über. Wir diskutieren die Techniken der Verhaltenstherapie, die uns wirklich vertraut sind, und legen dabei besonderen Wert auf die komplexen Bedingungen, die sich ergeben, wenn man die einzelnen Verfahren in einem klinischen Kontext anwendet. Aversionstherapie und Implosionstherapie haben wir ganz bewußt ausgelassen, weil sie in unserer klinischen Praxis keine Anwendung fanden. Ebenso fehlen Verfahren zur Therapie von Sexualstörungen nach Wolpe, Lazarus und Masters und Johnson, die schon in der Literatur ausführlich beschrieben worden sind. Obwohl sie primär im Hinblick auf einzeltherapeutische Verfahren dargestellt wurden, besitzen die aufgeführten Grundüberlegungen und Techniken für eine ganze Reihe anderer Anwendungsgebiete Relevanz – wie für die Schule, die Studienberatung, Landeskrankenhäuser, psychiatrische Stationen und den Bereich der Gemeindearbeit. Wir hoffen, daß das Buch für den Leser von heuristischem Wert ist, indem es ihm hilft, innerhalb eines breiten verhaltenstheoretischen Rahmens Neuerungen hervorzubringen.

Wir möchten einen breiten Leserkreis ansprechen. Selbstverständlich ist dieses Buch nicht nur für Verhaltenstherapeuten geschrieben. Wir diskutieren die Verhaltenstherapie in einem breiten Kontext, der auch Vertretern anderer theoretischer Richtungen erlauben soll, verhaltenstherapeutische Verfahren in ihre eigene Praxis zu integrieren. Die Berufsgruppen, für die wir dieses Buch geschrieben haben, umfassen klinische Psychologen, Psychiater, Sozialarbeiter, Berater und Lehrer ebenso wie Jugendgruppenleiter und Laienhelfer, die mehr und mehr Verantwortung übernehmen bei der Aufgabe, anderen zu helfen. Studenten vor dem Vordiplom können in unserer Auswahl klinischer Beispiele viel Interessantes und Wissenswertes für sich finden und damit ihre Vorstellungen davon erweitern, wie faszinierend und zugleich schwierig die Verbindungen zwischen Theorie, Forschung und Anwendung sind.

Viele Menschen haben unsere Arbeit beeinflußt. Alle diejenigen, die zum Gelingen dieses Buches beigetragen haben, namentlich zu erwähnen, würde bedeuten, fast alle unsere Kollegen, Studenten und früheren Lehrer aufzuzählen. Deshalb müssen wir uns darauf beschränken, nur einige wenige zu erwähnen, deren Einfluß für uns sehr bedeutsam war und denen wir uns daher besonders verpflichtet fühlen. Albert Bandura vermittelte uns die Bedeutung von Theorie und Forschung in der Verhaltenstherapie; Arnold A. Lazarus bot uns ein Modell für die klinische Arbeit, in dem er die intellektuellen und emotionalen Aufgaben, die bei der Übersetzung abstrakter Prinzipien in lebensnahe, realistische klinische Verfahren gefordert sind, ins Blickfeld rückte, und Perry London sensibilisierte uns für die ethischen und sozialen Aspekte therapeutischer Interventionen.

Dann gibt es da noch eine besondere Gruppe, die die Entwicklung unseres Denkens und unserer Arbeit über die Jahre hinweg stark beeinflußt hat. Indem sie uns an ihren Erfahrungen, Schwierigkeiten und Freuden teilhaben ließen, haben uns die Patienten etwas vermittelt, das Theorie und Forschung allein uns nie hätten geben können, nämlich die konstante Herausforderung, sowohl praktisch als auch in Gedanken menschliche Probleme zu bewältigen. Indem sie sich nicht immer in der Weise verändert haben, wie Theorie und Forschung es vorsehen würden, haben uns unsere Klienten zu Zeiten gezwungen, ausgetretene Pfade bei der Behandlung klinischer Probleme zu überprüfen oder gar zu verlassen. Wir sind zutiefst dankbar, daß wir von ihnen lernen konnten.

Verschiedene geschätzte Kollegen und Freunde äußerten scharfe Kritik an den ersten Fassungen dieses Buches. Wir haben viele ihrer Vorschläge berücksichtigt.

Wir danken Paul L. Wachtel, G. Terence Wilson, David M. Pomeranz und Alan O. Ross. Außerdem möchten wir uns bei Deborah Doty bedanken für ihre unendliche Geduld und ihr Verständnis, bei Johnna Barto für ihr fachkundiges Redigieren und besonders bei Sharon Worksman, die die vielen revidierten Fassungen des Manuskripts getippt hat. Unsere Arbeit wurde großzügig unterstützt durch National Institute of Mental Health grant number 24327.

Als das Manuskript beinahe fertig war, wurden wir in peinlicher Weise auf den Sexismus aufmerksam gemacht, der in dem, was wir geschrieben hatten, lag. Es war leichter für uns, uns zu vergegenwärtigen, daß nicht alle Lehrer eine „Sie" und nicht alle Eltern Frauen sind, als sich mit dem grundsätzlichen Charakter der englischen Sprache auseinanderzusetzen. Wir haben uns bemüht, auf die ungleiche gesellschaftliche Rollenverteilung zu achten, die gegen die Frau arbeitet, aber da wir keine echten Revolutionäre sind, haben wir uns entschieden, konventionelle Bezeichnungen wie „er" beizubehalten und nicht neutrale Pronomen einzuführen oder noch umständlichere Bezeichnungen wie „er/sie" zu gebrauchen.

Zum Schluß wollen wir Anita Powers Goldfried und Carol Davision liebevoll danken, die viele Stunden mühsamer Arbeit damit verbracht haben, die Stellen, die in unserem Manuskript häufig verschwommen waren, klar und deutlich darzustellen und die außerdem mit Erfolg einige unserer sexistischen Einstellungen verändert haben. Ihnen widmen wir dieses Buch.

Stony Brook, New York   M. R. Goldfried
Oktober 1975   G. C. Davison

Inhaltsverzeichnis

Teil 1
Grundsätzliche Überlegungen

Kapitel 1

Das Wesen der Verhaltenstherapie

Es mag den Leser nicht überraschen, daß es bei der Definition der Verhaltenstherapie keine Einmütigkeit gibt. Zwar verbanden die frühesten Vertreter das neue Gebiet mit „moderner Lerntheorie" (Eysenck, 1960) oder klassischer und/oder operanter Konditionierung (Ullmann u. Krasner, 1965; Lazarus, Davison u. Polefka, 1965; Skinner, 1953; Wolpe, Salter u. Reyna, 1964); seitdem begannen jedoch Forscher sowohl experimenteller wie klinischer Herkunft den begrenzten Rahmen dieser Definition in Frage zu stellen.

Immer wieder diskutierten Fachleute über Verhaltenstherapie, als handelte es sich um eine Therapie-„Schule", die hauptsächlich im Sinne einer speziellen Richtung von Konzepten und Techniken definiert wird. Wir fanden es ungünstig, ja sogar unmöglich, uns auf diesen engen Begriff von Verhaltenstherapie zu begrenzen (Davison u. Goldfried, 1973). Vielmehr glauben wir, daß Verhaltenstherapie angemessener als Reflektion einer allgemeinen Orientierung klinischer Arbeit dargestellt werden kann, die sich philosophisch nach der experimentellen Methode bei der Untersuchung menschlichen Verhaltens ausrichtet. Diese spezielle Orientierung basiert auf der Grundannahme, daß das im klinischen Sektor beobachtete problematische Verhalten am besten unter dem Aspekt der aus der großen Variationsbreite psychologischen Experimentierens abgeleiteten Prinzipien zu verstehen ist und daß diese Prinzipien ihrerseits Implikationen für Verhaltensänderungen im klinischen Bereich haben.

Aus dieser Grundauffassung ergeben sich einige bedeutsame Konsequenzen. Verhaltenstherapeuten wie ihre Kollegen von der experimentellen Psychologie operationalisieren die Begriffe, mit denen sie arbeiten. Hochgradige Abstraktionen wie Angst oder Depression werden immer in spezifischen Ausdrücken operationalisiert, wie z. B. ein bestimmter Wert auf einer Skala zur Erfassung des Verhaltens oder die konkrete Verhaltensbeschreibung. Desgleichen handelt der Verhaltenstherapeut im Sinne der Experimentalpsychologie, wenn er an der Suche und Beeinflussung der stärksten kontrollierenden Variablen interessiert ist (Bandura, 1969; Mischel, 1968). Das heißt, der Verhaltenstherapeut setzt voraus, daß Verhalten gesetzmäßig ist und als Funktion bestimmter vorausgehender, organismischer und nachfolgender Bedingungen aufgefaßt werden kann. In dieser Hinsicht stellt jede klinische Interaktion eine Art von Experiment dar.

Historischer Abriß der Verhaltenstherapie

Die Verhaltenstherapie kann in ihrer historischen Entwicklung als ein Zusammenfluß verschiedener relativ selbständiger Strömungen angesehen werden. Die erste, die durch die Arbeit von Joseph Wolpe und Arnold Lazarus in den fünfziger Jahren in Südafrika und durch die experimentelle und klinische Arbeit am Maudsley Hospital in London von M. B. Shapiro und H. J. Eysenck repräsentiert wird, bezog sich hauptsächlich auf die Hullsche Lerntheorie und Pawlowsche Konditionierung. Der Schwerpunkt lag hier weitgehend auf der neurotischen Angst. Beide Arbeitsgruppen versuchten von der experimentellen Erforschung des Erwerbs und der Löschung von Angst bei Tieren im Labor auf die Behandlung unrealistischer Ängste und deren

Konsequenzen bei Menschen zu extrapolieren. Nehmen wir zum Beispiel Wolpes Dissertation zur Erlangung des Doktorgrades an der Universität von Witwatersrand in Johannesburg: Diese Arbeit befaßt sich mit dem Aufbau anhaltender Phobien bei Laborkatzen und ihrer erfolgreichen Löschung, durch die Verbindung von stufenweiser Darbietung des konditionierten Stimulus mit der Fütterung. Der Grundgedanke war, daß man (wie von Mary Cover Jones (1924) schon viele Jahre früher durch die erfolgreiche Behandlung des kleinen Peter demonstriert) Angst erfolgreich löschen könne, indem man einen angstfreien Zustand – hier herbeigeführt durch die Freßsituation – herstellt und dabei das ängstliche Subjekt zunehmend stärker mit dem konfrontiert, was ursprünglich mit einem unkonditionierten Stimulus assoziiert war.

Wolpe begann in seiner klinischen Arbeit mit Analogien zu der Tiersituation zu experimentieren. In einer bedeutsamen Extrapolation auf seine Arbeit mit menschlichen Patienten setzte er als angstfreien Zustand die Relaxation der tiefen Muskelentspannung ein; anstatt sich auf real erlebte Konfrontationen zu beschränken, gebrauchte er die menschliche Vorstellungskraft und war damit in der Lage, den Patienten angstauslösende Items im Behandlungszimmer darzubieten. Die Technik der systematischen Desensibilisierung, die in Kap. 6 ausführlich diskutiert wird, ist ein gutes Beispiel für den Versuch der Verhaltenstherapeuten, in der klinischen Situation anzuwenden, was im experimentellen Labor feststehende Lernprinzipien zu sein scheinen.

Dieser großen britischen Tradition der Verhaltenstherapie entspricht die Arbeit von Andrew Salter in Amerika. 1949 veröffentlichte Salter ein polemisches, aber dennoch überzeugendes Buch mit dem Titel *„Conditioned Reflex Therapy"*, in welchem er die Auffassung vertrat, daß neurotische Probleme bei Menschen das Ergebnis überschüssiger kortikaler Hemmung seien. Sein theoretisches Gerüst orientierte sich an Pawlow. Wenn auch hinsichtlich der Beziehung zwischen seiner Theorie und seinen therapeutischen Praktiken kontroverse Ansichten bestehen, nimmt er dennoch eine zentrale Rolle in der Ent-

wicklung der Verhaltenstherapie ein, vor allem wegen seiner Betonung des Selbstsicherheitstrainings, das in Kap. 7 diskutiert wird.

Eine zweite Entwicklungstendenz in der Verhaltenstherapie, die sich wohl im wesentlichen in den USA anbahnte, betont die Konsequenzen, die auf das Verhalten folgen. Die operante Orientierung scheint mit einem unveröffentlichten Bericht von O. R. Lindsley und B. F. Skinner, die mit psychiatrischen Patienten in einem Krankenhaus in Massachusetts arbeiteten, begonnen zu haben (Lindsley u. Skinner, 1954). In der Folge erschienen zahlreiche Berichte, die aufzeigten, daß ein Großteil des menschlichen Verhaltens – insbesondere das Verhalten von als psychotisch diagnostizierten Patienten – sinnvollerweise so aufgefaßt werden sollte, als sei es instrumenteller Natur und damit auch der Beeinflussung durch verschiedene Verstärkungstechniken von Skinner zugänglich. Um es ganz einfach auszudrücken: Man betrachtete Krankenhausstationen nun als riesige Skinner-Boxen, in denen man die entsprechenden, mit den Verhaltensweisen der Patienten in Beziehung stehenden Umweltereignisse so zu steuern versuchte, daß sie Löschung bewirkten oder erwünschte Verhaltensweisen ausformten. Wie es für die operante Orientierung in der experimentellen Psychologie charakteristisch ist, wurde ein hohes Ausmaß an experimenteller Kontrolle erreicht; weiterhin wurde darauf geachtet, daß Beobachterfehler in den verschiedenen Untersuchungen reduziert wurden. Wir werden diese Arbeit in Kap. 10 noch ausführlicher besprechen.

Ein dritter Trend in der Entwicklung der Verhaltenstherapie kann im frühen Werk von Julian Rotter (1954) und den späteren Arbeiten von Perry London (1964) und Goldstein, Heller und Sechrest (1966) sowie den wichtigen Beiträgen von Albert Bandura (1969) gesehen werden. Vielleicht als Reaktion auf die früheren Einsichtstherapien neigten die ersten Entwicklungen in der Verhaltenstherapie dazu, die Bedeutung der menschlichen kognitiven Fähigkeiten herabzusetzen. Sowohl Vertreter der klassischen Konditionierung als auch der operanten Verhaltensmodifikation vermieden jede Bezugnahme auf die Denkprozesse der beteiligten Individuen. Interessanterweise neigten viele der früheren psychodynamischen Ansätze dazu, kognitive Prozesse als grundsätzlich verzerrend anzusehen, weil sie Abwehrmechanismen wie Leugnung oder Rationalisierung beinhalteten. Darüber hinaus war man der Meinung, daß sie generell nur unter unwillentlicher Kontrolle standen. Im Gegensatz dazu betonen neuere Entwicklungen in der Verhaltenstherapie die anpassungsfähige und willentliche Natur kognitiver Prozesse (D'Zurilla u. Goldfried, 1971; Goldfried, Decenteceo u. Weinberg, 1974, Mahony, 1974; Meichenbaum, 1974). Das Ergebnis dieser Bemühungen war im wesentlichen, daß die Untersuchung kognitiver Vorgänge zu einem legitimen Bereich für Verhaltenstherapeuten wurde. Gleichzeitig — wie im Verlauf dieses Buches deutlich wird – bringen sie die Verhaltenstherapie irgendwie näher an neuere Entwicklungen der Ichpsychologie heran (Wachtel, 1977). Kognitive Ansätze der Verhaltenstherapie werden in den Kap. 8 und 9 untersucht.

Unabhängig von den verwendeten Konzepten und vorgeschlagenen Vorgehensweisen wird der gemeinsame Nenner jeder verhaltenstherapeutischen Theorie und Forschung deutlich werden, nämlich das Beharren auf strengen Beweiskriterien und die Verpflichtung, therapeutische Prozesse experimentell zu analysieren.

Einige Mißverständnisse über Verhaltenstherapie

Für die weitere Erarbeitung unseres Konzepts der Verhaltenstherapie wollen wir einige Mißverständnisse über dieses Gebiet diskutieren.

Verhaltenstherapie, nicht Verhaltensmodifikation

Ein Mißverständnis hinsichtlich der Einordnung der in Psychiatrischen Krankenhäusern und Gefängnissen dargebotenen Therapiemaßnahmen hatte zur Folge, daß man 1974 Lobotomie, Heilkrampfbehandlung, ja selbst solche Techniken wie Psychodrama und Transaktionsanalyse alle in einen Topf warf und unter dem Begriff „Verhaltensmodifikation" einordnete. Verwirrung entsteht insofern, als alle Therapietechniken Verhaltensmodifikation zum Ziel haben. Das erwünschte Endprodukt ist also das gleiche. Man begeht jedoch einen schweren definitorischen Fehler, wenn man Ziele und beteiligte Prozesse als identisch betrachtet. Einzig aus diesem Grund verwenden wir in diesem Buch lieber den Begriff Verhaltenstherapie als Verhaltensmodifikation (obwohl der letztere oft gebraucht wurde, um das gesamte Gebiet zu umreißen).

Der mechanistische Charakter der Verhaltenstherapie

Wie in den nachfolgenden Kapiteln gezeigt wird, neigen Verhaltenstherapeuten zu einer eher mechanistischen Ausdrucksweise, die Verhalten mit Begriffen wie „Stimulus", „Reaktion" und „Verstärkung" erfaßt. Diese Metaphern vermitteln den Eindruck, als seien Verhaltenstherapeuten kaltherzig und unmenschlich, als bestünde die Ausübung von Verhaltenstherapie in der Tat darin, aufrichtige und vertrauliche Beziehungen zum Klienten zu verhindern. Dem muß aber nicht so sein, denn Worte wie „Stimulus" und „Reaktion" sind nichts anderes als wissenschaftliche Metasprache, die uns eben zum Verständnis des Verhaltens recht geeignet erscheint. Wegen der „wissenschaftlichen" Grundhaltung, die Verhaltenstherapeuten hinsichtlich ihrer Vorstellung von Abläufen und Verhaltensänderungsvorgängen beim Menschen einnehmen, wird oft unterstellt, daß sie der Therapeuten-Klienten-Beziehung keine Bedeutung beimessen. Diese eingewurzelte Vorstellung wird durch die experimentelle Literatur auch kaum entkräftet. Es ist einfach so, daß alle klinischen Vorgänge innerhalb eines interpersonalen Kontextes stattfinden und daß dieser interpersonale Kontext als solcher wissenschaftlicher Analyse zugänglich ist (Wilson u. Evans, im Druck). Wie wir im Verlaufe des Buches aufzuzeigen und zu veranschaulichen versuchen, schließt ein unsentimentaler Zugang zu der Vorstellung von menschlichen

Problemen in keiner Weise eine warme, echte oder empathische Interaktion mit Klienten aus.

Im Zusammenhang mit der obigen Sichtweise steht die Überzeugung, daß Verhaltenstherapeuten Menschen nicht anders als Tiere betrachten. Tatsächlich isolieren Laborexperimente Phänomene und untersuchen sie unter besser kontrollierten Bedingungen, als es im Alltag möglich wäre. Wenn wir jedoch in einem Experiment etwa eine Taube anstelle eines Menschen verwenden und dann auf die reale Situation extrapolieren, betreiben wir Analogiestudien. Wir sagen damit nicht, daß ein Mensch nicht anders sei als eine Taube; vielmehr gehen wir dabei von der Vorstellung aus, daß wir aus Analogieexperimenten etwas lernen könnten – unter besser kontrollierten Bedingungen, als es mit Menschen möglich wäre –, das vielleicht wertvoll sein kann, um Menschen zu helfen. Umfangreiche klinische Forschung beweist die Nützlichkeit vieler Prinzipien und Vorgehensweisen, die aus Experimenten mit nichtmenschlichen Organismen hergeleitet worden sind.

Die Oberflächlichkeit der Verhaltenstherapie

Eine andere Ansicht über die Verhaltenstherapie rührt vielleicht von dem Wort „Verhalten" her. Wir haben uns schon oft gewünscht, man hätte diesen Begriff nie gebraucht, weil er den Eindruck begünstigt (der zugegebenermaßen auch tatsächlich von vielen Autoren dieses Gebiets vermittelt wird, z. B. Bijou u. Baer, 1961; Ullmann u. Krasner, 1969), daß wir unsere Aufmerksamkeit ausschließlich externen Ereignissen zuwenden. Wie in diesem Buch noch ausführlich klargestellt wird, sind wir keine radikalen Behavioristen, da wir den Gebrauch abgeleiteter Konzepte nicht scheuen. Unter der Voraussetzung, daß interne Mediatoren an beobachteten Reizen oder Reaktionen festgemacht werden können, brauchen Verhaltenstherapeuten die persönlichen Lebensumstände der Menschen nicht zu ignorieren. Wir haben sogar argumentiert und werden es auch in diesem Buch tun, daß solche Ableitungen unbedingt notwendig sind. Mit diesem Standpunkt hängt es zusammen,

wie wir kognitive Variablen verwenden, wenn wir daran arbeiten, Verhalten zu verstehen und zu verändern. Selbstverständlich steht dies alles im Einklang mit dem gegenwärtigen Stand der Experimentalpsychologie.

Es ist oft behauptet worden, daß Verhaltenstherapeuten nur an einer Symptombehandlung interessiert seien und nicht versuchten, sich mit den „dahinterliegenden Ursachen" zu befassen. Das ist vielleicht das am weitesten verbreitete Mißverständnis über die Verhaltenstherapie. Eine Verhaltensdeterminante, die im Unbewußten vermutet wird, muß nicht zwangsläufig mehr als „dahinterliegend" oder „grundlegend" angesehen werden, als eine kontrollierende Variable aus der Umgebung. Diese Streitfrage, die bei allen therapeutischen Bemühungen entscheidend ist, wird noch ausführlicher in Kap. 2 diskutiert.

Der ahistorische Charakter der Verhaltenstherapie

Weil Verhaltenstherapeuten immer wieder die Rolle gegenwärtiger Verhaltensdeterminanten betonen, werden sie oft fälschlicherweise so verstanden, als würden sie damit die Bedeutung der Vergangenheit des Klienten schmälern. Es stimmt zwar, daß sich nur wenige Diskussionen zwischen Verhaltenstherapeut und Klient mit den Erlebnissen in dessen früher Kindheit beschäftigen, doch wäre es falsch anzunehmen, daß der Verhaltenstherapeut die Vergangenheit als unwichtig ansieht. Ganz im Gegenteil. Verhaltenstherapeuten arbeiten mit der Annahme, daß frühere Lernerfahrungen *tatsächlich* sehr stark die Art und Weise determinieren, wie eine Person sich jetzt verhält. Wenn vergangenen Ereignissen wenig praktische Bedeutung beigemessen wird, so geschieht das aus der Überzeugung, daß sie meist nicht mehr funktional sind in dem Sinne, daß sie gegenwärtiges problematisches Verhalten aufrecht erhalten. Der Verhaltenstherapeut erkennt zwar die Bedeutung früherer Lernerfahrungen an, doch legt er das Schwergewicht darauf, dem Klienten *neue* Lebenserfahrungen zu vermitteln. Skinner (1953) umreißt die Auffassung mit folgender eleganter Formulierung: „Wenn wir eine konkrete Manifestation unangepaßten Verhaltens der persönlichen Lebensgeschichte zuschreiben und – im Sinne einer Therapie – diese Entwicklung verändern oder ergänzen, so berücksichtigen wir genau die Variablen, denen der traditionelle Theoretiker sich letztlich zuwenden muß, wenn er seine vermuteten inneren Ursachen erklären will" (S. 379).

Manipulation und Selbstkontrolle

Verhaltenstherapeuten werden immer wieder kritisiert wegen ihrer unverhüllten Versuche, zu „manipulieren" und zu „kontrollieren". Man vermutet, daß die Integrität des Klienten und seine potentielle Selbststeuerung unterminiert werden. Dies ist jedoch aus verschiedenen Gründen nicht der Fall. Zunächst bedeutet schon die Tatsache, daß ein Klient professionelle Hilfe aufgesucht hat, ein offenes Zugeständnis, daß er gewisse Aspekte seines eigenen Lebens nicht in angemessener Weise bewältigen konnte. Auch wenn wir bereitwillig die umsichtigen Anstrengungen der Therapeuten anerkennen, den Klienten zu beeinflussen, so bleiben in der Regel die Veränderungsziele doch letztlich der Entscheidung des Klienten selbst überlassen. Zweifellos knüpfen sich an den Vorgang der Verhaltensänderung – insbesondere wo er Kinder und in Institutionen untergebrachte Patienten betrifft – gewisse ethische Probleme und Wertfragen; diese unterscheiden sich jedoch nicht grundsätzlich von den strittigen Fragen, die eigentlich jede therapeutische Intervention aufwirft (s. Kap. 13). Darüber hinaus legen Verhaltenstherapeuten beträchtlichen Wert auf die Entwicklung von Therapietechniken, die dem Klienten größere *Selbst*steuerung vermitteln könnten (Goldfried u. Merbaum, 1973; Thoresen u. Mahoney, 1974). Anders als andere therapeutische Ansätze, die die natürliche Entfaltung der Möglichkeiten des Klienten zum Ziel haben mögen, gehören aus der Sicht der Verhaltenstherapie zur Selbststeuerung und Selbstkontrolle gewisse Fertigkeiten, die dem Klienten durch umsichtige und systematische therapeutische Interventionen beigebracht werden können.

Die Einfachheit der Verhaltenstherapie

Schließlich wird manchmal behauptet, die Verhaltenstherapie habe die vereinfachte Anwendung psychologischer Prinzipien zur Folge. Wenn das nur so wäre! Ein Verhaltenstherapeut mag in allen Fällen von einem allgemeinen Prinzip geleitet sein, aber er muß sich entsprechend der klinischen Situation auf seinen Einfallsreichtum verlassen, nun dieses allgemeine Prinzip in die klinische Praxis zu übersetzen. Daß diese Kreativität auch für die experimentelle Psychologie charakteristisch ist, zeigt der folgende Abschnitt aus einem Kapitel des *Handbook of Social Psychology:*

> In jedem Experiment wählt der Untersucher die Vorgehensweise aus, die seiner Intuition nach die Übertragung seiner angenommenen Variablen in die Realität darstellt. Alle experimentellen Vorgehensweisen sind „ausgedacht" im Sinne von erfunden. Man kann wirklich sagen, daß die Experimentierkunst hauptsächlich von der Fähigkeit des Untersuchers abhängt, sich für diejenige Vorgehensweise zu entscheiden, die seine vorgestellte Variable am genauesten realisiert und die größte Wirkung und Glaubwürdigkeit für die Versuchsperson hat (Aronson u. Carlsmith, 1968, S. 25).

Man braucht nur „Klient" für „Versuchsperson", „Therapeut" für „Untersucher" und „klinisch" für „experimentell" einzusetzen, um das Wesen der Verhaltenstherapie zu erfassen. Somit sehen sich Verhaltenstherapeuten mit der gleichen Art von Entscheidungsprozessen konfrontiert wie ihre experimentell arbeitenden Kollegen. An anderer Stelle haben wir es schon so formuliert:

> …Die theoretischen Vorstellungen eines Klinikers haben bedeutenden Einfluß auf die Entscheidungen, die er in einem bestimmten Fall trifft. Der Kliniker geht tatsächlich mit einer vorgegebenen Einstellung an seine Arbeit heran, mit einem System, in dem er die Fülle seiner Daten ordnen kann. Aber solche Systeme sind unzureichend. Wie jeder andere Wissenschaftler muß er das theoretische Gerüst ausfüllen. Jeder einzelne Fall bringt Probleme, die über die Grundlinien psychologischer Prinzipien hinausgehende Kenntnisse erfordern (Lazarus u. Davison, 1971, S. 203).

Die verhaltenstheoretische Sichtweise der Persönlichkeit

Die verhaltenstheoretische Sichtweise der Persönlichkeit ähnelt in vielerlei Hinsicht der Ausrichtung von H. S. Sullivan (1953). Nach Sullivan läßt sich das Konzept der Persönlichkeit am besten durch die interpersonalen Beziehungen des Individuums definieren. Auf dem Hintergrund dieser allgemeinen Sichtweise begann Sullivan dann allerdings, eine Reihe hypothetischer Konstrukte zu postulieren, mit denen man seiner Überzeugung nach menschliche Funktionen angemessen erklären könne. Im verhaltenstherapeutischen System weist das Konzept der Persönlichkeit dagegen ein hohes Abstraktionsniveau auf, das *nichts anderes* ist als die Gesamtsumme individuellen Verhaltens.

Mit anderen Worten: „Persönlichkeit kann als intervenierende Variable konstruiert werden, die durch die Wahrscheinlichkeit definiert ist, mit der ein Individuum bestimmte Verhaltenstendenzen in der Vielzahl von Situationen, die seinen Alltag ausmachen, manifestiert" (Goldfried u. Kent, 1972, S. 412).

Mischel (1968) hat sehr überzeugend die Notwendigkeit dargelegt, menschliches Verhalten damit zu erklären, was ein Individuum in verschiedenen Situationen mache, anstatt durch eher globale Charaktereigenschaften. Wendell Johnson betonte in seinem wenig gelesenen *„People in Quandaries"* (1946), wie wichtig es sei, für Verhaltenserfassung und -änderung operationale Begriffe zu verwenden:

> Die Aussage, Henry sei bösartig, deutet auf eine Art angeborener Charaktereigenschaft hin; sie verrät uns aber nicht, was Henry getan hat. Folglich ist es auch nicht möglich, bestimmte Methoden vorzuschlagen, um Henry zu bessern. Wenn andererseits gesagt wird, Henry habe Bill seine Mütze weggenommen und ins Feuer geworfen, ist die Situation irgendwie klarer und damit auch hoffnungsvoller. „Bösartigkeit" läßt sich wohl nicht schlechthin ausmerzen, aber es gibt ziemlich genau umschriebene Maßnahmen, um Henrys Gelüste oder Möglichkeiten, Mützen ins Feuer zu werfen, einzudämmen …
> Die Aufgabe des Psychiaters besteht darin …,

> den Patienten dazu zu bringen, daß er ihm nicht erzählt, was er *ist* oder was er *hat*, sondern was er *tut*, und unter welchen Bedingungen er es tut. Wenn der Patient aufhört zu berichten, was für ein *Typ* er sei, welche besonderen *Charaktereigenschaften* und welche Art von Störungen er *habe*, – wenn er nicht mehr diese Subjekt-Prädikataussagen macht und stattdessen beginnt, sein Verhalten und dessen Begleitumstände in Begriffen des Handelns zu beschreiben – dann wird langsam für ihn selbst wie auch für den Psychiater erkennbar, was genau getan werden kann, um sowohl das Verhalten als auch die Umstände zu verändern (S. 220).

Die verhaltenstherapeutische Auffassung der Persönlichkeit wurde von Wallace (1966; 1967) so verstanden, daß grundsätzlich auf die Möglichkeiten und Fähigkeiten des Individuums, mit verschiedenen Lebensereignissen umzugehen, Bezug genommen wird. Wallace gebrauchte den Begriff „Fähigkeit zur Verantwortung" für die Verhaltensmöglichkeiten eines Individuums, die durch frühe soziale Lernerfahrungen determiniert sein mögen. In mancher Hinsicht ähnelt dieses Konzept demjenigen der erworbenen Fähigkeit wie z. B. Rad- oder Autofahren oder irgendeiner anderen erlernten Fertigkeit. Ob ein Individuum sich dann auch wirklich in einer bestimmten Richtung aktiv bemüht, hängt nicht nur von der Verfügbarkeit der entsprechenden Verhaltensweisen im individuellen Repertoire ab, sondern auch von dem Ausmaß, in dem bestimmte situative Determinanten gerade dieses Verhalten auslösen und/oder verstärken.

1935 erörterte Kurt Lewin, wie wichtig es sei, menschliches Verhalten als gemeinsame Funktion des Individuums und seiner jeweiligen Umgebung aufzufassen. Die meisten traditionellen Persönlichkeitstheoretiker tendieren dagegen eher zu einer zentralistischen Orientierung, indem sie annehmen, daß menschliches Verhalten am besten im Sinne individueller Charakteristiken wie innerer Dynamiken, Bedürfnisse, Erwartungen und ähnlicher motivationaler Variablen aufzufassen sei. Eine genau gegensätzliche Position nehmen die radikalen Behavioristen ein, deren ganz in der Peripherie verankerter Ansatz davon ausgeht, daß die Untersuchung menschlichen Verhaltens durchgeführt werden könne, indem man sich ausschließlich auf Variablen der Umgebung konzentriert. Wir nehmen einen eher interaktionalistischen Standpunkt ein, da eine solche Orientierung den verfügbaren Daten am ehesten gerecht zu werden scheint (Bowers, 1973; Ekehammar, 1974; Mischel, 1973).

Wenn wir uns zu der Auffassung bekennen, daß Verhalten das Ergebnis individueller Charakteristiken und gegenwärtiger Lebenssituationen ist, sagen wir damit, daß alles Verhalten spezifisch für die jeweilige Situation ist? Dieser Punkt stellt zwar eine gewisse Kontroverse dar, doch sowohl unsere klinische Erfahrung als auch klinische Daten (Mischel, 1973) verweisen eindeutig auf die *tatsächliche* Existenz einer Verhaltenskonsistenz. In der Tat stellen die meisten Probleme, denen wir im klinischen Bereich begegnen, schon von ihrem Kern her die Widerspiegelung einer unerwünschten Konsistenz im Verhalten dar, die eine Vielzahl von Situationen betrifft. D. h. das typische Verhaltensmuster des Klienten scheint über eine Vielzahl von Situationskontexten hinweg schlecht angepaßt zu sein (Wachtel, 1973). Die Kernfrage lautet nicht, ob irgendwelche Verhaltenskonsistenzen bestehen, sondern in welchen Situationsbereichen und Verhaltensklassen man solche Konsistenzen finden könnte. Untersuchungen zur Lösung dieser Frage werden zwar angestellt (Bem u. Allen, 1974), doch gibt es noch keine Resultate, die man als umfassende lerntheoretisch orientierte Persönlichkeitstheorie ansprechen könnte.

Kognition und Verhaltensänderung

Wie bereits erwähnt, sind wir der festen Überzeugung, daß der Verhaltenstherapeut die Rolle, die kognitive Faktoren in der Konzeption und Modifikation menschlichen Verhaltens spielen, nicht einfach ignorieren kann, ohne sich dadurch in seinen Behandlungsmöglichkeiten vieler klinischer Probleme in bedenklicher Weise zu beschneiden. Es gab zwar eine Zeit, in der Verhaltenstherapeuten

beharrlich jede Bezugnahme auf vermittelnde Konzepte vermieden, doch jüngere Vertreter der Verhaltenstherapie betonen eindeutig die Bedeutung kognitiver Faktoren (Bandura, 1969; Davison, 1969; Goldfried u. Merbaum, 1973; Kanfer u. Phillips, 1970; Lazarus, 1971; London, 1964; Meichenbaum, 1974; Mischel, 1968; Peterson, 1968; Peterson u. London, 1964).

Wenn Verhaltenstherapeuten früher eine so mißtrauische Ablehnung zeigten, kognitive Konzeptionen zum Verständnis der Verhaltensänderungsvorgänge mit heranzuziehen, so kann man das wohl weitgehend als Gegenreaktion auf verschiedene einsichtsorientierte Therapieformen auffassen. Die Tatsache, daß sich die zeitgenössische Verhaltenstherapie auf kognitive Variablen konzentriert, bedeutet nun allerdings nicht, daß ihr Ansatz mit der klassischen psychodynamischen Sichtweise identisch ist. Wie schon erörtert, wurde im psychodynamischen Bezugsrahmen unterstellt, daß kognitive Vorgänge wie Leugnen, Rationalisieren oder Intellektualisieren unbeabsichtigt waren und als Zeichen der Abwehr aufzufassen seien. Im Gegensatz dazu beziehen sich verhaltenstheoretisch orientierte kognitive Konzepte auf symbolische Vorgänge, die eher willentlich sind und hauptsächlich dazu dienen, den tatsächlichen Stand der Dinge zu *klären* und „gesündere Abläufe" zu ermöglichen.

Zwischen psychodynamischer und verhaltenstherapeutischer Auffassung symbolischer Prozesse bestehen zwar offenkundige Unterschiede, doch muß man hinzufügen, daß die Unterscheidung dennoch nicht klar und eindeutig ist. Die ich-orientierte Psychoanalyse von Theoretikern wie Hartmann (1958) und Rapaport (1958) betonte den konfliktfreien, umsichtigen und bewußten Einsatz kognitiver Prozesse, wenn man dem einzelnen helfen wollte, den Anforderungen seiner Umwelt besser gerecht zu werden. In Übereinstimmung mit dieser Auffassung legen die Ichanalytiker in ihren Ansätzen besonderen Nachdruck auf das „Hier und Jetzt" und versuchen, den individuellen Bereich bewußter Kontrolle zu vergrößern.

Beim Rückblick auf die Geschichte der Experimentalpsychologie wird deutlich, daß Lerntheoretiker schon lange die Unzulänglichkeit einer rein peripheren Sichtweise menschlichen Verhaltens erkannt haben. Edward L. Thorndike sprach 1913 über die Bedeutung von „Einstellungen" und „Haltungen" für spätere Lernerfahrungen des Individuums. Nach Hilgard und Bower (1975) hebt Thorndikes Lerntheorie hervor, daß

> Reaktionen teilweise determiniert (werden) durch überdauernde Einstellungen, die typisch sind für in einer bestimmten Umgebung oder Kultur aufgewachsene Individuen. Die Einstellung oder die Gesamthaltung seines Lebenskreises bestimmt nicht nur, was der einzelne tut, sondern auch, was ihm zusagt oder gegen den Strich geht … Grob ausgedrückt, hat jeder einzelne seinen eigenen inneren Maßstab, der ihm angibt, wie gut er eine bestimmte Aufgabe bewältigen sollte, und er wird seine eigene Leistung danach beurteilen und verstärken (oder bestrafen), wie weit sie über oder unter seinem qualitativen Standard liegt (Seite 35).

In Dollard und Millers klassischer Arbeit *„Personality and Psychotherapy"* (1950), die sie „Freud und Pawlow und ihren Schülern" gewidmet haben, wird der Versuch unternommen, mit dem Konzept der „reizerzeugenden Reaktion" symbolische Prozesse bei Menschen zu erklären. Dollard und Miller vertraten die Auffassung, daß die Reaktion auf eine bestimmte Situation häufig nicht durch die Art der Situation selbst bestimmt sei, sondern eher durch die individuelle Interpretation dieses Ereignisses. Wenn z. B. ein Individuum eine Situation als potentiell gefährlich beurteilt, wird es alles unternehmen, um den möglichen negativen Konsequenzen, die mit der Situation assoziiert sind, zu entkommen bzw. sie zu vermeiden. Eine wichtige Folgerung dieses Konzepts ist die Tatsache, daß jemand Ereignisse *fehlinterpretieren* kann und dann gemäß dieser falschen Beurteilung reagiert. In vieler Hinsicht ist seine Reaktion auf die Beurteilung völlig angemessen (z. B. ist es ganz natürlich, Gefahr zu vermeiden); die Beurteilung selbst ist es, die unangemessen ist (z. B. mag die Situation in Wirklichkeit harmlos

sein). Dollard und Miller verwendeten das Konzept der „reizerzeugenden Reaktion" ebenfalls, um die zeitüberbrückende Funktion symbolischer Prozesse zu erklären. Sie verwenden diesen Begriff z. B. bei der Erklärung des Phänomens, daß wir viele Stunden lang – ohne irgendwelche externen Konsequenzen – arbeiten können, sofern wir uns nur – anstelle solcher Konsequenzen – regelmäßig Selbstverstärkung geben.

Im Bereich der gegenwärtigen Experimentalpsychologie – einem Gebiet, auf dem Verhaltenstherapeuten vorzugsweise nach Prinzipien für ihre klinische Arbeit suchen – kann man durchaus Forschern und Theoretikern begegnen, die den Lernvorgang in vermittelnden und kognitiven Begriffen konzipieren. Indem sie ihre Konzepte präzise operational verankern, erscheinen sie häufig eher bereit, solche Sachverhalte zuzulassen als manche radikaleren Verhaltenstherapeuten. Estes (1971), ein bekannter zeitgenössischer Lerntheoretiker, hat denn auch bemerkt:

> Bei niederen Tieren, kleinen Kindern und in bestimmtem Ausmaß bei Menschen jeden Alters, die geistig retardiert oder schwer neurologisch oder verhaltensgestört sind, kann Verhalten von einem Augenblick zum nächsten weitestgehend als Reaktion auf bestimmte Stimuli und die belohnende oder bestrafende Konsequenz früherer Stimulusreaktionssequenzen beschrieben und vorhergesagt werden. Beim reiferen Menschen ist viel von seinem instrumentellen Verhalten und vor allem ein Großteil seines verbalen Verhaltens in Schablonen höherer Ordnung organisiert und läßt sich oft eher im Sinne eines durch Regeln, Prinzipien, Strategien u. ä. bestimmten Ablaufs verstehen denn als Abfolge von Reaktionen auf bestimmte Stimuli. Folglich mag individuelles Verhalten in vielen Situationen von einem Moment zum nächsten in einem größeren Maße durch eine relativ breite Strategie bestimmt sein, die, einmal eingeschlagen, die Reaktionssequenzen diktiert, anstatt antizipierten Konsequenzen zu folgen, die jeweils an bestimmte Handlungen geknüpft werden. Unter diesen Voraussetzungen wird sich also der Einfluß früherer Erfahrung mit seinen belohnenden und bestrafenden Konsequenzen eher auf die Auswahl der Strategien als auf die Wahl der einzelnen Reizreaktionssequenzen auswirken (S. 23).

Wie in den folgenden Kapiteln deutlich werden wird, halten wir die Berücksichtigung gewisser kognitiver Konzepte des Verhaltens und der Verhaltensänderung für unerläßlich. Diese beginnt bei der am Anfang stehenden Exploration des Klienten hinsichtlich seiner Therapieerwartung und reicht bis hin zu aktuellen Interventionsvorgängen wie kognitive Umstrukturierung und Problemlösung.

Die Reichweite der Verhaltenstherapie

Wie oben dargestellt, vermieden die meisten früheren Autoren der Verhaltenstherapie den Gebrauch kognitiver Konzepte. Auch verwendeten sie besondere Mühe darauf, ihren Ansatz von den früheren klinischen Arbeiten anderer abzugrenzen. Dieser Versuch, einen gegensätzlichen Bereich abzustecken, war durchaus verständlich, aber wir sind der Überzeugung, daß es jetzt an der Zeit ist, die Möglichkeiten zur Wiederannäherung an andere therapeutische Ausrichtungen ernsthaft zu überprüfen. Dies soll nicht heißen, daß die Verhaltenstherapie als selbständige Methode nicht auch – unabhängig und aus sich heraus – einen ganz einmaligen und bedeutenden Beitrag leistet. Wir meinen damit eher, daß im Zuge der allgemeinen Bemühung um Wissenserweiterung und Leistungsverbesserung in der klinischen Versorgung jetzt der Zeitpunkt gekommen ist, an dem sich die Verhaltenstherapeuten nicht mehr als Außenseiter betrachten, sondern ernsthafte und hoffentlich für beide Seiten fruchtbare Dialoge mit ihren nichtverhaltenstheoretischen Kollegen aufnehmen sollten. Wir sind zwar fest davon überzeugt, daß die Verhaltenstherapie Klinikern anderer Orientierung viel geben kann, doch verwerfen wir genauso entschieden die Tabula rasa-Idee, daß therapeutische Innovationen völlig neu sein sollten oder sogar könnten. So mag es beispielsweise für Sullivans Vorschläge zum Interviewvorgang für klientenzentrierte Techniken zur Herstellung einer guten Beziehung und für gestalttherapeutische Verfahren zur Ermutigung offenen Ausdrucks in der klinischen Verhaltenstherapie wichtige Anwendungsgebiete geben.

Wir wollen hier keinen generellen Überblick über die Berührungspunkte zwischen der Verhaltenstherapie und psychodynamisch orientierten Ansätzen geben – eine entsprechende und noch dazu sehr eindrucksvolle Übersicht hat Wachtel gerade zusammengestellt (1977) – doch gibt es einige bemerkenswerte Parallelen, die uns erwähnenswert scheinen. Z. B. waren Freuds letzte Therapieziele ihrem Wesen nach verhaltensmäßiger Natur, insofern sie dem Patienten helfen sollten, liebes- und arbeitsfähig zu werden. Ähnlich beschrieb er bei anderer Gelegenheit die Rolle des Therapeuten als die eines Erziehers und betonte, daß der Patient erzogen werden sollte. Auch war er einer der ersten, der erkannte, daß Probleme im Erwachsenenalter auf der Grundlage früher Kindheitserfahrungen erklärt werden können. Freuds Ansatz unterscheidet sich allerdings extrem von dem der Verhaltenstherapie hinsichtlich der Natur des Lernprozesses und der Art, wie einem Patienten neue Möglichkeiten der Anpassung gezeigt werden können.

Wenn man die psychoanalytische Literatur sorgfältig liest, findet man zahlreiche beeindruckende Ähnlichkeiten mit der gegenwärtigen klinischen Verhaltenstherapie. Ein erstes Beispiel ist das klassische Buch von Alexander und French (1946), in dem sie von „korrigierenden emotionalen Erfahrungen" sprechen. Damit beziehen sie sich auf die Tatsache, daß der Patient nicht immer Einsicht in den historischen Ursprung seines Problems haben muß, um Verhaltensänderungen zu bewerkstelligen. Sie meinten, der einzelne könne ermutigt werden, in seiner gegenwärtigen Lebenssituation neue Erfahrungen zu sammeln, die sich in der einen oder anderen Art auszahlten und ihm damit die Möglichkeit alternativer Verhaltensweisen eröffnen. Sie bemerkten sogar, daß „Freud selber zu dem Schluß (kam), daß bei der Behandlung von einigen Fällen, beispielsweise von Phobien, ein Zeitpunkt auftaucht, an dem der Analytiker den Patienten ermutigen muß, gerade die Aktivitäten durchzuführen, die er in der Vergangenheit vermieden hat" (Alexander u. French, 1946, Seite 39). Mit anderen Worten, manchmal mag es die Aufgabe des Therapeuten sein, den Klienten aufzufordern, neue Verhaltensweisen auszuprobieren.

Man neigt dazu, die Trennung zwischen Verhaltenstherapie und anderen klinischen Ansätzen auf der Grundlage der verwendeten Technik zu vollziehen. Es ist aber illusionär, Verhaltenstherapie anhand von bestimmten Techniken definieren zu wollen. Der zunehmende Einfallsreichtum, mit dem Kliniker verschiedene psychologische Prinzipien wirkungsvoll einsetzen und auch schon die zunehmende Formulierung von Prinzipien selbst machen deutlich, daß sich das Reservoir verfügbarer Techniken bei den Verhaltenstherapeuten der Zukunft wahrscheinlich stark von dem zur Zeit bestehenden unterscheiden wird.

Obwohl die Definition der Verhaltenstherapie durch die Herleitung ihrer Techniken aus gut abgesicherten Bereichen psychologischen Wissens vernünftig klingt, geht es in der klinischen Praxis oft anders zu. Wir haben es gelegentlich erlebt, daß wir mitten in einer Therapiestunde plötzlich eine „Einsicht" hatten, aufgrund derer wir uns dann in einer ganz spezifischen Weise verhielten – zum Nutzen des Therapiefortschritts des Klienten. Hierbei kann es sich z. B. um persönliche „Erkenntnisse" handeln, die wir dem Patienten berichten, um vage ausgedrückte Ahnungen, denen wir nachgingen, oder um therapeutische Schritte, in die wir blind hineingestolpert sind, die aber Behandlungserfolge hervorbrachten, die weit über unser praktisches Vorstellungsvermögen hinausgingen. Nach den geläufigen Definitionen von Verhaltenstherapie mag das als Ketzerei erscheinen. Vielleicht ist es das in gewisser Weise auch. Trotzdem: Unsere Beziehung zur Realität ist relativ lebensnah, und was wir bei solchen Gelegenheiten beobachtet haben, sind keine besonders einmaligen Vorkommnisse. Wenn sich einige solcher Phänomene als relativ zuverlässig erweisen – ohne jedoch unbedingt auf psychologische Prinzipien rückführbar zu sein – müssen wir sie dann einfach ignorieren, bloß weil wir uns Verhaltenstherapeuten nennen?

Die Feststellung, daß Verhaltenstherapie die Anwendung psychologischer Prinzipien bedingt, geht von der Voraussetzung aus, daß alle Prinzipien bereits bekannt sind und daß alle Abweichungen, die wir in der klinischen Situation beobachten, zufällig und bedeutungslos sind. Wenn man allerdings von dieser Überzeugung ausgeht, stellt man sich damit in direkten Widerspruch zu der Annahme, die der klinischen Arbeit zugrunde liegt, nämlich daß in einer konkreten Situation beobachtbare Phänomene Widerspiegelungen gesetzmäßigen Verhaltens sind, die ohne weiteres mit unserem Wissen vom Menschen im allgemeinen erklärt werden können. Offensichtlich ist es möglich, in der klinischen Praxis Dinge zu beobachten, die noch nicht wissenschaftlich begründet sind.

Es gibt noch einen anderen Grund, warum Verhaltenstherapeuten nicht zu sehr in ihre gegenwärtig verfügbaren Techniken verliebt sein sollten. Maslow (1966) bemerkte ganz treffend: „Wenn ein Hammer Dein einziges Werkzeug ist, wirst Du dazu neigen, alles wie einen Nagel zu behandeln (S. 15 u. 16)". Es kommt manchmal vor, daß wir uns über die Möglichkeit, wir hätten einige für den Klienten wichtige Belange übersehen, den Kopf zerbrechen, nur weil wir nicht über die angemessenen Techniken verfügen. Ein gutes Beispiel hierfür ist die sogenannte Existenzkrise, über die man in der nicht verhaltensorientierten Literatur häufig liest. Allzu oft gehen Verhaltenstherapeuten über solche Klagen hinweg, weil verfügbare Verhaltenstherapiekonzepte und -techniken diesen Fragestellungen nicht ohne weiteres begegnen können. Aber gerade diese Art von Problemen stellt die größte Herausforderung für die Verhaltenstherapie dar. Wenn wir mit solchen Klagen konfrontiert werden, machen wir indirekt den Klienten Vorwürfe, indem wir andeuten, daß ihre Probleme unseren Vorgehensweisen „nicht angemessen" seien. Ähnlich beschuldigen wir häufig einen Klienten, daß er nicht genug motiviert oder vielleicht zur Verhaltenstherapie „nicht bereit" sei, wenn die Therapieerfolge sich bei ihm nicht reibungslos einstellen. Dagegen würden wir zu bedenken geben, daß *„der Klient immer recht hat"*. Wenn man sich ehrlich zu der Auffassung bekennt, daß Verhalten – ob abweichend oder nicht – gesetzmäßig ist, so sollte man auch eher die Konsequenz ziehen, *alle* Schwierigkeiten, die im Verlaufe einer Therapie auftreten, auf die inadäquate oder unvollständige Untersuchung des Falls durch den Therapeuten zurückzuführen. Wir wollen damit nicht sagen, daß das in jedem Fall bedeutet, der Verhaltenstherapeut habe sich in der Art und Weise, wie er die Behandlung konzipiert und durchgeführt hat, als inkompetent erwiesen. Es kann aber durchaus sein, daß der derzeitige Stand unserer Kenntnis von gewissen Problemen bzw. die Unzulänglichkeit gewisser Konzepte, Prinzipien oder Techniken zum jetzigen Zeitpunkt der Entwicklung uns einfach noch nicht in die Lage versetzen, bestimmten Forderungen gerecht zu werden. Wir sind aber fest davon überzeugt, daß Verhaltenstherapie, wenn sie als experimenteller klinischer Zugang zu menschlichen Problemen betrachtet wird, uns das praktikabelste System liefert, mit dem die Wirksamkeit von Verhaltensänderungsvorgängen erhöht werden kann.

Ziel dieses Buches

Die Verhaltenstherapie tritt in eine neue Phase ein. Wir glauben, daß gegenwärtige und zukünftige Entwicklungen nicht nur eine gründlichere Kenntnis klinischer Aktivität widerspiegeln werden, sondern gleichzeitig dieses Gebiet für jene akzeptabler machen können, die sich bis jetzt von den engherzigen Vorstellungen und Polemiken, die die Anfänge der Verhaltenstherapie kennzeichneten, abgestoßen fühlten.

In diesem Buch wollen wir – so gut das eben mit Hilfe des geschriebenen Wortes möglich ist – versuchen, dem Leser einen Begriff von den Feinheiten und den Entscheidungsprozessen zu vermitteln, die aus unserer Sicht für die erfolgreiche Anwendung des verhaltenstheoretischen Ansatzes wesentlich sind. Wir wollen versuchen, so deutlich wie möglich die kognitiven Aktivitäten des klinischen Verhaltenstherapeuten zu erklären, der mit einer Vielzahl von klinischen Fällen konfrontiert wird. Wir werden im wesentlichen versuchen, jene Aspekte der Verhaltenstherapie herauszuarbeiten, die eher in privaten Supervisionssitzungen diskutiert werden als in Lehrbüchern oder wissenschaftlichen Artikeln. Wir glauben, daß man sich den in den folgenden Kapiteln aufgeführten Überlegungen stellen muß, wenn man als klinischer Verhaltenstherapeut wirksam und verantwortungsvoll arbeiten will.

Kapitel 2

Theoretische Probleme der Verhaltensdiagnostik

Dem Thema der Verhaltensdiagnostik wird erst seit kurzem stärkere Aufmerksamkeit in der Literatur zuteil. Die meisten Kliniker aller theoretischen Richtungen messen therapeutischen Aktivitäten für ihr berufliches Ansehen mehr Bedeutung bei als der Diagnostik und dem Testen. So läßt sich die anfängliche Vernachlässigung der Diagnostik durch die Verhaltenstherapeuten wohl zum Teil auf die Tatsache zurückführen, daß sie nicht sehr persönlich „verstärkend" ist. Dennoch kann vermutlich keine der gegenwärtig zur Verfügung stehenden verhaltenstherapeutischen Techniken – wie gut sie auch immer sein mag – ohne angemessene Verhaltensdiagnostik effektiv sein. In diesem Kapitel beschäftigen wir uns mit einer Reihe von theoretischen Problemen bei der Verhaltensdiagnostik einschließlich der Unterschiede zwischen verhaltenstheoretischen und traditionellen Ansätzen der Diagnostik. Wir werden uns auch mit den Variablen befassen, auf die sich der Kliniker bei der Durchführung einer Verhaltensanalyse der anstehenden Probleme konzentrieren muß, sowie mit den Überlegungen, die bei der Auswahl und Anwendung bestmöglicher Interventionsverfahren anzustellen sind.

Die Rolle der Diagnostik in der Verhaltenstherapie

Die anfängliche Vernachlässigung der Diagnostik durch die Verhaltenstherapeuten könnte auch teilweise ihre Ursache in dem traditionellen Persönlichkeitskonzept haben, das mit den meisten diagnostischen Verfahren verbunden ist. Persönlichkeitstheoretiker verwandten weitgehend *Dispositions*begriffe wie „Instinkte", „Bedürfnisse", „Triebe" und „Merkmale", um menschliches Verhalten zu erklären. Murray (1938) hat diesen allgemeinen Ansatz, nur „im" Individuum nach motivationalen Determinanten zu suchen, als die *zentralistische* Orientierung beim Studium menschlichen Verhaltens bezeichnet. Möglicherweise ist es die partielle oder totale Ablehnung der zentralistischen Orientierung durch die Verhaltenstherapie selbst, die zu der Tendenz geführt hat, das Gebiet der Diagnostik zu vernachlässigen. Einige der extremeren Verhaltenstherapeuten ließen die inneren Determinanten völlig beiseite und konzentrierten sich stattdessen bei ihrer Suche nach verbesserten Kontroll- und Vorhersagemöglichkeiten ganz auf äußere Variablen. Dieses Vorgehen mag sicherlich in manchen Fällen angemessen sein, die vollständige Vernachlässigung intraindividueller Variablen bedeutet jedoch eine empfindliche Einschränkung, was die Arten der klinisch behandelbaren Störungen anbelangt.[1]

Wie bereits erwähnt, waren Diagnoseverfahren traditionell dazu angelegt, ein relativ stabiles Muster von Dispositionsvariablen zu messen, die das Verhalten erklären und vorhersagen sollten. Diese Dispositionsbegriffe wurden nicht nur als nützlich für die Beschreibung von Persönlichkeitsprozessen angesehen, sondern man arbeitete mit ihnen auch da, wo es darum ging, durch Veränderung der Persönlichkeitsstruktur Verhaltensänderungen zu erzielen. Mit anderen Worten, die Fra-

---

1 Es ist interessant festzuhalten, daß diese Vernachlässigung interner Prozesse nicht unbedingt mit dem Skinnerschen Ansatz verbunden ist (Skinner, 1953). Trotzdem sind wir der Auffassung, daß Verhaltenstherapeuten, die sich am operanten Modell orientieren, in der Praxis die Verwendung solch abgeleiteter Variablen scheuen.

gen, die sich der zentralistisch orientierte Kliniker gewöhnlich stellt, lauten: „Was an der Persönlichkeitsstruktur des Klienten führt bei ihm zu bestimmten Problemen?" und: „Welche Aspekte seiner Persönlichkeit sollen geändert werden, um diese Probleme auf ein Minimum zu reduzieren?"

Obwohl diese enge Verbindung zwischen Diagnostik und Therapie logisch begründet erscheint, verlassen sich nur wenige Therapeuten auf traditionelle Diagnoseverfahren (Meehl, 1960) – möglicherweise weil sie deren Validität bezweifeln. Es trifft dagegen eher zu, daß innerhalb von vielen therapeutischen Schulen dasselbe Verfahren für eine Vielfalt von Problemen benutzt wird (London, 1964). Wie wir in diesem und in den folgenden Kapiteln noch sehen werden, muß in einer effektiven klinischen Verhaltenstherapie die gründliche und detaillierte Diagnostik der Auswahl und Anwendung des bestmöglichen Interventionsverfahrens vorangehen.

Vergleich der verhaltenstheoretischen und der traditionellen Diagnostik

Wie oben angedeutet, haben sich traditionelle Ansätze der Persönlichkeitsdiagnostik im allgemeinen darauf konzentriert, die zugrundeliegenden *Persönlichkeitscharakteristika oder -merkmale* zu verstehen. Dieser Ansatz zeigt sich in den meisten derzeit gebräuchlichen Persönlichkeitstests einschließlich Rorschach-Test, Thematischem Apperzeptionstest, Zeichne-einen-Mann-Test und dem Minnesota Multiphasic Personality Inventory (MMPI). Demgegenüber erfaßt der verhaltenstheoretische Ansatz der Persönlichkeitsdiagnostik mehr einen direkten Ausschnitt *der Reaktionen des Individuums auf verschiedene Lebenssituationen*. Die charakteristischen Techniken der Verhaltensdiagnostik umfassen die Beobachtung von Individuen in verschiedenen Lebenssituationen, Simulierung echter Lebenssituationen durch Rollenspiel, physiologische Messungen und subjektive Erlebnisberichte über das Verhalten des Klienten in spezifischen Situationen (Goldfried u. Sprafkin, 1974).

Die Methoden der traditionellen und der Verhaltensdiagnostik sind verschieden; den Hauptunterschied machen jedoch gewisse Grundannahmen und nicht etwa die Methoden als solche aus. Traditionelle und verhaltensorientierte Diagnostiker mögen sich zuweilen des gleichen Verfahrens bedienen – wie zum Beispiel des Interviews –, aber man kann dann mit ziemlicher Wahrscheinlichkeit annehmen, daß sie es auf *verschiedene* Weise einsetzen (Goldfried, 1976; Goldfried u. Kent, 1972; Peterson, 1968; Mischel, 1968). Wie Goldfried und Kent (1972) ausgeführt haben, lassen sich die beiden diagnostischen Ansätze am einfachsten anhand ihrer jeweiligen Grundannahmen hinsichtlich folgender Punkte unterscheiden: a) der Konzeption dessen, was mit „Persönlichkeit" gemeint ist, b) der Selektion von Testitems, und c) der Interpretation der Testergebnisse.

Die Auffassung der Persönlichkeit

Die meisten Persönlichkeitstests basieren auf einer gemeinsamen Vorstellung vom menschlichen Verhalten, und sie sind dazu angelegt, Informationen über die „Persönlichkeitsstruktur" zu erfassen. Diese abgeleiteten Charakteristika können je nach der spezifischen theoretischen Orientierung aus „Motiven", „Bedürfnissen", „Trieben", „Widerständen", „Merkmalen" oder ähnlichen Konstrukten bestehen. Der Kernpukt dieser Sichtweise ist die Vorstellung des psychischen Determinismus, nach der die Handlungen einer Person durch eine gewisse zugrundeliegende Dynamik motiviert werden. Nach diesem Persönlichkeitskonzept wäre demnach die beste Methode, menschliches Verhalten vorherzusagen, diejenige, die von einer gründlichen Bestandsaufnahme jener abgeleiteten Merkmale ausgeht, die – angenommenerweise – für die direkt erkennbaren Handlungen relevant sind. (Die Handlungen werden dabei als Funktionen der Charakteristika aufgefaßt).

Im Gegensatz zu dieser klassisch psychodynamischen Richtung, die sich auf die Charakteristika konzentriert, die ein Individuum

„hat", betont die verhaltenstheoretische Ansicht mehr, was eine Person in verschiedenen Lebenssituationen „tut" (Mischel, 1968). Das heißt, die zugrundeliegende diagnostische Einheit bezieht auch die Reaktion des Individuums (offen oder verdeckt) auf spezifische Aspekte seiner Umwelt ein. Wie schon zuvor in diesem und auch im ersten Kapitel erwähnt, wird angenommen, daß das menschliche Verhalten nicht nur durch die in der sozialen Lerngeschichte erworbenen Fähigkeiten zur zwischenmenschlichen Interaktion determiniert ist, sondern auch durch Antezedenzen und/oder Konsequenzen des Verhaltens in Verbindung mit der gegenwärtigen Umwelt.

In diesem Zusammenhang sei auch erwähnt, daß neuere Tendenzen psychodynamischer Kreise dahin gehen, gleichzeitig auftretenden Umwelteinflüssen und dem Fähigkeitsgrad des Individuums, auf diese Ereignisse zu reagieren, stärkere Bedeutung beizumessen. Eine Diskussion des gegenwärtigen Standes psychodynamischen Denkens findet sich bei Wachtel (1977).

Die Selektion von Testitems

Die klassische psychodynamische Sichtweise, nach der Verhaltenskonsistenz unabhängig von Situationsvariablen bestehen kann, hatte bezeichnenderweise zur Folge, daß man den Items zur Erfassung der Stimulusbedingungen weniger Bedeutung beimaß. Bei der Verhaltensdiagnostik, die Persönlichkeit mehr im Sinne spezifischer Reaktionen eines Individuums auf situative Bedingungen versteht, gehört zu den wichtigsten Voraussetzungen, daß die entsprechenden Stimulussituationen angemessen vertreten sind. Bei der Messung von Angstverhalten ist es zum Beispiel notwendig, Angstwerte in verschiedenen Situationen zu erhalten, die einen Ausschnitt potentiell angstauslösender Situationen darstellen. In der Verhaltensdiagnostik wird daher das Problem der inhaltlichen Validität besonders relevant; Verfahren zur Durchführung von Situationsanalysen finden sich bei Goldfried und D'Zurilla (1969).

Interpretation der Testergebnisse

Wenn man die Annahmen betrachtet, die der Interpretation von traditionellen und verhaltensdiagnostischen Tests zugrundeliegen, kann man auf die Unterscheidung nach „Zeichen" und „Ausschnitt", die ursprünglich Goodenough (1949) getroffen hat, zurückgreifen. Der Zeichen-Ansatz nimmt an, daß die Reaktion am besten als eine indirekte Manifestation irgendeines zugrundeliegenden Persönlichkeitscharakteristikums verstanden werden kann. Der Ausschnitt-Ansatz geht andererseits davon aus, daß das Testverhalten einen Ausschnitt aus einem größeren Reaktionsrepertoire darstellt. Für traditionelle Persönlichkeitstests ist kennzeichnend, daß die Interpretationen nach dem Zeichenansatz erfolgten, während in verhaltenstherapeutischen Verfahren die Testinterpretation anhand der Ausschnittorientierung vorgenommen wird. Die Annahme, daß die Reaktionen im Verhaltenstest einen Ausschnitt bestimmter Verhaltenstendenzen darstellen, hängt eng mit der Annahme zusammen, daß die Testitems selbst aus einem repräsentativen Ausschnitt bestimmter Arten von Situationen bestehen. Bei der Diagnostik der Selbstsicherheit gegenüber Autoritätspersonen z. B. würde man bei einer Interpretation der Testergebnisse nach dem Ausschnitt-Ansatz von der Annahme ausgehen, daß die Testitems selbst einen adäquaten Ausschnitt von interpersonellen Situationen mit Autoritätspersonen repräsentieren.

Variablen, die in der Diagnose erfaßt werden müssen

Es ist zweckmäßig, eine begriffliche Unterscheidung zu treffen zwischen a) Variablen, die mit der Verhaltensanalyse des unangepaßten Verhaltens assoziiert sind und b) solchen, die für die Auswahl und Anwendung der wichtigsten therapeutischen Verfahren von Bedeutung sind. Die erste Gruppe von Variablen gibt Auskunft darüber, *was* manipuliert werden soll, damit eine Verhaltensänderung erzielt wird, während die zweite Gruppe Information darüber liefert, *wie* man diese Veränderung am besten zustande bringen kann.

Variablen, die mit dem unangepaßten Verhalten in Zusammenhang stehen

Wenn man das unangepaßte Verhalten des Klienten als abhängige Variable betrachtet, besteht die Aufgabe des Therapeuten darin zu entscheiden, welche von vielen potentiell unabhängigen Variablen am besten „manipuliert" werden kann, um eine Verhaltensänderung zu bewirken. Die Frage, ob Verhaltenstherapeuten bei dem Versuch, Problemverhalten zu ändern, tatsächlich „zugrundeliegende Ursachen" manipulieren oder nicht, löste in der Literatur einige Verwirrung aus. Wenn man mit „zugrundeliegenden Ursachen" explizit frühe soziale Lernerfahrungen meint, ist die Antwort: „Nein". Das bedeutet jedoch nicht, daß sich die Behandlung immer nur auf das anstehende Problem konzentriert. Stellen wir uns zum Beispiel einen Klienten vor, dessen Ehe aufgrund häufiger Streitigkeiten mit seiner Ehefrau ins Wanken gerät. Wenn wir eine Verhaltensanalyse durchführen, so kann sich herausstellen, daß es gewöhnlich dann zum Streit kommt, wenn er getrunken hat. Wann trinkt er? Immer wenn er einen harten Arbeitstag hinter sich hat. Was trägt zu dem starken Druck bei der Arbeit bei? Der extrem hohe Standard, den er sich für seine Leistung setzt. In diesem Fall würde sich der Therapeut vermutlich mehr auf die unrealistischen Standards des Ehemannes bei dessen Selbstbewertung konzentrieren und nicht auf das Streitverhalten selbst. Mit anderen Worten, die Verhaltensanalyse kann andere relevante Variablen „aufdecken" – nicht frühe soziale Lernerfahrungen, sondern zusätzliche, gleichzeitig bestehende Variablen innerhalb der Kette potentieller Determinanten des Verhaltens.

Bei der Entscheidung darüber, welche Variablen manipuliert werden sollten, kann der Therapeut eine oder mehrere der folgenden auswählen: a) die vorausgehenden Stimulusvariablen (Antezedenzbedingungen), die unangepaßtes Verhalten mitbedingen oder es auslösen, b) organismische Variablen psychologischer oder physiologischer Art, c) das offene, unangepaßte Verhalten selbst und d) die Veränderungen in der Umweltsituation einschließlich der Reaktionen von anderen als Konsequenzen auf das unangepaßte Verhalten. Obwohl die Unterscheidung dieser vier Arten von Variablen manchmal sehr willkürlich sein kann, ist es doch sinnvoll, sie getrennt zu diskutieren.

Stimulus-Vorbedingungen. Obwohl Kliniker und Persönlichkeitstheoretiker früher sehr zentralistisch eingestellt waren, haben sie begonnen, die bedeutsame Rolle der Umwelt als einer wichtigen Determinante des Verhaltens zu erkennen. Bei der Betrachtung der Rolle, die vorausgehende Stimulusereignisse spielen, kann man unterscheiden zwischen jenen, die emotionale oder autonome Reaktionen auslösen und jenen, die als diskriminative Hinweisreize für das Auftreten unangepaßter instrumenteller Reaktionen dienen.

Bei unangepaßten emotionalen Reaktionen wie Angst oder Depression geht der Verhaltenstherapeut von der Annahme aus, daß es irgendwelche äußeren Umstände gibt, die das Verhalten auslösen. Wir müssen jedoch zugeben, daß es manchmal keine leichte Aufgabe ist, genau zu spezifizieren, welche Ereignisse im Leben des Klienten seine emotionalen Reaktionen bestimmen. Manche Leute berichten, daß sie immer Angst haben oder unter sehr stark ausgeprägten chronischen depressiven Zuständen leiden. In solch einem Falle werden die emotionalen Reaktionen eines Klienten offenbar so dominierend, daß er unfähig ist, ihre funktionalen Vorbedingungen auszumachen. Andere Klienten können möglicherweise verallgemeinernd die Art von Situationen angeben, in denen sie emotional reagieren (z. B. Höhen, geschlossene Räume, Situationen, in denen sie sozialer Bewertung ausgesetzt sind). Es liegt auf der Hand, daß dies die Diagnose erleichtert, dennoch besteht eine dringende Notwendigkeit zu genauerer Spezifizierung der Situationen, die emotionale Erregung auslösen.

Bei der Erfassung der diskriminativen Stimuli, die den Rahmen für unangepaßte instrumentelle Verhaltensweisen bilden, die verstärkt werden, muß der Therapeut detaillierte Information über die Art der Situation sowie Ort, Zeit und Häufigkeit erhalten. Mischel (1968) hat überzeugend dargelegt, daß die Reaktion eines Individuums – ob sie unangepaßt ist oder nicht – sehr stark von der spezifischen Art der Situation beeinflußt wird, in der das Verhalten auftritt. Wir haben alle schon mit bösem Erstaunen erlebt, wie sich ein Freund oder ein Kollege in bestimmten Situationen „daneben benahm“. In der klinischen Praxis kommt es nicht selten vor, daß einem ein Kind vorgestellt wird, dessen Eltern über Verhaltensprobleme in der häuslichen Umgebung berichten, das aber in der Schulsituation keine Schwierigkeiten macht. Wie bei der Spezifizierung von Stimuli, die unangepaßte emotionale Reaktionen auslösen, müssen auch wichtige diskriminative Stimuli detailliert beschrieben werden (z. B.: Was ist an der Schulsituation anders als in der häuslichen Umgebung?).

Die Art und Weise, wie ein Individuum ein Ereignis interpretiert, ist oft wichtig für die Bestimmung der Stimulusvorbedingungen seines Verhaltens. Das Problem, den wirksamen Stimulus zu definieren, hat Forscher, die auf dem Gebiet der Wahrnehmung arbeiten, dazu veranlaßt, sich auf die bedeutende Rolle zu konzentrieren, die physiologische und kognitive Zustände des Individuums spielen. Wir bezeichnen diese Faktoren als organismische Variablen.

Organismische Variablen. Die zunehmende Tendenz, externe Variablen als Determinanten des Verhaltens anzuerkennen, stellt zwar einen begrüßenswerten Trend dar, doch würde die Fähigkeit des Therapeuten, Verhaltensweisen zu verstehen und Verhaltensänderungen zu bewirken, dann in bedenklicher Weise beschnitten, wenn man alle schlußfolgernden Konzepte und die vermittelnden Faktoren gänzlich außer Acht ließe. Die vollkommen auf Umweltvariablen beschränkte, nicht schlußfolgernde Richtung beim Studium menschlichen Verhaltens, die Murray (1938) den *peripheralistischen* Ansatz genannt hat, kann das Verständnis menschlichen Verhaltens ebenso einschränken, wie dies beim rein zentralistischen Ansatz der Fall sein kann. Obwohl die Eigenschaften, Werthaltungen und Erwartungen eines Individuums oft durch Veränderungen im offenen Verhalten modifiziert werden können, ist es manchmal angebracht, solche organismischen Variablen direkt zu verändern.

Einen Typ dieser Mittler-Faktoren bilden die Erwartungen oder Einstellungen des Klienten hinsichtlich bestimmter Situationen. Nach Dollard und Miller (1950) und Ellis (1962) kann die Art und Weise, in der eine Person Ereignisse bewertet oder kategorisiert, sehr stark ihre emotionale Reaktion in solchen Situationen färben. Schwierigkeiten und Probleme können sich für ein Individuum nicht nur aus der Art seiner Situationsbewertung ergeben, sondern darüber hinaus auch daraus, wie es sein eigenes Verhalten auffaßt. Es besteht ein enger Zusammenhang zwischen der Bedeutungszumessung, die ein Individuum seinem Fehlverhalten als Indikator für „Verrücktwerden“, Kontrollverlust oder schwere körperliche Erkrankung beilegt und der Zusammensetzung und Ausprägung seiner Störung. Eine weitere wichtige vermittelnde Variable besteht aus den Maßstäben, die man sich für seine Selbstverstärkung setzt. So mag das Leistungsniveau eines Klienten objektiv gesehen durchaus der gesellschaftlichen Norm entsprechen, und dennoch ergibt sich sein Hauptproblem aus der Tatsache, daß er sein Verhalten als unterdurchschnittlich ansieht; in solchen Fällen scheint der Standard unrealistisch und veränderungsbedürftig.

Bei der Diagnose von organismischen Variablen sollte man auch alle physiologischen Faktoren in Betracht ziehen, die zu dem unangepaßten Verhalten beitragen könnten. Hierzu gehören direkte Einflüsse sowie Nebenwirkungen psychoaktiver Drogen, das allgemeine Energieniveau des Klienten, Müdigkeitszustände und andere ähnliche physiologische und konstitutionelle Faktoren, die sein Verhalten beeinflussen könnten. Es ist zum Beispiel nicht ungewöhnlich, daß das Auftreten von Depressionen bei Frauen mit der Menstruation zusammenfällt. Bei akuten Beschwerden wie Kopfschmerzen, Vergeßlichkeit, sexuellen Störungen und anderen Erscheinungen, die möglicherweise eine biologische Ursache haben, sollte eine gründliche körperliche Untersuchung vorgenommen werden.

Reaktionsvariablen. Hier sollte man im wesentlichen den von Mischel (1968) vorgeschlagenen Leitlinien folgen: „In der Verhaltensanalyse liegt die Betonung auf dem, was die Person in einer Situation *tut,* und weniger auf Schlußfolgerungen über Eigenschaften, die sie allgemein *hat*" (S. 10). Mit anderen Worten, die Diagnose von Reaktionsvariablen sollte sich konzentrieren auf situationsspezifische Ausschnitte aus dem unangepaßten Verhalten einschließlich Informationen über seine Dauer, Häufigkeit, Ausbreitung und Intensität.

Es ist zwar zuweilen nicht ganz einfach, aber immer von großer Wichtigkeit, daß man unterscheidet zwischen Reaktionen, die primär *respondent* sind und solchen, die *operant* sind. Zu respondentem Verhalten, bei dem Konsequenzen eine relativ geringe Rolle für die Aufrechterhaltung einer Reaktion spielen, gehören emotionale Reaktionen wie Angst, Depression, Zorn und sexuelle Erregung. Operantes oder instrumentelles Verhalten umfaßt andererseits jene Reaktionen, für die nachfolgende Verstärkung von maßgeblicher Bedeutung ist. Unangepaßtes instrumentelles Verhalten läßt sich typischerweise bei Kindern beobachten, und zwar besonders dann, wenn „Verhaltensstörungen" das Hauptproblem darstellen. Die umfangreichen Programme, die in Schulen, Heimen und Krankenhäusern mit Münzökonomien durchgeführt wurden, haben sich in ähnlicher Weise auf instrumentelles Verhalten konzentriert. Weitere Beispiele für operantes Verhalten im klinischen Rahmen sind Mängel im Sozialverhalten wie fehlende Selbstsicherheit und unangemessene heterosexuelle Verhaltensweisen.

Manchmal kann man nicht zwischen operantem und respondentem Verhalten unterscheiden. Das Kind z. B., das allabendlich das Schlafengehen hinauszögert, weil es Angst davor hat, „allein zu sein", kann ein Diagnoseproblem darstellen. Dasselbe gilt für eine Vielzahl anderer Störungen von primärem Vermeidungscharakter, die sowohl durch emotionale Reaktion auf Vorbedingungen als auch durch nachfolgende Veränderungen in der Umwelt im Anschluß an die Vermeidungsreaktion aufrechterhalten werden können.

Konsequenz-Variablen. Viele unserer alltäglichen Reaktionen – ob angepaßt oder nicht – werden in großem Maße durch ihre Konsequenzen aufrechterhalten. Bei der Entscheidung darüber, ob sich etwas „auszahlt", kann der Zeitpunkt des Eintretens der Konsequenzen eine wichtige Rolle spielen. Das sogenannte neurotische Paradox (Mowrer, 1950) z. B. bezieht sich auf Verhaltensweisen, die unmittelbar positive Konsequenzen haben, langfristig gesehen aber negative wie im Falle von Alkohol- oder Drogenabhängigen. Eine häufig auftretende positive Verstärkung kann aus den Reaktionen von Bezugspersonen bestehen, wenn sich etwa Eltern oder Lehrer über die Weigerung eines Kindes, einer bestimmten Aufforderung nachzukommen, ärgern. Außer der Verzögerung und dem Inhalt der Verstärkung sollte man auch die Häufigkeit der Verstärkung beachten, wie im Falle des Depressiven, der in seiner Lebenssituation nur wenige Verstärkermomente findet.

Variablen, die mit der Auswahl und Anwendung von Techniken in Zusammenhang stehen

Der Kliniker muß nicht nur mittels geeigneter Diagnoseverfahren die zu ändernden Variablen – seien sie nun antizedente, organische, Reaktions- oder Konsequenzvariablen – herausfinden, sondern als Ergebnis der Diagnostik sollte auch die bestgeeignete therapeutische Technik bestimmt werden.
Im Gegensatz zu den meisten anderen Klinikern wählen Verhaltenstherapeuten aus einem breiten Spektrum von möglichen Verfahren aus. Die Auswahl einer therapeutischen Technik wird zum Teil bestimmt durch das zu verändernde Problemverhalten. Wenn z. B. eine Verhaltensanalyse bei einem Klienten

mit Prüfungsangst ergibt, daß seine Schwierigkeiten der Tatsache zuzuschreiben sind, daß er nicht genug lernt, wäre es offensichtlich fehl am Platz, systematische Desensibilisierung oder eine ähnliche Technik anzuwenden. Auch bei einem Klienten, dessen Angst in sozialen Situationen auf ein Verhaltensdefizit zurückzuführen ist, wäre eine Art Fähigkeitstraining angemessener als Desensibilisierung.

Zum gegenwärtigen Zeitpunkt liegen noch relativ wenig empirische Daten über die Verbindung zwischen spezifischen Variablen und der effektiven Anwendung der verschiedenen verhaltenstherapeutischen Verfahren vor. Einige Erkenntnisse werden uns gerade jetzt langsam zugänglich, wie z. B. Kanters (1975) Bericht darüber, daß rationales Strukturieren im Falle von sozialer Angst angemessener sein kann als Desensibilisierung. Meistens bestimmen sich unsere klinischen Entscheidungen jedoch nach dem, was das entsprechende Verfahren selbst seiner Natur nach leisten kann (z. B. kann man systematische Desensibilisierung nicht bei einem Klienten anwenden, der unfähig ist, sich eine aversive Situation vorzustellen) sowie nach der klinischen Erfahrung bei der Anwendung der verschiedenen Methoden.

Es gibt gewisse Klientenmerkmale, die für die Auswahl und Anwendung therapeutischer Verfahren von Bedeutung sind. Die Fähigkeit des Klienten, spezifische konkrete Beispiele zu berichten, ist häufig ausschlaggebend für die Anwendung therapeutischer Techniken. Wir konnten in der klinischen Praxis beobachten, daß solche Klienten, die am Anfang die größten Schwierigkeiten haben, aktuelle Verhaltensausschnitte zu berichten, intelligenter und „psychologisch komplizierter" sind. Klienten, die diese Schwierigkeit haben, müssen lernen, spezifischer zu antworten (z. B. durch wiederholte Instruktionen, selektive Verstärkung, Hausaufgaben), bevor irgendein therapeutischer Schritt unternommen werden kann.

Viele der in der verhaltenstherapeutischen Praxis angewandten Techniken umfassen regelmäßige Hausaufgaben, wobei der Klient über verschiedene Verhaltensereignisse zwischen den Sitzungen Aufzeichnungen machen oder bestimmte Fertigkeiten *in der Realsituation* üben muß. Wenn bei dem Patienten eine Tendenz zu schlechter Organisation und zum Aufschieben und Hinauszögern erforderlicher Aktivitäten besteht – sei es, daß dies mit zu seinem Problemverhalten gehört oder nicht – wird man sich wahrscheinlich nicht so sehr darauf verlassen können, daß er zwischen den Therapiestunden Hausaufgaben macht. In solchen Fällen muß sich der Therapeut entweder dazu entschließen, weniger Gewicht auf häusliche Übungen zu legen, oder er muß versuchen, den Klienten dazu zu überreden, diese durchzuführen.

Der Therapeut sollte sich auch auf die Maßstäbe des Klienten für Selbstverstärkung einstellen. Klienten mit perfektionistischen Maßstäben erwarten oft zuviel in zu kurzer Zeit und werden folglich durch den abgestuften Vollzug der Verhaltensänderung leicht entmutigt. Bei solchen Klienten richten wir es stets so ein, daß wir mit ihnen – vor Einsatz irgendeiner Technik – sehr ausführlich und sorgfältig diese möglichen Schwierigkeiten durchdiskutieren. Wir versuchen auch, das Aufkommen von Unzufriedenheit zu verhindern oder solche Gefühle im Keim zu ersticken, indem wir ständig darauf achten, daß der Klient seine einsetzende Verhaltensänderung in angemessener Weise bewertet.

Außer den Klientenvariablen können auch bestimmte Umweltvariablen für die Auswahl und Anwendung therapeutischer Verfahren wichtig werden. Das heißt, es muß z. B. berücksichtigt werden, ob der Klient in seinem Leben angemessene Rollenmodelle zur Verfügung hat oder wie weit ihm voraussichtlich bestimmte Verstärker für gewisse Verhaltensweisen zur Verfügung stehen werden. Bei der Behandlung von sexuellen Problemen etwa muß u. U. bei dem Einsatz eines bestimmten therapeutischen Verfahrens mitberücksichtigt werden, ob ein Partner vorhanden ist oder nicht. Andere Beispiele ließen sich im Zusammenhang mit den verschiedenen Phobien aufzeigen, bei denen die Durchführbarkeit der *in vivo* Desensibilisierung von der Verfügbarkeit furchterzeugender Situationen oder Objekte abhängt.

Gegenwärtig bedient man sich im allgemeinen noch der klinischen Intuition und Erfahrung als Hilfen bei der Entscheidung über die bestmögliche verhaltenstherapeutische Technik für einen bestimmten Klienten. In der klinischen Praxis wählt man ein paar Techniken aus, die zweckdienlich sein könnten, sodann setzt man eine nach der anderen probeweise ein, bis man mit einer davon Erfolg hat. Es wäre sicher ein strategisch besseres Vorgehen, wenn man auch eine gründliche „Kriterienanalyse" jedes verhaltenstherapeutischen Verfahrens miteinbezöge, mit dem Ziel, die Variablen zu bestimmen, die für die Auswahl der wirksamsten Behandlung für jeden in Frage stehenden Klienten notwendig sind. Die komplexe Frage, um deren Beantwortung sich die Forschung bemühen muß, lautet also: *„Welche* Behandlung durch *wen* ist für *dieses* Individuum mit *diesen* spezifischen Problemen unter *welchen* Umständen am wirksamsten?"* (Paul, 1967, S. 111).

Klassifikation von Verhaltensstörungen

Das Kraepelinsche System zur Klassifikation abweichenden Verhaltens stieß in mehreren Punkten auf Kritik – nicht zuletzt, weil es nur von geringer praktischer Bedeutung für einen verhaltenstherapeutischen Ansatz zur Erklärung und Veränderung von Verhalten ist (Kanfer u. Saslow, 1969). Zur Zeit steht uns zwar kein alternatives, ähnlich umfangreiches Klassifikationssystem zur Verfügung, doch hat Staats (1963) einige Vorschläge gemacht, die von Bandura (1968) und von Goldfried und Sprafkin (1974) weiter ausgearbeitet wurden. Bei der Beschreibung verschiedener Kategorien abweichenden Verhaltens versucht diese vorläufige Annäherung den Stimulus- sowie auch den Klientenvariablen Rechnung zu tragen. Außerdem wird abweichendes Verhalten nach den Variablen kategorisiert, die es vermutlich aufrechterhalten.

I. Schwierigkeiten bei der Stimuluskontrolle von Verhalten

Innerhalb dieser Kategorie ist eine Unterscheidung zu treffen zwischen der Beobachtung, daß unangepaßtes *instrumentelles* Verhalten sich der Kontrolle durch externe Stimuli versagt und der Tendenz einiger Stimuli, unangepaßte *emotionale* Reaktionen auszulösen.

A. Fehlerhafte Stimuluskontrolle. Bei fehlerhafter Stimuluskontrolle verfügt das Individuum vermutlich über ein angemessenes Verhaltensrepertoire, aber es ist unfähig, auf sozial angemessene diskriminative Stimuli zu reagieren. Ein extremes Beispiel defekter Stimuluskontrolle wäre ein Mensch, der bei einer Beerdigung Witze erzählt. Obwohl die Witze objektiv betrachtet lustig sein mögen (d. h. das Verhaltensrepertoire ist angemessen), sind sie eindeutig in dieser besonderen Situation fehl am Platz. Ein Beispiel von größerer klinischer Bedeutung ist ein Kind, das so sehr darauf erpicht ist, dem Lehrer zu zeigen, daß es die richtige Antwort weiß, daß es in der Klasse ständig spricht, ohne an der Reihe zu sein. Kann man von der Voraussetzung ausgehen, daß dieses Kind überhaupt dazu fähig ist, zeitweilig den Mund zu halten, so muß es lernen, auf solche situativen Reize zu reagieren, die anzeigen, wann es angemessen ist zu sprechen. Zahlreiche klinische Beispiele zeigen, wie Eltern ihren Kindern unbeabsichtigterweise antrainieren, auf falsche diskriminative Reize zu reagieren. Sie mögen sich dann z. B. darüber beklagen, daß ihr Kind ihnen nicht folgt, wenn sie ruhig sprechen, wohl aber wenn sie schreien. Das Kind hat vermutlich gelernt, daß normales Bitten weder aversive noch positive Konsequenzen hat, aber daß das Nichtbeachten der Forderungen von verärgerten Eltern zu einer Vielfalt von aversiven Konsequenzen führen kann. Das Kind ist eindeutig fähig zu gehorchen, gehorcht aber nicht, wenn die Eltern es wollen.

B. Unangemessene Stimuluskontrolle. In diese Kategorie nehmen wir intensive aversive emotionale Reaktionen auf, die durch objektiv harmlose Hinweisreize ausgelöst werden. Diese emotionalen Reaktionen wurden vermutlich auf die spezifischen Stimuli konditioniert, und zwar durch direkte oder stellvertretende soziale Lernerfahrungen. Angst, gastrointestinale Erkrankungen, Schlaflosigkeit und andere direkte oder indirekte Manifestationen intensiver emotionaler Reaktionen gehören in diese Kategorie. Solche Probleme werden häufig noch verschlimmert durch den Versuch, diese emotionalen Zustände zu vermeiden (wie im Falle von Phobien), sowie auch durch die symbolische Darbietung aversiver Stimuli, d. h. das Grübeln über Ängste.

II. Verhaltensdefizite

In diese Kategorie gehören Verhaltensprobleme, bei denen es einem Individuum an den nötigen Fertigkeiten fehlt, sich effektiv mit den Forderungen der Umwelt auseinanderzusetzen. Eine Person mag z. B. nie gelernt haben, was sie in sozialen, Arbeits- oder Freizeitsituationen sagen oder tun soll. Obwohl man das Problem als ein Defizit an Fertigkeiten auffassen kann, wird das klinische Bild oft dadurch erschwert, daß ein solcher Mensch unfähig ist, angemessene soziale Verstärkung zu erzielen. Vielleicht erfährt er sogar strafende Konsequenzen, wie Statusverlust, Spott und Ablehnung. Als Folge davon berichten Klienten mit einem Verhaltensdefizit häufig negative subjektive Einstellungen einschließlich Angst, Depression, mangelndes Selbstvertrauen und manchmal verallgemeinerte Ärgerreaktionen gegenüber anderen.

III. Aversive Verhaltensrepertoires

Das kennzeichnende Merkmal dieser Kategorie ist ein unangepaßtes Verhaltensmuster, das gegenüber anderen Individuen in der Umwelt des Klienten aversiv ist. Diese Kategorie umfaßt daher Menschen, die antisoziales Verhalten zeigen, die übermäßig aggressiv sind oder die auf irgendeine andere Art rücksichtslos zu anderen sind. Einige Autoren haben das Verhalten dieser Individuen als „Verhaltensexzeß" bezeichnet. Im Gegensatz zu Individuen mit einem Verhaltensdefizit wissen Menschen mit aversiven Verhaltensrepertoires, was sie in den verschiedenen Situationen sagen und tun müßten, aber sie machen sich letztlich selbst das Leben schwer, indem sie sich so benehmen, daß sie sich bei anderen unbeliebt machen oder ihnen lästig fallen.

IV. Probleme mit Anreizsystemen (Verstärker)

Hierunter werden abweichende Verhaltensweisen begriffen, die funktional mit verstärkenden Konsequenzen zusammenhängen – entweder weil das Individuum zu wenig oder unangemessene Anreize für sein Verhalten hat oder weil die Umweltkontingenzen zu Problemen führen.

A. Fehlerhafte Anreizsysteme im Individuum. In diesen Fällen sind soziale Stimuli, die für die meisten Menschen verstärkend wirken, nicht dazu tauglich, das Verhalten des Individuums zu kontrollieren. So wirken etwa Aufmerksamkeit, Anerkennung und Lob nicht als positive Verstärker, noch haben Kritik und Mißbilligung negativ verstärkende Wirkung. Klinische Beispiele sind einmal autistische Kinder, deren Verhalten nicht einfach durch gängige soziale Verstärker kontrolliert werden kann (Rimland, 1964) und weiter Delinquente, für die soziale Verstärker der Gesellschaft an Bedeutung verlieren, da sie sich gemäß den Normen einer Subkultur verhalten.

B. Unangemessene Anreizsysteme im Individuum. Diese Kategorie umfaßt Personen, deren Anreizsysteme selbst unangepaßt sind; d. h. gerade das, was für das Individuum Verstärkerwert hat, ist schädlich und/oder findet vom Standpunkt der entsprechenden Gesellschaft Mißbilligung. Klinische Beispiele hierfür sind exzessiver Konsum von Alkohol und Drogen und sexuelle Praktiken wie Pädophilie.

C. Abwesenheit von Anreizen in der Umwelt. Zu den Problemen in dieser Kategorie gehören Situationen, in denen es an Verstärkern in der unmittelbaren Umwelt des Individuums fehlt. Das am besten beschriebene Beispiel ist der Zustand anhaltender Depression nach Verlust des Ehepartners. Weniger diffizile Beispiele sind Apathie und Langeweile.

D. Konfligierende Anreize in der Umwelt. Eine Reihe von unangepaßten Verhaltensweisen entsteht durch konfligierende Konsequenzen in der Umwelt. Das deutlichste Beispiel dafür sind Kinder, deren unangepaßtes

Verhalten sich da auszuzahlen scheint, wo ein Widerspruch besteht zwischen dem, was die Umwelt als unangepaßt bezeichnet und dem, was sie de facto – unbeabsichtigterweise – verstärkt. Manchmal sind es bestimmte Individuen in der Umwelt, die ein abweichendes Verhalten positiv verstärken, wie z. B. der Klassen-Clown, der stets die Aufmerksamkeit seiner Kameraden fesselt, trotz der Tatsache, daß sein Lehrer sein Verhalten mißbilligt. Oder es können Eltern und Lehrer sein, die ein Kind für mangelndes Durchhaltevermögen verstärken, indem sie ihm immer gleich zu Hilfe kommen, wenn es einmal mit einer etwas schwierigeren Situation konfrontiert ist. Die Probleme, die durch konfligierende Anreize in der Umwelt entstehen, sind nicht auf Kinder beschränkt. Wie Goffman (1961), Rosenhan (1973) und andere hervorheben, können im institutionellen Rahmen, einschließlich psychiatrischer Kliniken, versehentlich Verhaltensweisen verstärkt und genährt werden, die man dann als abweichend bezeichnet. Da, wo der zwischenmenschliche Kontakt ein noch größeres Gewicht hat, kann es dann so aussehen, daß etwa ein Individuum seinen Ehepartner verbal zu einem ganz bestimmten Verhalten ermutigt, aber gleichzeitig durch sein eigenes Handeln alle entsprechenden Versuche des Partners entmutigt oder gar regelrecht bestraft.

V. Aversive Selbstverstärkungs-Systeme

Wenn wir davon ausgehen, daß vielerlei Verhaltensweisen durch kognitive Prozesse aufrechterhalten werden können, dann ist es auch wichtig anzuerkennen, daß das Individuum in der Lage ist, sich für angemessenes Verhalten selbst zu verstärken. Wenn der subjektive Maßstab für „Angemessenheit" unrealistisch hoch ist, so bieten sich wahrscheinlich nur sehr wenige Situationen, in denen die eigene Leistung Selbstverstärkung verdient – wie adäquat sie auch immer nach äußeren Kriterien sein mag. Das ständige Fehlen von Selbstverstärkung kann zu chronischen Zuständen von Depression und subjektiven Gefühlen der Unzulänglichkeit führen.

Obwohl das oben skizzierte System bei der Durchführung einer Verhaltensanalyse von abweichendem Verhalten recht nützlich sein kann, so sollte man es doch nur als einen ersten Versuch ansehen, unangepaßtes Verhalten im Kontext sozialen Lernens in Kategorien einzuordnen. Die einzelnen Kategorien schließen sich offensichtlich nicht gegenseitig aus. Jeder Mensch kann eine Reihe von Verhaltensproblemen aufweisen, die nach verschiedenen Themenbereichen geordnet werden können. Einige Verhaltensweisen können zudem so komplex sein, daß sie eine multiple Klassifikation rechtfertigen. Das System kann trotzdem seinen Zweck erfüllen, indem es jene Umwelt- oder Klientenvariablen isoliert, die therapeutisch manipulierbar sind.

Weitere Überlegungen bei der Auswahl von Problemverhalten

Die Lektüre der verhaltenstherapeutischen Literatur vermittelt oft den Eindruck, daß Verhaltenstherapeuten sich gewöhnlich mit einfachen Phobien oder sonstigen, genau umschriebenen Problemen befassen. In Wirklichkeit sieht es jedoch ganz anders aus. Von wenigen Ausnahmen abgesehen, haben Klienten, die sich einer verhaltenstherapeutischen Behandlung unterziehen, eine Vielzahl unterschiedlicher Probleme. Da der Therapeut in jeder Therapiesitzung nur ein bestimmtes Stück weiterkommen kann und auch den Leistungsmöglichkeiten des Klienten bei den Hausaufgaben zwischen den einzelnen Sitzungen Grenzen gesetzt sind, muß er für die Behandlung Prioritäten setzen.

Bei der schwierigen Entscheidung darüber, wo man anfangen soll, wäre zunächst die Überlegung anzustellen, ob zwischen den akuten Problemen ein funktionaler Zusammenhang besteht. Bei einem Klienten, der sowohl über selbstunsicheres Verhalten als auch über Gefühle der Depression klagt, wäre es z. B. denkbar, daß die depressiven Gefühle eine Folge seines mangelnden Selbstvertrauens sind. In den Anfangsstadien einer Therapie sind solche Interpretationen natürlich rein spekulativ und müssen noch durch die therapeutische Intervention bestätigt werden. Eine weitere Überlegung bei der Bestimmung von Behandlungsprioritäten betrifft die möglichen Folgen, die sich aus der verzögerten Modifikation irgendeines bestimmten Problems ergeben können. Wenn ein Klient z. B. eine Phobie hat und zugleich auch sehr depressiv ist, wäre es vermutlich besser, die Depression vorrangig anzugehen, und zwar aus zwei Gründen: Erstens ist es häufig möglich, den Kontakt mit phobischen Objekten zu vermeiden, und zweitens kann eine schwere Depression zu ernsten Konsequenzen, wie z. B. Einweisung in ein Krankenhaus und/oder Suizid führen.

Es kann aber auch vorkommen, daß der Therapeut bei einem Fehlverhalten anfangen möchte, das – im Rahmen des Gesamtproblems – gar nicht so wichtig ist, das sich aber besonders leicht modifizieren läßt. Auf diese Weise wäre es ihm unter Umständen möglich, einen Klienten, der die Chancen einer Verhaltensänderung besonders skeptisch beurteilt, erst einmal zu ermutigen. Das Ziel wäre hier, die Erwartungen des Klienten zu ändern und seine Motivation zur Mitarbeit in dem nachfolgenden verhaltenstherapeutischen Prozeß zu festigen. Vor der Anwendung einer solchen Strategie muß der Therapeut in der Lage sein, eine Vorhersage dahingehend zu treffen, daß der „Aufwand" an Zeit und Mühe auch durch den „Nutzen" (veränderte Einstellung des Patienten) aufgewogen wird.

Jede Diskussion über die Abfolge von Behandlungsprioritäten, in der die Präferenzen des Klienten selbst nicht berücksichtigt werden, ist offensichtlich unvollständig. Es ist erstaunlich, wieviele Therapeuten versäumen, die Wünsche des Klienten selbst zu berücksichtigen. Ein Verhaltenstherapeut könnte fälschlicherweise annehmen, daß seine Ziele mit denen des Klienten identisch sind, was wiederum zur Folge haben könnte, daß Therapeut und Klient nicht miteinander, sondern gegeneinander arbeiten. Es kommt natürlich auch vor, daß die Probleme eines Klienten selbst ihn daran hindern, seine Lage angemessen zu beurteilen, wie z. B. im Falle eines sozial Unangepaßten, der glaubt, seine zwischenmenschlichen Beziehungen würden sich bessern, wenn er nur ein bißchen abnehmen würde. Einer der Autoren wurde von einer Mutter gebeten, beim Toilettentraining ihres vierjährigen Sohnes zu helfen und fand dabei heraus, daß das Kind autistisch war. Selbstverständlich muß der Therapeut sein berufliches Urteilsvermögen einsetzen, wenn er sich entschließt, die Behandlungsziele, so wie sie der Klient festgelegt hat, zu verwerfen. Hat er diese Entscheidung getroffen, so sollte er sich alle erdenkliche Mühe geben, eine Reihe von Zielen aufzustellen, die die Zustimmung beider finden. Wir werden in Kap. 3 noch einmal auf dieses wichtige Problem zurückkommen.

Falldarstellung

Die folgende Falldarstellung, die wir von Goldfried und Pomeranz (1968) übernehmen, soll einige der oben diskutierten Punkte weiter erhellen.

> Stellen wir uns den hypothetischen Fall eines 50-jährigen Mannes vor, der zur Therapie kommt, weil es ihm schwerfällt, sein Haus zu verlassen. Die Situation hat ein Stadium erreicht, in dem schon der Gedanke, das Bett zu verlassen, zu solcher Angst führt, daß er die meiste Zeit im Liegen verbringt. Als Folge davon muß sich seine Frau ständig um ihn kümmern. Die weitere Befragung ergibt, daß er hauptsächlich davor Angst hat, einen Herzanfall zu erleiden und daß er aus diesem Grund zu Hause und im Bett bleibt. Bei der Erhebung seiner gegenwärtigen Lebenssituation zeigt sich im weiteren Verlauf der Anamnese, daß dieser Mann vor kurzem beruflich in eine Stellung befördert wurde, in der er die Verantwortung für die Leitung eines großen Mitarbeiterstabes hat. Vor dieser Beförderung führte er ein ziemlich normales Leben und hatte keine Angst vor Herzanfällen.
>
> Die weitere Diagnose ergibt, daß der Klient schon immer dazu neigte, in unvertrauten Situationen ängstlich zu reagieren, und daß er zu den Menschen gehört, die es vorziehen, wenn andere sich um sie kümmern und für sie sorgen. Außerdem ergibt die Befragung seiner Frau, daß ihr die gegenwärtige Situation gar nicht so ganz mißlich erscheint; es ist vielmehr eher so, daß sie sich wichtig vorkommt und das Gefühl hat, gebraucht zu werden, weil sie nun für ihren Ehemann sorgen muß, und sie verschwendet viel Aufmerksamkeit und Zuneigung an ihn in seiner Hilflosigkeit.

Bevor er ein angemessenes Interventionsziel herausarbeiten kann, muß der Kliniker die Daten systematischer durchgehen. Wie wir oben beschrieben haben, sollte sich die Darstellung auf folgendes konzentrieren: a) die relevanten Vorbedingungen in der Umwelt; b) die wichtigen vermittelnden Reaktionen und Hinweisreize; c) das beobachtbare, unangepaßte Verhalten selbst und d) die nachfolgenden Veränderungen in der Umwelt.

Unter Verwendung dieses Paradigmas könnte eine Darstellung dieses Falles wie folgt aussehen: Die Veränderung in der Arbeitssituation dieses Individuums löste eine Anzahl von vermittelnden (kategorisierenden) Reaktionen aus (z. B. deshalb, weil sie die Führung und verantwortliche Leitung anderer impliziert; die Leistung anderer muß beurteilt werden; unzulängliche Arbeit von anderen wirft ein schlechtes Licht auf den Vorgesetzten usw.). Aufgrund der vorausgegangenen Lernerfahrung dieses bestimmten Individuums lösen diese mit der Veränderung im Berufsstatus zusammenhängenden Reaktionen bei ihm Angst aus. Unter vielem anderen äußert sich diese Angstreaktion in der Erhöhung der Herzfrequenz. Weil der Patient nun seinen Zustand gesteigerter Erregung falsch einschätzt (d. h. er assoziiert die gesteigerte Herzaktivität bei einem Mann in seinem Alter und seiner Position mit der Möglichkeit, einen Herzanfall zu erleiden), plagt er sich mit der beunruhigenden Vorstellung herum, daß ihm in dieser Hinsicht etwas zustoßen könnte. Diese Gedanken stellen vermittelnde Reaktionen dar, die geeignet sind, zusätzlich Angst auszulösen und auf diese Weise seinen elenden Zustand noch verschlimmern. Zu Hause zu bleiben, ans Bett gefesselt sein, das gehört zu einer Klasse von Verhaltensweisen, die einen festen Bestandteil seines Verhaltensrepertoires darstellen, und dient als erfolgreiches Vermeidungsverhalten, das ihn aus einer Situation fernhält, die ursprünglich die Angst auslöste; außerdem ist dies für eine Person, die einen Herzanfall erleiden könnte, ein angemessenes Verhalten. Sein Verhalten löst bei seiner Frau Aufmerksamkeit und Zuwendung aus und liefert damit zusätzliche Verstärkung für das unangepaßte Verhalten.

Nach der Übersetzung der Befunde in theoretische Begriffe muß der Therapeut als nächstes bestimmen, welcher Teil des Problemverhaltens für eine Veränderung besonders relevant ist. Das, was im vorliegenden Falle am meisten ins Auge springt – nämlich das *beobachtbare unangepaßte Verhalten,* zu Hause und im Bett zu bleiben – scheint nicht das beste Ziel für direkte Modifikation zu sein. Wir haben dieses Verhalten als eine Vermeidungsreaktion aufgefaßt, bei der die angstauslösenden Stimuli fortwährend im Spiel sind. Die direkte Änderung dieses offenen Verhaltens ohne irgendeine Änderung der vermittelnden Angst könnte sehr wohl zum Auftreten anderer Vermeidungsreaktionen (mit geringerer Auftrittswahrscheinlichkeit) im Repertoire des Klienten führen. Wenn man mögliche Veränderungen der *gegenwärtigen Lebenssituation* in Betracht zieht, stößt man auch auf Schwierigkeiten. Obwohl eine Rückveränderung in den Zustand, der dem Auftreten seines unangepaßten Verhaltens *vorausging* – vor seiner beruflichen Beförderung – das Problem erfolgreich eliminieren könnte, würde sie auch gleichzeitig zu einem finanziellen sowie einem Statusverlust für dieses Individuum führen; die Modifikation anderer Verhaltensweisen, die das Problem beseitigen und trotzdem andere negative Konsequenzen verhindern könnte, wäre vorzuziehen. Eine Modifikation der Folgen der gegenwärtigen Lebenssituation des Klienten – der Zuwendung, die er von seiner Ehefrau erhält – würde sich nur auf die zusätzlichen Verstärker konzentrieren und nicht auf die Stimuli, die gegenwärtig die Vermeidungsreaktion auslösen.

Nachdem wir das beobachtbare unangepaßte Verhalten und die gegenwärtige Lebenssituation als mögliche Ansatzpunkte für eine Modifikation in Betracht gezogen haben, wenden wir uns den *vermittelnden Reaktionen* zu. Die vom Klienten vorgenommene verzerrte Kategorisierung der psychologischen Hinweisreize, die die Angstreaktion begleiten, scheint nur von sekundärer Bedeutung zu sein. Was dieser unangemessenen Kategorisierung vorausgeht, sind die Angstreaktionen, die durch solche Situationen ausgelöst werden, in denen vom Klienten verlangt wird, über andere die Aufsicht zu führen und Entscheidungen über sie zu treffen. Seine Angst, dieser Art von Situationen nicht gewachsen zu sein, hat anscheinend zu einer Kette von internen und externen unangepaßten Reaktionen geführt. Es scheint also, daß sich jegliches therapeutische Bemühen vordringlich auf die Angst des Klienten vor der verantwortlichen Leitung und Beaufsichtigung anderer richten sollte.

Nach der Auswahl des wichtigsten Ansatzpunktes für die Modifikation muß man sich für ein angemessenes Behandlungsverfahren entscheiden. In diesem Punkt hilft einem die Verhaltensdiagnostik am wenigsten weiter. Die Diagnose des Problemverhaltens erleichtert zwar die Aufgabe, das bestgeeignete therapeutische Verfahren auszuwählen, aber eindeutig wird die Sachlage dadurch nicht. Tatsächlich müssen wir oft feststellen, daß uns die Diagnostik viel eher in die Lage versetzt, gewisse therapeutische Techniken *auszuschließen,* als daß sie uns das geeignetste Verfahren aufzeigt. Im Falle unseres hypothetischen Klienten ist es nicht ohne weiteres möglich, auf der Basis der gegenwärtig vorliegenden diagnostischen Aussagen eine sichere Entscheidung zu treffen, ob etwa systematische Desensibilisierung, Selbstsicherheitstraining, rationales Strukturieren oder möglicherweise ein Problemlösungstraining zur Reduktion der Angst anzuwenden sei. Es ist zwar gut möglich, daß ein ganz bestimmtes Verfahren zur Reduktion der Angst bei diesem Klienten in seiner spezifischen Lebenssituation am effektivsten wäre, aber es stehen uns derzeit noch zu wenig empirische Daten darüber zur Verfügung, welche Variablen für die Auswahl der Methode relevant sind. Wir können über diese Variablen bestenfalls spekulieren, ... entsprechend der erfolgreichen Anwendung der oben genannten Techniken, und dann jedes der verschiedenen möglichen Verfahren einsetzen, bis sich schließlich eines davon bei der Modifikation des fraglichen unangepaßten Verhaltens als effektiv erweist (S. 83–85).

Zusammenfassung

In diesem Kapitel haben wir verschiedene theoretische Probleme bei der Verhaltensdiagnostik diskutiert. Klinische Verhaltenstherapeuten setzen beim Prozeß der Verhaltensänderung nicht nur an einem anderen Ausgangspunkt als früher an, sie haben auch andere Richtlinien für ihre Diagnoseverfahren akzeptiert. Dem Verhaltenstherapeuten steht eine große Vielfalt von therapeutischen Techniken zur Verfügung, die eine detaillierte Diagnose erfordert, um zu bestimmen, welches besondere Interventionsverfahren einem bestimmten Klienten am besten angemessen ist. Bei der Auswahl der Probleme des Klienten und bei der Auswahl des angemessenen therapeutischen Verfahrens konzentriert sich die klinische Diagnostik auf mehrere Typen von Variablen: vorausgehende Stimulusvariablen, organismische Variablen, das offene, unangepaßte Verhalten selbst und nachfolgende Veränderungen in der Umweltsituation. Wir haben in diesem Kapitel ein Klassifikationssystem zur Kategorisierung der Schwierigkeiten eines Klienten nach jenen Variablen entworfen, die wahrscheinlich das Problemverhalten aufrechterhalten. Wir haben in diesem Kapitel auch mehrere klinische Überlegungen diskutiert, die für die Auswahl und die Aufstellung von Behandlungsprioritäten für Problemverhalten von Bedeutung sind. Im nächsten Kapitel wird eine Vielfalt von Verfahren zur Erfassung von diagnostischen Daten der hier diskutierten Art beschrieben.

Kapitel 3

Methoden der Verhaltensbeurteilung

Nachdem wir einige Kernfragen der verhaltenstherapeutischen Diagnostik umrissen haben, können wir uns nun der Übertragung dieser Prinzipien auf konkrete klinische Erhebungsverfahren zuwenden. Die Verhaltensanalyse wird in der Praxis der klinischen Verhaltenstherapie meist mit Hilfe von Interviewdaten, Verhaltensbeobachtungen in der natürlichen Umwelt oder in simulierten Situationen, schriftlichen Fragebögen oder einer Kombination dieser Erhebungsmethoden erstellt.

Interview

Da seitens der Verhaltenstherapeuten so großer Nachdruck auf die direkte Beobachtung problematischen Verhaltens gelegt wird, mag es überraschen, daß das Interview das am häufigsten benutzte Erhebungsinstrument ist. Dieser Sachverhalt erklärt sich weitgehend daraus, daß direkte Verhaltensbeobachtung oft mit praktischen Schwierigkeiten verbunden ist. Bekannte Mängel und Hindernisse in diesem Sinne sind etwa: das Fehlen einer kontrollierten Umwelt und/oder geschulter Beobachter, die verhältnismäßig geringe Häufigkeit bestimmter Verhaltensmuster sowie die Komplexität und manchmal Intimität des problematischen Verhaltens (z. B. bei sexuellen Störungen). Während des Interviews konzentriert sich der Verhaltenstherapeut vornehmlich auf die schon erwähnten Variablen, nämlich Antezedenz-, organismische und Reaktionsvariablen sowie auf die Variablen, die sich als Konsequenzen ergeben.

Die Verwendung des Interviews anstelle mehr unmittelbarer Beobachtungstechniken begünstigt ganz eindeutig gewisse Unschärfen. Die Handhabung und die Flexibilität des Interviews bedingen ein gewisses Maß an Unsicherheit, wie weit die mündlichen Angaben des Klienten reale Ereignisse exakt widerspiegeln. Mischel (1968) hat zwar über Ergebnisse berichtet, die vermuten lassen, mündliche Angaben seien ein guter Prädiktor des tatsächlichen Verhaltens, doch sind dem Einsatz des Interviews als Erhebungsinstrument Grenzen gesetzt. Unternimmt man den Versuch, vom Klienten genaue Angaben über seine Reaktionen auf bestimmte Situationen zu erfahren, wird man oft feststellen, wie schwer es ihm fällt, die für eine gute Verhaltensanalyse notwendigen Daten zu liefern. Manchmal hat er vergessen, was geschehen ist, läßt bestimmte Details aus, die er für unwesentlich hält oder geniert sich einfach, einem anderen bestimmte Dinge zu gestehen. Wenn es darüber hinaus überlernte Reaktionen sind, die das Problemverhalten des Klienten ausmachen, so kann es sein, daß ihm überhaupt nicht bewußt ist, was er tut.

Der Verhaltenstherapeut muß – wie jeder andere Interviewer – empfänglich sein für Hinweise, die vom Klienten kommen, er muß bereit sein, seinem eigenen Gespür zu folgen, und er muß auch oft auf die Anwendung von Interviewtechniken der traditionellen Richtung zurückgreifen (wie z. B. Gefühlsreflektion, Klärung, Überleitungen, Zusammenfassungen und offene Fragen). Sullivans klassisches Buch *„Das psychiatrische Interview"* (1954) enthält zahlreiche wertvolle Hinweise zur Gesprächsführung, von denen sich viele mit einer verhaltensanalytischen Orientierung vereinbaren lassen. Sullivan betont, wie wichtig es ist, daß der Therapeut die Rolle des Experten übernimmt, der das Interview steuert, auf nicht-verbale Hinweisreize achtet und vom Klienten Informationen hinsichtlich seiner Behandlungs-Erwartung einholt. Storrow (1967) und Peterson (1968) stellen auch einige Techniken vor, die dem Verhaltenstherapeuten bei der Informationsgewinnung von Nutzen sein können.

Richtlinien für das Erstinterview

Abgesehen von der Frage, wie man spezifische Informationen von dem Klienten erhält, gibt es allgemeine Richtlinien für die Durchführung eines Erstinterviews. Ein oder mehrere Interviews können nötig sein, um die ersten Informationen zu erhalten, je nach Komplexität des betreffenden Falles, sei es nun ein Erwachsener oder ein Kind. Der im folgenden wiedergegebene Leitfaden gilt im Rahmen des Erstkontaktes mit dem Klienten, doch müssen im Laufe der Behandlung möglicherweise Teile davon wiederholt vorgegeben werden, um festzustellen, ob eine Verhaltensänderung stattgefunden hat oder nicht, und falls sie nicht erfolgt ist, warum nicht.

Begrüßung

Wenn der Therapeut seinen ersten Kontakt mit dem Klienten herstellt, sollte er daran denken, daß das Interview eigentlich zwei Zwecken dient: dem Erhalt und dem Geben von Informationen. Genauso wie der Therapeut etwas über den Klienten erfahren möchte, bildet sich der Klient ein Urteil über den Therapeuten. Das Erstinterview sollte dem Verhaltenstherapeuten daher dazu dienen, wichtige diagnostische Daten zu gewinnen und gleichzeitig den emotionalen Kontakt herzustellen, der zur Durchführung einer Therapie notwendig ist.

Es würde über den Rahmen dieser Arbeit hinausgehen, wollten wir im einzelnen beschreiben, wie sich der Therapeut bei der Herstellung des ersten Kontaktes verhalten sollte. Einige dieser Fragen werden noch in Kap. 4 abgehandelt. Hier sei nur so viel gesagt: Er soll alles tun, damit der Klient sich wohl fühlt (z. B. indem er ihn anlächelt, beim Namen nennt und ihm einen Platz anbietet) und das Erstgespräch so gestalten, daß dem Klienten die Ziele der Befragung klar sind.

Beschreibung des bestehenden Problems und der aufrechterhaltenden Bedingungen. Trotz der großen Ähnlichkeit zwischen verhaltensanalytischen und traditionellen Interviews, legt man im ersteren Fall mehr Gewicht auf konkrete Einzelheiten, die für das Problem des Klienten von Bedeutung sind, und auf die augenblicklichen aufrechterhaltenden Bedingungen. Wenn wir uns vor Augen halten, worauf es bei der Durchführung einer Verhaltensanalyse ankommt, sind die Gründe für eine solche Ausrichtung offensichtlich. Die möglichen negativen Nebenwirkungen jedoch, die sich aus der Gewinnung von Detailinformationen ergeben können, sind vielleicht nicht so klar zu erkennen. Ein mögliches Problem ist, daß das Beharren auf Einzelheiten sich auf den Aufbau einer problemlosen Beziehung störend auswirken kann. Soll der Klient ständig konkrete Beispiele anbringen, um das, was er sagen will, zu verdeutlichen, kann er das Gefühl bekommen, daß er nicht verstanden wird, und zwar entweder, weil er selbst sich nicht richtig mitteilen kann oder weil der Therapeut nicht genügend einfühlsam ist. Der Therapeut kann diese Falle jedoch vermeiden, indem er dem Klienten die Gründe für seinen Fragestil darlegt und ihm im übrigen durch sein Verhalten das Gefühl gibt, richtig verstanden zu werden. Er sollte dem Klienten klar machen, daß die Erhebung von Einzelheiten notwendig ist, um seine Gesamtlage richtig zu erfassen und eine erfolgreiche Therapie durchzuführen.

Aus der Konzentration auf Einzelheiten kann sich noch ein zweiter Nachteil ergeben: Es kann nämlich vorkommen, daß sie dem Therapeuten den Blick verstellen auf andere wesentliche Probleme, die noch nicht zur Sprache gekommen sind. Diese Schwierigkeiten kann man vermeiden, wenn man dem Klienten erst die Möglichkeit gibt, seine Probleme ganz allgemein zu beschreiben, bevor man zur genauen Analyse eines spezifischen Problems übergeht. Man sollte jedoch nicht vergessen, daß man auch bei einer allgemeinen Problembeschreibung nicht ohne ein gewisses Maß an Operationalisierung auskommt. Das heißt, der Therapeut sollte nicht einfach als bare Münze nehmen, was der Klient über seine

Probleme aussagt (z. B. „Ich bin abhängig"), sondern sollte sich für das Gesagte auch jeweils ein paar Beispiele geben lassen. Dies versetzt ihn in die Lage, das betreffende Problem erforderlichenfalls begrifflich neu zu fassen. Wenn man dann einen allgemeinen Überblick über die diversen Probleme gewonnen hat, kann man zur Erhebung von Detailinformation hinsichtlich Dauer, Häufigkeit, Durchgängigkeit, Stärke übergehen und mit der Erfassung der relevanten aufrechterhaltenden Bedingungen beginnen. Solche Informationen kann man sich entweder direkt während des Interviews verschaffen, oder man holt sie mit Hilfe zusätzlicher Erhebungsmethoden, wie unten näher beschrieben, ein, wozu dann auch direkte Beobachtung, weitere Gesprächspartner und Selbstbeobachtung gehören.

Folgende Aufzeichnung eines Gesprächs verdeutlicht ein wenig die Problematik direkter spezifischer Informationsgewinnung durch das Interview.

Klientin: Ich bin eben die meiste Zeit nervös.

Therapeut: Was für ein Gefühl ist das?

Klientin: Ich weiß nicht, es ist schwer zu beschreiben ... Ich bin eben nervös.

Therapeut: *[Ich glaube, es wird ein bißchen schwierig werden, sie zu einer ausführlichen Beschreibung ihrer Probleme hinzuführen. Vielleicht halte ich mich besser etwas zurück und bohre noch nicht nach Einzelheiten, sondern versuche es ihr erst einmal leichter zu machen, ihre Gefühle zu beschreiben und auszumalen und einfach überhaupt zu reden]* Sie wissen also, was für ein Gefühl es ist, aber es fällt Ihnen schwer, es mit Worten auszudrücken.

Klientin: Ja, das ist es. Wissen Sie, es ist so ein Gefühl der inneren Unruhe und Aufregung. Es ist dasselbe Gefühl, das man hat, wenn man weiß oder zumindest fürchtet, es könne etwas Unangenehmes geschehen.

Therapeut: Also, in Ihren Gefühlen und vielleicht auch in Ihrem körperlichen Befinden schlägt sich Ihre Angst nieder, es könnte etwas geschehen, obwohl Sie nicht genau wissen, was es ist.

Klientin: Ja.

Therapeut: Welche körperlichen Reaktionen erleben Sie, wenn Sie sich so fühlen?

Klientin: Nun, mein Herz fängt an, ganz heftig zu schlagen, mein ganzer Körper verspannt sich. Es ist nicht immer ganz so schlimm; manchmal spüre ich es nur schwach.

Therapeut: *[An diesem Punkt kann ich jetzt einen guten Übergang finden und versuchen, die Situationen herauszubekommen, in denen die Angst in ihrer Intensität schwankt. Dabei bleibt für mich die Frage offen, ob ich diese Informationen zur Erstellung einer Hierarchie verwende oder nicht]* Mit anderen Worten – Ihre Angst nimmt zu oder ab, je nach den Umständen.

Klientin: Ja.

Therapeut: Schildern Sie mir die Situationen, in denen Sie die *größte* Angst haben.

Klientin: Nun, meistens im Umgang mit anderen Menschen.

Therapeut: Es würde mir jetzt viel weiterhelfen, wenn ich ein bißchen mehr über solche typischen Situationen, die Sie so besonders aufregen, erfahren könnte.

Klientin: Es ist schwer, ein bestimmtes Beispiel zu finden!

Therapeut: *[Ich weiß nicht so recht, ob ich jetzt so sehr auf Einzelheiten bestehen soll. Wenn es ihr zu schwer fällt, mit Einzelangaben herauszukommen, mache ich die Beziehung mit der Fragerei vielleicht zu aversiv. Vielleicht kann ich ihr die Aufgabe stellen, sich im Laufe der Woche zu beobachten. Ich will nur noch versuchen, ein oder zwei Beispiele zu bekommen, vielleicht aus der letzten Woche, und nenne ihr zur Anregung ein paar bestimmte Situationen. Dann kann ich diese Spur weiterverfolgen und herausfinden, inwieweit diese Situationen typisch sind für eine breitere Ereignisklasse. An ihrem Gesichtsausdruck kann ich sehen, daß sie sich ein bißchen unbehaglich fühlt, weil sie mir nicht die gewünschten Informationen geben kann. Vielleicht sollte ich kurz darauf eingehen, bevor ich weiter mache]* Ich verstehe, daß es schwer ist, auf der Stelle spezielle Beispiele zu finden. Das ist überhaupt nicht ungewöhnlich. Mal sehen, ob ich Ihnen die Sache erleichtern kann. Nehmen wir doch nur mal die letzte Woche. Fällt Ihnen da etwas ein, was Sie vielleicht bei der Arbeit oder zu Hause oder als Sie mit anderen aus waren, aufgeregt hat.

Klientin: O. K. Mir fiel gerade etwas ein. Letztes Wochenende waren wir auf einer Party und als wir hinfuhren, geriet ich plötzlich in Panik.

Therapeut: Können Sie mir Näheres über die Situation erzählen?

Klientin: Naja, die Party fand bei dem Chef meines Mannes statt und bei solchen Gelegenheiten fühle ich mich nie wohl.

Therapeut: Warum fühlen Sie sich nicht wohl?

Klientin: Nun, es fällt mir schwer, mich in einer solchen Situation ungezwungen zu verhalten.

Therapeut: *[Aufgrund eigener und klinischer Erfahrung weiß ich, daß es eine Reihe von Komponenten gibt, die für die Entstehung der Angst von Bedeutung sind. Da ist einmal das Verpflichtende des Anlasses, weiter das in solchen Situationen befürchtete Urteil der anderen, ganz zu schweigen von einer umfassenderen Klasse sozialer Kontakte, auf die sie wahrscheinlich mit Unbehagen reagiert. Ich will versuchen herauszufinden, wofür diese Situation ein Beispiel ist]* Werden Sie auf Gesellschaften normalerweise nervös?

Klientin: Naja, es hängt sehr von der Situation ab.

Therapeut: Inwiefern?

Klientin: Es hängt davon ab, wie wohl ich mich unter den Leuten fühle.

Therapeut: *[Jetzt sind wir wieder an dem Ausgangspunkt angelangt. Ich glaube, ich muß weniger offene Fragen stellen]* O. K. Es gibt also bestimmte Situationen, bestimmte Menschen, wo sie sich wohler fühlen und andere, wo Sie eher in Spannung geraten.

Klientin: Ja.

Therapeut: Ich glaube, es wäre ganz gut, wenn wir uns die Menschen und diejenigen Situationen einmal näher ansehen würden, die Sie mehr oder weniger aufregen.

Klientin: Es hat viel damit zu tun, wie aufdringlich oder aggressiv die Menschen sind. Ich glaube, ich werde sehr eingeschüchtert von Menschen, die einen selbstsicheren Eindruck machen.

Therapeut: *[Ich sollte im Laufe der Sitzung unter anderem herausfinden, ob hier ein soziales Defizit vorliegt oder nicht und ob damit vielleicht noch andere Probleme allgemeiner Selbstunsicherheit zusammenhängen. Fürs erste muß ich aber weiter versuchen, allgemeine Situationen, die sie aufregen, herauszubekommen]* Auf welche Art von Menschen reagieren Sie auch noch negativ?

Wesentliche Angaben aus der Vergangenheit. In der verhaltenstheoretischen Literatur ist man sich nicht ganz einig darüber, wieweit Angaben aus der Vergangenheit von Bedeutung sind. Der Verhaltenstherapeut neigt im großen und ganzen dazu, die Vergangenheit des Klienten in ihrer Bedeutung herabzumindern, und zwar zweifellos, weil er nichts Wesentliches dazu tut, Einsicht in die frühen Determinanten des Problemverhaltens zu vermitteln. Der Schwerpunkt liegt stattdessen auf der augenblicklichen Situation. Dabei kann es vorkommen, daß der Verhaltenstherapeut – in seinem Eifer, dem Klienten eine verhaltensanalytische Sichtweite zu vermitteln – unbeabsichtigt den Eindruck erweckt, er glaube nicht daran, daß die Vergangenheit die jetzigen Probleme des Klienten wesentlich beeinflußt habe. Ein solcher Eindruck kann die Glaubwürdigkeit des Therapeuten mindern, da der Klient sehr wohl von der Bedeutung vergangener Erfahrungen überzeugt sein kann.

Wenn die Vergangenheit für die Verhaltensanalyse eine Rolle spielt, dann welche? Es ist nicht leicht, diese Frage zu beantworten. Wo die Probleme klar umrissen sind, z. B. bei Phobien, wird das Wissen um die Entstehungsgeschichte wenig zur Therapieplanung beitragen. In anderen Fällen kann die Vergangenheit jedoch eine Hilfe sein zum besseren Verständnis der bestehenden Probleme und Konsequenzen für die Behandlung haben. Dies gilt vor allem für komplexere Fälle, in denen die Natur der akuten Probleme der sie aufrechterhaltenden Bedingungen nicht eindeutig festzustellen ist. Wenn man von der Annahme ausgeht, daß früher Gelerntes späteres Verhalten bestimmt, so muß man auch erwarten, daß der Verhaltenstherapeut über bestehende Problembereiche und ihre aufrechterhaltenden Bedingungen oft mehr Kenntnis erlangen kann, wenn er die Lerngeschichte kennt.

Positive Eigenschaften. Eine mit Hilfe eines Interviews durchgeführte Verhaltensanalyse sollte nicht nur Informationen über die Probleme des Klienten enthalten, sondern auch über dessen Stärken. Über welche positiven Verhaltensweisen verfügt er, was macht er gerne? Dieses Wissen kann später sowohl vom Therapeuten wie auch vom Klienten im Interesse der Therapie verwendet werden, als Voraussetzung für die im Leben des Klienten möglichen Verstärker.

Bisherige Bemühungen um eine Problemlösung. Informationen über frühere erfolgreiche und mißlungene Versuche des Klienten, mit seinem Problem umzugehen, können einen direkten Einfluß sowohl auf die Wahl der Therapietechnik haben, für die der Therapeut sich entscheidet, wie auch für die Erklärung, die er dem Klienten gibt. Berichtet ein Klient z. B. über eine erfolgreiche Angstbewältigung durch heißes Duschen, so kann der Therapeut zu einem späteren Zeitpunkt Entspannungsübungen als eine Maßnahme einführen, die ungefähr die gleiche Funktion erfüllt. Berichtet der Klient andererseits von mißlungenen Versuchen, sich auf eigene Faust zu entspannen, so müßte der Therapeut dem Klienten unbedingt die Überzeugung vermitteln, daß das in der Therapie benutzte Entspannungsverfahren anders ist – und aller Voraussicht nach effektiver sein wird.
Ebenso wie die früheren Versuche des Klienten zur Konfliktbewältigung sollten auch eventuell vorangegangene Therapieerfahrungen unter die Lupe genommen werden. Waren die bisherigen Erfahrungen zufriedenstellend, kann der Therapeut die *Ähnlichkeiten* mit dem von ihm eingesetzten Verfahren betonen. War der Klient mit seiner früheren Therapie unzufrieden, sollte der Therapeut die *Unterschiede* zwischen dem damaligen und dem jetzigen Vorgehen unterstreichen, ganz gleichgültig, ob es sich um die gleiche Therapierichtung handelt oder nicht.

Wenn eine gut durchgeführte Therapie früher erfolglos war, tut der Therapeut jedenfalls gut daran, jetzt nicht wieder in der gleichen Weise vorzugehen.

Therapieerwartungen. Zusätzlich zu der indirekten Information, wie etwa die bisherigen Erfahrungen des Klienten bei der Problembewältigung, ist es wichtig, direkt etwas über die Klientenerwartungen zu erfahren, damit man abschätzen kann, ob eine Verhaltensänderung wahrscheinlich ist und wie am besten vorzugehen ist, um diese Veränderung zu bewirken. Untersuchungen haben gezeigt, daß positive Klientenerwartungen an die Therapie mit tatsächlicher Verhaltensänderung positiv korrelieren (Goldstein, 1962). Eine Fehleinschätzung der Klientenerwartung kann zur Folge haben, daß Klient und Therapeut gegeneinander arbeiten und somit auch die wirksamste Therapie zum Scheitern verurteilt ist. Eine eingehendere Erörterung der Klientenerwartungen folgt in Kap. 4.

Zielsetzung. Ein brauchbares Vorgehen zur Bestimmung der Therapieziele ist die Erarbeitung dessen, was Sullivan (1954) „Zusammenfassende Darstellung" nennt. Sobald der Therapeut den Eindruck hat, daß die erhobenen Daten zur Formulierung möglicher Zielverhaltensweisen ausreichen, kann er dem Klienten einen kurzen Überblick über diese Verhaltensweisen geben, so wie sie sich aus seiner Sicht zu diesem Zeitpunkt anbieten. Der Klient hat dann Gelegenheit, sich selber dazu zu äußern, ob er die Beurteilung des Therapeuten für zutreffend hält, und anschließend lassen sich Prioritäten für die Behandlung setzen. Wie in Kap. 4 noch näher ausgeführt wird, ist es zweckmäßig, eine Art Therapiekontrakt abzuschließen, in dem niedergelegt ist, welche Verhaltensweisen sowohl vom Klienten als auch vom Therapeuten bewertet werden können.

Verhaltensbeobachtung

Direkte Verhaltensbeobachtung – auch wenn sie nur bis zu einem gewissen Grade praktisch durchführbar ist – stellt immer noch die zuverlässigste Methode unter allen klinischen Erhebungsverfahren dar. Geübte Beobachter, wichtige Bezugsperson des Klienten, der Therapeut oder der Klient selbst können diese Beobachtung durchführen.

Geübte Beobachter

Am wünschenswertesten wäre natürlich der Einsatz von Personen, die in der Verhaltensbeobachtung fachlich geschult sind, doch sind dieser Möglichkeit in der Praxis Grenzen gesetzt. Es ist zwar rein theoretisch möglich, jemandem auf Schritt und Tritt zu folgen und ihn 24 Stunden am Tag zu beobachten, aber normalerweise ist das Arbeitsgebiet geschulter Beobachter auf kontrollierbare Umgebungen wie etwa Krankenhäuser, Schulen und häusliches Milieu beschränkt. Bei der direkten Verhaltensbeobachtung ist es erforderlich, ein gewisses Klassifikationssystem zu erarbeiten, damit das Augenmerk des Beobachters auf ganz bestimmte Aspekte in der Umwelt und die darauf bezogenen Reaktionen des Klienten gelenkt wird. Es gibt eine Reihe von Leitfäden zur Fremdbeobachtung im Krankenhaus (Ayllon u. Azrin, 1968; Honigfeld, Gillis u. Klett, 1966), in der Schule (O'Leary u. Becker, 1967; Werry u. Quay, 1969) und zu Hause (Lewinsohn u. Shaffer, 1971; Patterson, 1971). Goldfried und Sprafkin (1974) haben in ihrem Artikel auf einige der methodischen Probleme hingewiesen, die sich daraus ergeben, und Wege zu ihrer Überwindung aufgezeigt.

Wichtige Bezugspersonen

Wenn eine kontrollierbare Umgebung und/oder geschultes Personal nicht zur Verfügung stehen, kann der Therapeut wichtige Bezugspersonen des Klienten miteinbeziehen. Dieses Vorgehen stellt einen ausgesprochenen Gegensatz zu traditionelleren Therapieansätzen dar, die durch starke Bedenken gegen die Miteinbeziehung Außenstehender in den Therapieprozeß gekennzeichnet waren. Die Beobachtungsfertigkeiten von Bezugspersonen reichen zwar kaum je an die von geschulten Beobachtern heran, doch können ein Elternteil, der Ehepartner, ein Freund oder Zimmergenosse oft wichtige Informationen über die Reaktionen des Klienten auf die verschiedensten Situationen beisteuern. Ein solcher Ansatz ist vor allem sinnvoll, wenn es sich um ein Kind handelt, denn in diesem Fall haben Eltern und Lehrer reichlich Gelegenheit, sein Verhalten zu beobachten. Hier kann man sich dann darauf beschränken, dem Informanden eine knappe Anleitung zur Beobachtung angemessener und abweichender Verhaltensmuster zu geben. Es genügt schon ein einfaches A-B-C-Schema, in dem der Beobachter Antezedenzen, das Verhalten selbst und dessen Konsequenzen aufzeichnet.

Der Therapeut als Beobachter

Schon Sullivan (1954), Fromm-Reichmann (1950), Reich (1949) und verschiedene Gestalt- und erlebnismäßig orientierte Therapeuten (Corsini, 1973) haben darauf hingewiesen, daß die Klient-Therapeut-Interaktion, die während der Sitzung stattfindet, oft schon ein Muster des Problemverhaltens abgibt. Anhand ihrer Arbeit mit schwer gestörten hospitalisierten Patienten haben Farina, Arenberg und Guskin (1957) z.B. eine Checkliste erstellt, die das Sozialverhalten des Patienten aufgrund des in der Befragungssituation gezeigten Verhaltens erfaßt. Man kann aber nicht immer sicher sein, ob das Verhalten des Klienten nun eine Reaktion auf den bestimmten Therapeuten ist oder Beispiel für ein generelles Problem. Auf jeden Fall kann die Beobachtung des Verhaltens in der Therapiesituation nützliche Hinweise zur weiteren Verhaltensanalyse geben.

Beobachtungen in simulierten Situationen

Der Therapeut kann den Klienten außerdem in Rollenspielsituationen beobachten. (McFall u. Lillesand, 1971; McFall u. Marston, 1970; Rotter u. Wickens, 1948; Stanton u. Litwak, 1955). Unter bestimmten Umständen ist ein Rollenspiel nur in der Vorstellung durchzuführen – dann z.B. wenn man ein subjektives Angstmaß auf Situationen erhalten will, die man während der Therapie nicht simulieren kann (z. B. sexuelles Verhalten). Wahler, Winkel, Peterson und Morrison (1965) haben aufgezeigt, wie leicht man mit Hilfe von Einwegscheiben Probleme in der Eltern-Kind-Beziehung erkennen kann. Um eine Auswahl relevanter Problemverhaltensweisen zu erhalten, muß man die Situationen so strukturieren, daß die Auftrittswahrscheinlichkeit während des Beobachtungszeitraumes hoch ist. Handelt es sich z. B. um ein Kind, das Schwierigkeiten hat, seine Hausaufgaben allein zu machen, so kann man ihm die Aufgabe stellen, irgendein theoretisches Problem zu bearbeiten, während Vater oder Mutter sich mit etwas anderem beschäftigt (z. B. mit Zeitungslesen oder Ausfüllen eines Fragebogens). Man beobachtet, wie häufig das Kind um Hilfe bittet und wie der anwesende Elternteil darauf reagiert. Aufgrund solcher Beobachtungen kann der Therapeut Hypothesen aufstellen, sowohl über die Bedingungen, unter denen das Kind nicht selbständig arbeiten kann, als auch über die Wahrscheinlichkeit, mit der die Mutter unnötige Appelle des Kindes an ihre Hilfe verstärkt. Vielleicht ergibt sich für den Therapeuten jetzt an diesem Punkt die einzigartige Gelegenheit, sich eines ganz differenzierten Diagnoseverfahrens zu bedienen, indem er die das Problemverhalten aufrechterhaltenden Variablen manipuliert. Er teilt der Mutter durch optische oder akustische Signale mit, wann sie sich dem Kind zuwenden und wann sie seine Bitte ignorieren soll, und kann auf diese Weise seine Hypothese überprüfen, daß bestimmte elterliche Reaktionen das problematische Kind-Verhalten aufrechterhalten. Man kann sich fragen, ob ein solches Vorgehen nicht über die reine Diagnostik hinausgeht und bereits als Therapie anzusprechen sei. Diagnostik und Therapie sind in solchen Fällen so miteinander verquickt, daß man keine klare Trennlinie ziehen kann. Wahrscheinlich würde man von Therapie sprechen, wenn eine positive Veränderung bewirkt wird, kommt diese nicht zustande, nennt man es eben Diagnostik.

Selbstbericht

Bei einer Verhaltensanalyse ist es mittlerweile fast schon zur Routine geworden, den Klienten sein eigenes Verhalten oder seine Gefühle in bestimmten Problemsituationen beobachten zu lassen. Im Rahmen eines solchen Vorgehens kann es etwa sinnvoll sein, den Klienten mittels eines mechanischen Punktezählers die Häufigkeit bestimmter Verhaltensweisen festhalten oder ihn schriftliche Aufzeichnungen über sein Angstniveau in den verschiedenen Situationen machen zu lassen. Manchmal sollte man einen Klienten auch dazu anhalten, sich selbst auf das Einsetzen von Spannungszuständen zu kontrollieren und beim Auftreten solcher Spannungen erst einmal innezuhalten und sich zu fragen, was jetzt mit ihm vorgeht. Der Einsatz der Selbstbeobachtung als Diagnoseverfahren hat häufig eine Folge, die für die Diagnostik selbst wieder ein kleines „Problem" darstellt: Die Beobachtung des eigenen Verhaltens kann in dem Klienten schon eine Veränderung (meist zum Besseren) bewirken. Dies scheint vor allem dann der Fall zu sein, wenn die Störung auch instrumentelles Verhalten betrifft (z. B. Arbeitsgewohnheit). Es ist nicht ganz klar, wieso Selbstbeobachtung Verhaltensänderung im Gefolge hat, doch kann man vermuten, daß eine etwas objektivere, geradezu distanzierte Betrachtung des eigenen Verhaltens eine bisher überlernte und automatische Verhaltenskette zu durchbrechen vermag, wobei auch die negativen Konsequenzen solchen Verhaltens möglicherweise klarer ins Auge fallen.

Um Eigenangaben von dem Klienten zu erlangen, kann man ihn auch Fragebögen ausfüllen lassen. Bögen zur persönlichen Lebensgeschichte gibt es für Schüler und Studenten sowie für ambulant behandelte Erwachsene. Man denke etwa an die in den Arbeiten von Storrow und Lazarus (1971) erschienenen. In den letzten Jahren sind auch zahlreiche Fragebögen zur Verhaltensanalyse herausgekommen: z. B. der Fear Survey Schedule (Geer, 1965), der Reinforcement Survey Schedule (Cautela u. Kastenbaum, 1967, der Selbstsicherheitsfragebogen (Assertiveness Questionnaire) (McFall u. Lillesand, 1971), der Irrational Beliefs Test (Jones, 1968) und der Test Anxiety Behavior Scale (Suinn, 1969). Diese Fragebögen werden jedoch hauptsächlich für Forschungszwecke verwendet und sind möglicherweise nicht so ausführlich und umfassend, wie es für eine angemessene klinische Verhaltensanalyse notwendig wäre.

Leitfaden zur Anamnese

Die Grenze zwischen Verhaltensanalyse und Verhaltenstherapie ist zwar oft verwischt, doch gibt es ganz am Anfang einer Behandlung gewöhnlich eine Phase der Informationsgewinnung, in der der Therapeut versucht, die Daten so einzuordnen, daß ihm eine vorläufige Bestimmung anzugehender Therapieziele und der zu verwendenden Therapieverfahren möglich wird. Je nach der Komplexität des Falles und den Behandlungsbedingungen bedarf es dazu einer bis zweier Interview-Sitzungen plus einiger möglicher Datenerhebungs-Verfahren. Der Therapeut muß sich jedoch während der ganzen Behandlung vor einem starren Konzept hüten.

Stellt man die diagnostischen Informationen für einen schriftlichen Bericht zusammen und versucht sie zu gliedern, steht man stets vor der Entscheidung, was aufgenommen werden muß und was vernachlässigt werden kann. Vieles von dem, was wir über unsere Klienten erfahren, ist zwar von intrinsischem Interesse, aber ohne Bedeutung für die Therapieplanung. Leider schleichen sich solche Informationen häufig in schriftliche Anamnesen ein. Storrow (1967) äußerte sich zum Problem des Informationsüberschusses recht drastisch:

> Fallberichte ... enthalten (oft) eine überwältigende Menge sinnvoller wie auch sinnloser Informationen, wobei die sinnvollen in dem ganzen Wust meist so gründlich untergehen, daß sie ebenfalls sinnlos werden. Ich habe schon so lange und so oft solche Berichte lesen müssen, daß mich bei ihrer Lektüre nur noch Langeweile quält. Sie lesen sich wie schlecht geschriebene Biographien, deren Informationsfülle keinen Bezug zum aktuellen Problem hat. Ich muß gewöhnlich feststellen, daß ich noch nicht einmal alle Fakten *behalten,* geschweige denn zur Vorhersage und Therapieplanung verwenden kann (S. 41).

In dem Versuch, solch chaotische Informations-Anhäufungen in Diagnose-Berichten zu vermeiden, empfahlen Pomeranz und Goldfried (1970) eine genormte Fassung des Erhebungsberichts. Diese soll einmal dem klinischen Diagnostiker als praktische Richtschnur zur Erfassung relevanter Daten dienen und außerdem eine sinnvolle Ordnung des Materials in der Weise gewährleisten, daß es dem Therapeuten möglich ist, Zielverhaltensweisen und angemessene Therapieverfahren für den jeweiligen Patienten zu bestimmen. Der Bericht gliedert sich üblicherweise wie folgt:

I. Verhalten während des Interviews und Beschreibung des äußeren Erscheinungsbildes

Hierunter fallen die Beobachtungen des Therapeuten von allen Verhaltensweisen, die der Klient in der Therapiesituation und vielleicht auch außerhalb dieses Rahmens zeigt, die eine Stichprobe darstellen könnten. Ebenso wird alles das festgehalten, was am äußeren Erscheinungsbild des Klienten als für seine Bezugsgruppe typisch oder abweichend anzusprechen ist, da man damit Hinweise über seine Wirkung auf andere erhalten kann.

II. Problempräsenz

A) Art des Problems (der Probleme). In dieser Abteilung werden die aktuellen Beschwerden zwar so, wie sie sich aus der Sicht des Klienten darstellen, erfaßt, doch kann die Information über das eigene Problemverständnis des Klienten hinausgehen. Glaubt der Interviewer, das sich darbietende Problem sei eher in einem anderen Sinne aufzufassen, so sollte er hier zusätzlich zu der vom Klienten gelieferten Version auch seine eigene, abweichende Vorstellung festhalten. Ein Klient mag z. B. angeben, daß er in bestimmten sozialen Situationen nervös wird, doch ergibt sich bei näherem Befragen, daß sein Hauptproblem Selbstunsicherheit ist.

B) Biographische Auslösebedingungen. Diese Informationen sind vor allem nützlich bei Klienten, bei denen die Bewertung der jetzigen Situation etwas schwierig ist (wenn der

Klient seine Probleme z. B. nur vage und abstrakt beschreibt). Der Bericht sollte daher alle jene entwicklungsgeschichtlichen Informationen enthalten, die mit den akuten Beschwerden in Zusammenhang stehen könnten und aus denen sich das Ausmaß der Störung schließen läßt. Hier bieten sich unter Umständen Hinweise auf den wahren Kern des abweichenden Verhaltens (z. B. Verhaltensdefizit versus Hemmung) und die Situationen, in denen es am häufigsten auftritt.

C) Aktuelle situative Determinanten. Unter dieser Rubrik sollten antezedente Situationsvariablen – die entweder respondentes Verhalten hervorrufen oder als diskriminative Reize für operantes Verhalten wirken – beschrieben werden.

D) Wichtige organismische Variablen. Hier sollte der Kliniker außer dem physiologischen Befund und möglichen Wirkungen von zur Zeit verabreichten Medikamenten niederlegen, was über den verdeckten Selbstbewertungsprozeß des Klienten auszusagen ist, und zwar entweder als primäre Problemdeterminante (z. B. „Ich muß in dieser Situation vollkommen sein") oder sekundär als Fehlattribution seiner Störung (z. B. „Mein beschleunigter Herzschlag ist ein Zeichen dafür, daß ich einen Herzinfarkt habe").

E) Ausmaß des Problems. In diese Gruppe gehören alle Informationen über Dauer, Intensität, Häufigkeit und Schwere der Störung.

F) Problemfolgen. Hier sollte alles das aufgezeichnet werden, was möglicherweise für den Klienten als Verstärker seines Problemverhaltens anzusehen ist, und darüber hinaus das, was sich als negative oder positive Folgen für die Gegenwart und die Zukunft ergeben mag (z. B. die berufliche Stellung, zwischenmenschliche Beziehungen).

III. Andere Probleme

Diese Kategorie umfaßt alle Probleme, die der Klient nicht selbst erwähnt hat, die aber vom Therapeuten registriert wurden. Es kann sich dabei um Dinge handeln, die mit den aktuellen Beschwerden nicht unmittelbar zusammenhängen, die nicht zur Sprache gekommen sind und die auch nicht unbedingt Ziele für die Verhaltensmodifikation zu sein brauchen.

IV. Persönliche Vorzüge

Die Kenntnis persönlicher Qualitäten des Klienten wie Äußeres, Fähigkeiten, Neigungen und Interessen kann für die Prognose wichtig sein. Außerdem kann diese Information Anhaltspunkt sein für soziale Verstärker, die sich unter Umständen zur Veränderung des unangepaßten Verhaltens einsetzen lassen. Darüber hinaus ließe sich unter dieser Rubrik noch festhalten, was alles aus der näheren Umgebung des Klienten geeignet sein kann, angemessenes Verhalten zu bewirken und/oder zu verstärken (z. B. ein zur Mitarbeit bereiter Partner).

V. Zielverhaltensweisen

In dieser Kategorie werden die Variablen genau spezifiziert, die modifiziert werden müssen, d. h. hier sind zu verzeichnen situative Antezedenzen, organismische Variablen sowie Aspekte des problematischen Verhaltens selbst und/oder die das Verhalten aufrechterhaltenden Verstärker. Eine vorläufige Setzung von Schwerpunkten ist auch hier angebracht.

VI. Empfohlene Behandlungsmethoden

Hier wäre aufzuführen, welches therapeutische Verfahren bzw. welche Kombination von Verfahrensweisen am besten geeignet erscheint, um Veränderung in den weiter oben umrissenen Verhaltensbereichen zu bewirken.

VII. Behandlungsmotivation

Es ist sinnvoll, hier kurz zu vermerken, wie die Motivation des Klienten einzustufen ist – und zwar etwa nach dem Schema hoch, mittel, gering – samt den Daten, auf die sich diese

Beurteilung stützt (z. B. mündliche Verpflichtung zur Verhaltensänderung, frühere Versuche einer Verhaltensänderung).

VIII. Prognose

Ausgehend von gewissen Fakten und Erwägungen, wie etwa zeitliche Dauer der bestehenden Schwierigkeit, Chancen zur erfolgreichen Manipulation relevanter Variablen (Umgebungs- wie Klientenvariablen), geeignete Therapieverfahren und andere Faktoren, ist es möglich, eine allgemeine Prognose zu stellen (sehr schlecht, schlecht, mäßig, gut oder sehr gut).

IX. Behandlungsprioritäten

Dieser Abschnitt ist von besonderer Bedeutung in der klinischen Praxis, vor allem dann, wenn verfügbare Therapiezeiten sehr knapp und kostbar sind. Hier kann man bei der Festlegung von Prioritäten (nach der Klassifizierung „niedrig", „mittel", „hoch") ausgehen von der Erwägung und Beurteilung der Konsequenzen, die es für den in Frage stehenden Klienten hat, wenn bei ihm *keine* Behandlung durchgeführt wird.

X. Erwartungen

Hierunter fallen die Erwartungen, die der Klient hinsichtlich seiner Veränderungsmöglichkeiten hegt, sowie seine generellen Vorstellungen und seine Einstellung zur Therapie.

XI. Andere Angaben

In dieser Kategorie läßt sich all die Information unterbringen, die an anderer Stelle nicht leicht einzuordnen ist. Man kann diesen Abschnitt z. B. benutzen, um zu vermerken, welche Zusatzinformation noch eingeholt werden müßte, oder um Hinweise zu notieren, die der Therapeut als Warnungen gegenüber möglichen Schwierigkeiten im Umgang mit dem Klienten im Auge behalten sollte.

Wenn wir diese Fassung des Aufnahmeberichts unterbreiten, so wollen wir damit nicht unterstellen, daß alle hier enthaltenen Informationskategorien für jeden einzelnen Fall in der klinischen Praxis von Bedeutung sind. Oft mögen gewisse Informationen entweder nicht zu erlangen oder aber irrelevant sein. Diese Gliederung soll vielmehr als Leitfaden und nicht etwa als Zwangsjacke für die Erhebung angesehen werden. Folgendes Beispiel eines Aufnahmeberichts soll zeigen, wie man in einer Universitätsklinik unter Verwendung dieser umrißhaften Leitlinien vorgegangen ist.

Muster eines Aufnahmeberichts

Name: Brian, James
(die Namen sind frei erfunden)
Alter: 22
Geschlecht: männl.
Klasse: Oberstufe
    Datum des Interviews: 23. 3. 1974
Therapeut: John Doe

I. Verhalten während des Interviews und Personenbeschreibung:
James ist ein gut rasierter, langhaariger junger Mann. Zum Interview erschien er in geschmackvoll zusammengestellter College-Kleidung: Jeans, breiter Gürtel, offenes Hemd und Sandalen. Er erwies sich als schüchtern und sprach mit leiser Stimme, wobei gelegentlich eine geringfügige Sprechhemmung zu beobachten war. Obwohl er sich fast während der ganzen Sitzung unbehaglich fühlte, sprach er doch offen und aufrichtig.

II. Das aktuelle Problem:
A. Art des Problems: Angst vor Reden in der Öffentlichkeit und in anderen Situationen, wo er der Beurteilung durch andere ausgesetzt ist.
B. Biographische Auslösebedingungen: James wurde in Frankreich geboren und kam vor sieben Jahren in dieses Land. Damals ergaben sich für ihn sowohl gesellschaftliche als auch Sprachschwierigkeiten. Bis zur Zeit seines Eintritts ins College waren seine geselligen Kontakte auf ein Minimum beschränkt, dann aber kam er

mit der Hilfe eines besonders kontaktfreudigen Freundes aus seinem Schneckenhaus hervor. Seinen Vater beschreibt James als einen übermäßig kritischen und perfektionistischen Menschen, der seinen Kindern die Hausaufgaben zerriß, wenn sie ihm nicht gut genug erschienen. Die Mutter des Klienten wird als eine Frau geschildert, die bei ihm überall mitreden will, die übermäßig liebevoll ist und sich ständig um sein Wohlergehen sorgt. Sein jüngerer Bruder, der immer ein guter Schüler war, wurde James von den Eltern stets als Vorbild hingestellt.

C. Aktuelle situative Determinanten: Interaktion mit den Eltern, Prüfungen, Familienzusammenkünfte, Teilnahme am Unterricht, anfängliche gesellige Kontakte.

D. Wichtige organismische Variablen: Es scheint, daß der Klient an bestimmte Situationen mit irrationalen Erwartungen herangeht, wobei er in erster Linie ein unrealistisches Perfektionsstreben zeigt und von einem ungeheuren Verlangen nach dem Beifall seiner Mitmenschen bestimmt wird. Außer dem unten unter X vermerkten Medikamenten nimmt er zur Zeit nichts ein.

E. Problemausmaß: Die soziale Angst und die Angst vor Bewertung bestehen schon lange und treten bei einer großen Vielzahl von alltäglichen Situationen in Erscheinung.

F. Problemfolgen: Sein chronisch erhöhtes Angstniveau führte im Alter von 15 Jahren zu einer Ulcus-Operation. Außerdem hat sich bei ihm ein Hautausschlag an Händen und Armen entwickelt, offenbar als Folge ständigen Schwitzens. Er gibt an, daß er infolge seiner Nervosität zeitweilig stotterte, doch scheint dies in den letzten Jahren kein besonderes Problem mehr gewesen zu sein. Seine Leistungen in Prüfungen waren regelmäßig als Folge der Prüfungsangst herabgesetzt.

III. Andere Probleme:
A. Selbstsicherheit: Obwohl James ganz offensichtlich ein scheuer und schüchterner Mensch ist, gibt er an, er leide nicht mehr unter einem Mangel an Selbstsicherheit. Es habe in der Vergangenheit einmal eine Zeit gegeben, in der seine Freunde ihn ausgenutzt hätten, aber, so betont er, dies sei jetzt nicht mehr der Fall. Diesem Punkt muß man noch nachgehen, da es unklar ist, was er unter Selbstsicherheit versteht.

B. Vergeßlichkeit: Der Klient berichtet, daß er oft Verabredungen verpasse, Sachen verlege, sich selbst aus seinem Zimmer aussperre und überhaupt oft geistesabwesend sei.

IV. Persönliche Qualitäten:
Der Klient macht einen recht intelligenten Eindruck und zeigt sich als herzlicher, freundlicher und sensitiver Mensch.

V. Zielverhaltensweisen:
Unrealistische Selbstdarstellungen in sozialen Bewertungssituationen; möglicherweise Verhaltensdefizite im Zusammenhang mit Selbstunsicherheit; Vergeßlichkeit.

VI. Empfohlene Behandlungsmethoden:
Es wäre wahrscheinlich gut, erst einmal mit einem Entspannungstraining zu beginnen. Dies scheint besonders in Anbetracht des hohen Angstniveaus des Klienten angezeigt. Danach sollte die Behandlung in ihren Grundzügen aus rationaler Umstrukturierung und möglicherweise Verhaltenstraining bestehen. Bis jetzt ist noch nicht klar, welche Strategie wohl am besten für die Behandlung der Vergeßlichkeit geeignet wäre.

VII. Behandlungsmotivation: hoch

VIII. Prognose: sehr gut

IX. Behandlungspriorität: hoch

X. Erwartungen:
Gelegentlich, besonders dann, wenn er mit einem Mädchen ausgehen will, nimmt James eine halbe Schlaftablette, um sich zu beruhigen. James möchte von solchen

Dingen unabhängig werden und hat das Gefühl, daß er lernen muß, mit seinen Ängsten selbst fertigzuwerden. Es ist anzunehmen, daß er einen Behandlungsplan – wie auch immer dieser ausfallen mag – bereitwillig akzeptieren wird, sobald wir uns einmal darauf geeinigt haben. Dies wird umso sicherer zutreffen, wenn der Nachdruck auf Selbstkontrolle der Angst liegt.

XI. Andere Angaben:
Unter Berücksichtigung der kurzen Zeitspanne, die bis zum Semesterende zur Verfügung steht, sollte betont werden, daß die Bearbeitung von Aufgaben – zwischen den einzelnen Sitzungen zu Hause – für den Verhaltensänderungsvorgang eine ganz besonders wichtige Rolle spielt.

Zusammenfassung

In diesem Kapitel haben wir uns mit einer Reihe der in der verhaltenstherapeutisch orientierten klinischen Praxis benutzten Diagnoseverfahren beschäftigt. In der klinischen Verhaltenstherapie ist die Verwendung des Interviews teils ähnlich, teils aber völlig anders als bei Klinikern anderer therapeutischer Ausrichtung. Wie alle Kliniker sollte auch der verhaltenstherapeutisch orientierte Interviewer hellhörig sein für Hinweise, die von dem Klienten kommen, er sollte weiter bereit sein, seinem eigenen Gespür nachzugehen, und er wird oft auch Interviewtechniken anderer Richtung miteinsetzen wie etwa Gefühlsreflektion, Klärung, Zusammenfassungen, richtiger Gebrauch von Überleitungen und offene Fragen. Besondere Aufmerksamkeit sollte verwandt werden auf die Beobachtung des Verhaltens, das der Klient in der therapeutischen Interaktion selbst zeigt, wobei aber nicht vergessen werden darf, daß die hier zu beobachtenden Verhaltensweisen möglicherweise nur auf diese spezielle Interaktionssituation beschränkt sind. Anders als Anhänger traditioneller Vorstellungen konzentriert sich der Verhaltenstherapeut stark auf bestimmte Besonderheiten und versucht systematisch Information zu erlangen über Antezedenzen, organismische Variablen, Ausmaße des problematischen Verhaltens und Konsequenzen, die aus diesem Verhalten resultieren. Als weitere Methoden der Verhaltensdiagnose sind zu nennen: Direktbeobachtung in echten Lebenssituationen und in simulierten Situationen sowie das Ausfüllenlassen von Fragebögen. Dieses Kapitel enthält außerdem den Umriß eines Aufnahmeberichts, der dem Diagnostiker bei der Erhebung relevanter Informationen von Hilfe sein kann und dem Therapeuten darüber hinaus eine Gliederung des Fallmaterials in der Weise ermöglicht, daß er Zielverhaltensweisen und die für den jeweiligen Klienten geeignetsten Therapieverfahren besser auswählen kann.

Kapitel 4

Die therapeutische Beziehung

Jeder Verhaltenstherapeut, der behauptet, man brauche nur die Lernprinzipien und die der sozialen Einflußnahme zu kennen, um eine Verhaltensänderung herbeizuführen, hat keinen Bezug zur klinischen Realität. Wir haben Therapeuten erlebt, die zwar befähigt waren, Probleme verhaltensanalytisch zu formulieren und die verschiedenen verhaltenstherapeutischen Methoden geschickt anzuwenden, die aber wenig Gelegenheit hatten, ihr Können unter Beweis zu stellen. Oft bestand ihre Schwierigkeit darin, daß sie ihre Klienten nur schwer in der Therapie halten konnten, ganz zu schweigen davon, daß sie sie kaum zur Ausführung von Verhaltensübungen bewegen konnten.

Es stimmt zwar, daß die Verhaltenstherapie die Bedeutung der Therapeut-Klientbeziehung weniger betont als andere Therapieeinrichtungen und daß sie sich stattdessen stärker mit spezifischen therapeutischen Verfahren beschäftigt, aber dies bedeutet keineswegs, daß Verhaltenstherapeuten sich in der Ausübung ihrer Praxis gefühllos und mechanisch verhalten müssen. Man kann nämlich ein Herz und zugleich einen klaren Kopf haben, wenn man in der klinischen Verhaltenstherapie arbeitet. Tatsächlich sind Situationen darunter, in denen sich die Therapiebeziehung zwischen Verhaltenstherapeut und Klient in ihrer Art nicht unterscheiden läßt von dem, was man in entsprechenden Beziehungen unter anderer therapeutischer Ausrichtung beobachten kann. Der Verhaltenstherapeut kann ganz andere Gründe haben, etwas zu sagen und zu tun als der Nichtverhaltenstherapeut, aber was er sagt und tut kann auf den Klienten ganz ähnlich wirken. Wofür wir im wesentlichen eintreten ist folgendes: Zwar wird menschliches Verhalten nach den Prinzipien der Konditionierung, der Verstärkung, des sozialen Einflusses und ähnlichem konzipiert, und diese Konzepte bedingen, daß sich der Therapeut einer wissenschaftlichen Metasprache bedient, doch sie beinhalten nicht Vorgabe oder gar Vorschrift der Interaktionsform des Therapeuten gegenüber seinem Klienten. Der wirklich geschickte Verhaltenstherapeut vermag die Probleme dem verhaltenstherapeutischen Konzept entsprechend aufzufassen und sie in der Praxis dann so übersetzt zu behandeln, daß er auf herzliche und mitfühlende Art mit seinem Klienten umgehen kann.

Klinische und empirische Belege zeigen, daß eine therapeutische Beziehung auch in einem verhaltensorientierten Rahmen wesentlich zum Prozeß der Verhaltensänderung beiträgt (Frank, 1961; Goldstein, 1971; Goldstein, Heller u. Sechrest, 1966; Morris u. Suckerman, 1974; Wilson u. Evans i. Dr.). Einige Ergebnisse weisen darauf hin, daß die therapeutische Beziehung selbst bei einer so wirksamen Technik wie der der systematischen Desensibilisierung eine Rolle spielen kann. Morris und Suckerman (1974) stellten z. B. fest, daß Desensibilisierung bei Reduktion von Schlangenangst, wenn sie von einem „warmherzigen" Therapeuten (der Anteilnahme zeigte, mit herzlicher Stimme sprach, guten Augenkontakt hatte) durchgeführt wurde, wirkungsvoller war als dann, wenn ein „kühler" Therapeut sie (unbeteiligt, distanziert, unpersönlich und eher mechanisch) vermittelte.

Wenn Verhaltenstherapeuten nicht so entscheidenden Nachdruck auf die Beziehung in der Therapie legen, so mag das teilweise darin begründet sein, daß verhaltenstherapeutische Techniken erwiesenermaßen auch unabhängig von solchen Bedingungen wirksam sind. Lang, Melamed und Hart (1970) z. B. haben demonstriert, daß man durch Einsatz der automatischen Desensibilisierungs-Einrichtung (Device for Automated Desensitization) die Angst verringern kann, ohne daß irgendeine therapeutische Beziehung vorhanden ist. Die Einrichtung – liebevoll DAD genannt – besteht nämlich in Tonbandaufnahmen von Therapieanweisungen zur Desensibilisierung. Trotz der Wirksamkeit dieses Gerätes wäre es irreführend, die therapeutische Beziehung als solche für unwichtig zu halten. Man kann darüber nachdenken, wie ein solch automatisiertes Vorgehen bei einem wirklichen klinischen Fall wirken würde, wenn das problematische Zielverhalten weniger klar umschrieben ist und der Klient nur widerstrebend zur Änderung bereit ist – ganz davon zu schweigen, ob er dieses Verfahren anwenden wird.

Die spezifische Art und Weise, wie Beziehungsfaktoren und verhaltenstherapeutisches Vorgehen miteinander in Wechselwirkung stehen, muß noch empirisch geklärt werden. Wir ziehen unsere Schlüsse aufgrund von Ergebnissen aus der Grundlagenforschung und unserer eigenen klinischen Erfahrung und werden im verbleibenden Teil dieses Kapitels unsere Aufmerksamkeit auf diejenigen Aspekte der therapeutischen Beziehung lenken, die uns bei dem Prozeß der Verhaltensänderung als wesentlich erscheinen.

Die Beziehung als eine Verhaltensstichprobe

Im Rahmen psychoanalytisch orientierter Therapierichtungen stellt die Klient-Therapeut-Beziehung das wesentliche Medium dar, durch das eine Veränderung bewirkt wird. Indem der Therapeut die Entwicklung von Übertragungsgefühlen ermöglicht, ist es in der Therapiesitzung möglich, aufgrund von indirekten symbolhaften Darstellungen zugrundeliegende Konflikte aufzudecken. Für die Therapie sind demnach die verzerrten Einstellungen und Reaktionen des Patienten auf den Therapeuten von zentraler Bedeutung.

Sullivan (1954) hat die Bedeutung der Therapiebeziehung aus einer Sicht beschrieben, die eher mit der lerngeschichtlichen Orientierung übereinstimmt. Im Gegensatz zur klassisch-analytischen Auffassung der Übertragung, die, wie man annimmt, in erster Linie im Rahmen einer therapeutischen Beziehung vorkommt, beschreibt Sullivan das Verhalten des Klienten im Sinne „parataxischer Verzerrungen". Sullivan meint, das Individuum lerne aufgrund früher Interaktionen mit den Eltern verschiedene Einstellungen und Verhaltensmuster, welche wiederum als Prototypen für seine Reaktionen in ähnlichen späteren Lebenssituationen dienen. Daher stellen die Reaktionen des Klienten auf den Therapeuten eine Stichprobe seines gegenwärtigen Verhaltens dar, so wie es sich auch in anderen zwischenmenschlichen Situationen manifestieren mag.

Die Anhänger Sullivans und die Verhaltenstherapeuten unterscheiden sich in ihrer Auffassung des Klientenverhaltens in der Therapiebeziehung hauptsächlich hinsichtlich ihrer Vorstellungen darüber, was der Therapeut beim Auftreten solcher Verhaltensweisen tun solle. Fromm-Reichmann (1950), der Sullivans Therapieansatz weiter ausgeführt hat, meint, parataxische Verzerrungen sollten dazu dienen, dem Patienten die Möglichkeit zur Einsicht in die Ursachen seiner Probleme zu geben. Ein verhaltensanalytisch orientierter Therapeut hingegen würde dem Klienten eine direkte Rückmeldung über sein Verhalten geben, damit der Klient in erster Linie nachvollziehen kann, wie sich sein unangemessenes Verhalten manifestiert. Das selbstunsichere oder sozial unangemessene Verhalten, das wir in der Sprechstunde beobachten, kann nun als eine – wenn auch möglicherweise verzerrte – Stichprobe für das Verhalten des Klienten außerhalb der Sitzung dienen.

Wenn man die therapeutische Beziehung so auffaßt, daß sie Stichproben für das Interaktionsverhalten des Klienten liefert, dann ist es wichtig, daß der Therapeut seine eigenen Reaktionen während der Sitzung aufmerksam beobachtet. Der Therapeut sollte sich seines eigenen Verhaltens und seiner emotionalen Reaktionen ständig bewußt sein und sich fragen, welches Verhalten des Klienten welche Reaktionen bei ihm hervorgerufen hat. Eine solch scheinbare paranoide Haltung kann – wenn der Therapeut einen einigermaßen ungestörten Realitätsbezug hat – wichtige Anhaltspunkte dafür geben, wie andere Menschen in der natürlichen Umgebung des Klienten auf diesen reagieren. Während der Arbeit mit einer Familie wurde einer von uns z. B. ausgesprochen ärgerlich und wütend über die Art und Weise, wie die Mutter die Sitzung beherrschte. Diese Gefühle des Ärgers dienten als Fingerzeig, sich die Frage zu stellen: „Was macht sie, um diese Gefühle in mir hervorzurufen, und ist es wahrscheinlich, daß andere wichtige Bezugspersonen in ihrer Umgebung in ähnlicher Weise auf sie reagieren?" Diese Erhebungsstrategie trug dazu bei, daß wir das Schwergewicht der Intervention so verlagerten, daß wir uns nunmehr mit den für die Aufrechterhaltung der störenden Verhaltensweisen des Sohnes relevanten Variablen entsprechend beschäftigen konnten.[1]

Im allgemeinen kann der Therapeut zwar die in der Therapiesitzung auftretenden Verhaltensprobleme des Klienten therapeutisch nutzen, doch gibt es bestimmte Verhaltensweisen, die eine direkte Behinderung des Therapiefortschritts bedeuten. Der überkritische Klient z. B. kann selbst die geschicktesten therapeutischen Bemühungen sabotieren. Oder ein Mensch, der hohe Maßstäbe für seine Selbstverstärkung hat, kann die Therapie frühzeitig abbrechen, weil er mit dem langsamen Tempo der Verhaltensänderung unzufrieden ist. Und bei dem Klienten, der sich sozial ängstlich oder unangemessen verhält, kann der Kommunikationsprozeß in der Sitzung für ihn selbst wie für den Therapeuten zur ausgesprochenen Qual werden. Unter solchen Umständen sollte sich die allererste Modifikationsbemühung gerade auf diese in der Sitzung gezeigten Verhaltensweisen richten,

an denen die Behandlung sonst scheitern könnte. Auch wenn dadurch keine Generalisierung auf „die Wirklichkeit" erfolgt, würde eine Veränderung der therapeutischen Beziehung es wenigstens möglich machen, daß Therapeut und Klient effektiver miteinander arbeiten können.

Im Gegensatz zu Verhaltensweisen, die dem Therapieverlauf abträglich sind, gibt es auch Verhaltensweisen des Klienten, die die Therapie erleichtern. Wir meinen damit den Klienten, der gerade aufgrund seiner Schwierigkeiten für den Einfluß des Therapeuten empfänglich ist. Die sogenannte abhängige Person z. B. mag jeden Vorschlag oder jede Führung von seiten des Therapeuten dankbar begrüßen. Der Klient, dessen Hauptproblem Angst vor der sozialen Bewertung durch andere ist, wird wahrscheinlich die vom Therapeuten aufgegebenen Hausaufgaben sehr sorgfältig ausführen, weil er dessen Mißbilligung fürchtet. Unter solchen Umständen – d. h. wenn das Problem des Klienten „für die Therapie arbeitet" – kann der Therapeut die Situation „ausnutzen", so lange es therapeutisch sinnvoll erscheint. Gegen Ende der Therapie kann zwar der Zeitpunkt für eine Verhaltensänderung des Klienten gegenüber dem Therapeuten gekommen sein, doch ist es klug, so lange damit zu warten, bis es nicht mehr länger sinnvoll ist, daß der Therapeut als Anreizperson und Verstärker wirkt. Das Endziel sollte sein, dem Klienten zur völligen Unabhängigkeit vom Therapeuten zu verhelfen.

Der Therapeut als Bezugsperson

Allein aufgrund seiner sozial definierten Rolle hat der Therapeut die Möglichkeit, einen wesentlichen Einfluß auf das Verhalten des Klienten auszuüben. Dies hat Frank (1961) in seiner klassisch gewordenen Arbeit über die Placebofaktoren belegt, die wirksam werden, wenn sich jemand an einen Fachmann wendet in der Erwartung, daß nun irgendeine Verhaltensänderung zustande kommt. Der Placeboeffekt kann bis zu einem gewissen Punkt den Änderungsprozeß unterstützen. Darüber hinaus aber spielen die Effektivität der Therapie-

---

1 Mit der vorgeschlagenen Ausnutzung der Eigenreaktionen des Therapeuten für die Therapie erhebt sich die wichtige und – zumindest in der Verhaltenstherapie – umstrittene Frage, ob es wünschenswert oder notwendig ist, daß sich der Verhaltenstherapeut während seiner Ausbildung selbst einer Therapie unterzieht.

verfahren und die Eigenschaften des Therapeuten die wesentliche Rolle.

Bezüglich der spezifischen Gestaltung einer therapeutischen Beziehung hat Frank (1961) folgendes geschrieben:

> ... der gute Psychotherapeut hat folgende Eigenschaften: Selbstvertrauen, Energie und wohltemperierte emotionale Wärme. Diese Eigenschaften befähigen ihn, seinen Klienten eine Form der aktiven persönlichen Teilnahme anzubieten, die in ihnen die Erwartung weckt, Hilfe zu finden, und die Einstellungsänderungen erleichtert (S. 141).

Wir möchten Franks Beobachtungen zustimmen. Ryan und Gizynski (1971) fanden in katamnestischen Gesprächen mit Klienten, die eine verhaltenstherapeutische Behandlung absolviert hatten, heraus, daß die Klienten das Gefühl hatten, abgesehen von dem Vertrauen, das sie dem Therapieverfahren entgegenbrachten, habe die Überzeugungskraft des Therapeuten, seine Fähigkeit positive Erwartungen zu wecken und die Tatsache, daß sie ihn mochten, wesentlich zur Verhaltensänderung beigetragen. Während solche Ergebnisse zwar von großem Interesse sind, sollte jedoch betont werden, daß diese post hoc-Angaben nicht eindeutig beweisen, daß die genannten Faktoren tatsächlich für die Verhaltensänderung ausschlaggebend waren.

Völlig unabhängig davon, wie wirksam ein Therapieverfahren sein mag, bedarf es nichtsdestoweniger auch der aktiven Mitarbeit des Klienten (Davison, 1973). Besonders wichtig wird die möglicherweise verstärkende Bedeutung des Therapeuten, wenn der Klient, wie das in vielen verhaltenstherapeutischen Verfahren der Fall ist, gewisse Aufgaben zwischen den einzelnen Sitzungen zu Hause erledigen soll. Entspannungsübungen, Selbstbeobachtung und Versuche, neue Verhaltensweisen *in vivo* auszuprobieren, hängen alle wesentlich von dem Einfluß des Therapeuten ab. Es gibt keine festgelegten Regeln, die dem Therapeuten als Richtlinie dafür dienen, wie er einen persönlichen Einfluß auf seinen Klienten ausüben kann. Der Prozeß der sozialen Einflußnahme kann so verlaufen, daß der

Therapeut durch ständiges Nachfragen und auch anderweitig bekundetes Interesse an bestimmten aktiven Versuchen des Klienten zwischen den Sitzungen Anteilnahme zeigt, oder er kann sogar einschließen, daß der Klient nach gewissen Versuchen zur Verhaltensänderung jeweils regelmäßig den Therapeuten anruft.

Einer Klientin, der es schwerfiel, mit Hilfe rationaler Umstrukturierung ihre Angst zu bewältigen, gab der Therapeut den Rat: „Nehmen Sie mich mit nach Hause", womit gemeint war, sie solle sich vorstellen, er folge ihr überall hin und erinnerte sie daran, wie sie es anstellen müsse, mit ihrer Angst richtig umzugehen. Die Klientin berichtete, dieser Vorschlag habe ihr geholfen und beschrieb eine Situation, in der der Effekt besonders dramatisch war. Sie war im Vorweihnachtstrubel zum Einkaufen gegangen und merkte, wie sie der Lärm und das Menschengewimmel um sie herum zu ängstigen anfingen. Sie machte ein paar Versuche, mit ihrer Angst fertig zu werden, doch diese schien unausweichlich die Oberhand zu gewinnen. Während sie noch versuchte, sich zu entspannen und sich den Grund für ihre Aufregung rational klarzumachen, sah sie plötzlich einen Mann, der ein krakeelendes und widerspenstiges Kind im Kinderwagen vor sich herschob. Sie dachte sich: „Wenn er mit dieser Situation fertig wird, dann sollte ich es auch können". In diesem Moment erkannte sie, daß der Mann hinter dem Kinderwagen ihr Therapeut war! Die Wirkung auf die Klientin war dramatisch. Ihre Angst verflog schnell, und sie war in der Lage, für den Rest des Tages in relativ angstfreiem Zustand ihren Einkaufsbummel fortzusetzen.

Unabsichtlich oder ganz bewußt dient der Therapeut oft als Modell für den Klienten. Daher sollte er sich seiner Wirkung auf den Klienten ständig bewußt sein und sich bemühen, für solche Verhaltensweisen, Einstellungen und Gefühle ein Modell abzugeben, die den Therapiefortschritt erhöhen können. Es ist z. B. nicht ungewöhnlich, daß Klienten Probleme beschreiben, die in den persönlichen Erfahrungsbereich des Therapeuten fallen. In diesem Falle kann der Therapeut schildern, wie er selber sein Denken oder Verhalten positiv verändert hat, und damit aufgrund seiner eigenen Lebenserfahrung dem Klienten die Verhaltensänderung erleichtern helfen.

Der persönliche Einfluß des Therapeuten ist von besonderer Bedeutung zur Förderung der Verhaltensänderung. Bestimmte Verhaltensmuster können z. B. deswegen bestehen, weil der Klient dazu neigt, konfliktbeladene Beziehungen einzugehen oder sich einen Partner zu suchen, der einen ähnlich generalisierten, abwegigen Lebensstil pflegt. In solchen Fällen kann der persönliche Einfluß des Therapeuten auf den Klienten besonders wichtig werden, damit er überhaupt erst einmal den Versuch macht, ein anderes Verhaltensmuster zu erproben. Die echte Anteilnahme des Therapeuten am Wohlergehen des Klienten sowie seine Fähigkeit, mögliche negative Konsequenzen unangemessener Verhaltensweisen aufzuzeigen und alternative Verhaltensstrategien vorzuschlagen – all dies kann eingesetzt werden, um eine Verhaltensänderung in Gang zu setzen.

Widerstand gegen Verhaltensänderung

Ließe man außer Betracht, ob und wieweit ein Klient überhaupt für eine Verhaltensänderung empfänglich ist, so wären die Therapiebedingungen unvollständig. An der Tendenz eines Menschen, sich dem Einfluß anderer zu widersetzen – selbst wenn es sich dabei um wichtige Bezugspersonen handelt – können alle Versuche zur Verhaltensbeeinflussung scheitern.

Der Widerstand eines Klienten gegen den Prozeß der Verhaltensänderung kann viele Formen annehmen und von offener Äußerung der Opposition bis zum ständigen Vergessen der Hausaufgaben reichen. Man ist dann versucht, den Schluß zu ziehen, der Klient sei „noch nicht reif für die Verhaltenstherapie". Nach unserer Auffassung umfaßt die Rolle des Verhaltenstherapeuten auch die Befähigung, einen Klienten für die Behandlung vorzubereiten. Die Notwendigkeit, im Rahmen einer therapeutischen Beziehung auch mit Widerstand zu arbeiten, wurde von psychodynamisch orientierten Therapien längst als wesentliche Therapiekomponente anerkannt. Erst in den allerletzten Jahren begannen auch Verhaltenstherapeuten sich mit diesem Problem zu beschäftigen, und zwar aus der Notwendigkeit heraus, beim Klienten Versuche zur Ausübung von Gegenkontrolle zu vereiteln (Davison, 1973) und seine Bereitschaft zur Verhaltensänderung zu fördern. (Marston u. Feldman, 1972). Einige Verhaltenstherapeuten haben versucht, diesen Widerstand mit Hilfe von Kontingenzverträgen zu überwinden, indem sie z. B. die nächste Therapiesitzung von der Erfüllung einer vereinbarten Hausarbeit abhängig machten.

Erickson (1959) und Haley (1963) haben beide den Machtkampf analysiert, der das Wesen jeder dyadischen Beziehung auszumachen scheint, in der der eine versucht, den anderen zu einem bestimmten Verhalten zu überreden. Sie stellten ihre Überlegungen zwar im Rahmen der Hypnose an (s. Kap. 5), doch sind viele ihrer Vorschläge direkt auf die therapeutische Interaktion selbst anwendbar. Erickson und Haley raten z. B. dem Hypnotiseur, sich gerade bei einem Klienten, der sich seinem Einfluß widersetzt, *jegliches* von ihm gezeigte Verhalten auf solche Weise *zunutze* zu machen, daß er in zunehmendem Maße Kontrolle über ihn erlangt. Der Hypnotiseur kann z. B. sagen, geringe, jetzt noch nicht sichtbare Muskelzuckungen könnten bald erkennbar werden. Unweigerlich wird *irgendeine* Bewegung eintreten; der Hypnotiseur muß nur darauf achten, sie entsprechend zu kommentieren. Er erinnert den Klienten daran, daß genau das eingetroffen ist, was eintreffen sollte und bemerkt dann, es könnten jetzt möglicherweise zusätzliche Bewegungen auftreten. Das wichtige empirische Prinzip besteht darin, daß der Hypnotiseur Suggestionen so formuliert, daß der Klient *alles*, was geschieht, als Ergebnis der hypnotischen Suggestion auffassen kann oder sogar muß. Der Hypnotiseur sollte also Andeutungen machen wie: „Vielleicht werden Sie bald spüren, daß Ihre Hand eine gewisse Neigung hat, sich zu heben". Er sollte dagegen nicht sagen: „Ihre Hand wird sich heben". Wenn die Hand sich nämlich nicht hebt, kann der Hypnotiseur den Eindruck vermitteln, dies sei sowieso nicht beabsichtigt gewesen. Dieser Technik der Nutzbarmachung liegt das Prinzip zugrunde, den Eindruck des Klienten von der Glaubwürdigkeit und Macht des Hypnotiseurs zu verstärken.

Die Technik der Nutzbarmachung kann zu verschiedenen Zeitpunkten in der Therapie eingesetzt werden. Zum Beginn einer Entspannungsübung z. B. kann der Therapeut dem Klienten zu verstehen geben, er werde möglicherweise feststellen, daß seine Gedanken während der Instruktionen dazu neigen, vom Thema abzuweichen. Der Therapeut kann dann eine Pause von 5–10 Sekunden einlegen, so daß der Klient tatsächlich an etwas anderes denkt. In ähnlicher Weise kann der Therapeut seine Empfehlung an den Klienten, die Entspannungstechnik *in vivo* anzuwenden, mit dem warnenden Hinweis verbinden, daß es ihm wahrscheinlich nicht jedesmal gelingen werde, seiner Angst erfolgreich durch Entspannung Herr zu werden, daß der Hauptzweck dieser ersten Versuche zur Angstbewältigung aber auch darin bestehe, daß der Klient überhaupt erst einmal etwas anderes tue, wenn er merkt, daß die Angst in ihm aufsteigt. Somit kann der Klient seine Bemühungen als Erfüllung therapeutischer Anweisungen verstehen, ganz gleich, ob seine Versuche zur Entspannung erfolgreich waren oder nicht. Diese Methode kann auch erfolgreich bei der Selbstbeobachtung eines bestimmten Verhaltensmusters verwendet werden, z. B. etwa, wenn der Klient feststellen soll, wieviele soziale Kontakte er im Laufe einer Woche hat. Die Selbstbeobachtung wird dem Klienten zwar als Verfahren zur Verhaltensanalyse vorgestellt, doch kann man oft beobachten, daß sie auch eine reaktive Wirkung hat, d. h. es tritt eine Verhaltensänderung ein. Der Therapeut kann eine solche Veränderung therapeutisch nutzen, indem er sie der Motivation des Klienten und seiner Fähigkeit zur Verhaltensänderung zuschreibt.

In vielerlei Hinsicht ermöglicht uns die Technik der Nutzbarmachung, im therapeutischen Sinne „den Fuß in die Türe zu setzen". Freedman and Fraser (1966) haben auf drastische Art bewiesen, daß ein Nachgeben bei einer anfänglich kleinen Bitte die Wahrscheinlichkeit erhöht, daß später auch einem größeren Ansinnen stattgegeben wird. Es zeigte sich z. B., daß Heimhersteller von Haushaltswaren, nachdem man sie zunächst nur einer Befragung über gewisse Seifenprodukte unterzogen hatte, später viel größere Bereitwilligkeit zeigten, einem ganzen Untersuchungsteam Einlaß in ihre Küchen zu gewähren, um dort in aller Ausführlichkeit eine Erfassung ihrer sämtlichen Haushaltsprodukte vorzunehmen. In einer anderen Untersuchung fanden Freedman und Fraser, daß Autobesitzer, die zunächst der Bitte nachkamen, Plaketten mit der Aufschrift „Vorsichtig fahren" an ihre Autoscheiben zu kleben, später mit höherer Wahrscheinlichkeit bereit waren, große Schilder mit der Warnung „Vorsichtig fahren" in ihren Vorgärten aufzustellen. War die kleine Bitte vorausgegangen, erklärten sich 76% der Befragten zur Aufstellung des Schildes bereit; ging sie nicht voraus, stimmten nur 17% zu. Diese Ergebnisse verdeutlichen, wie Regelbefolgung mit geringem, jedoch ständig zunehmenden Druck erreicht werden kann.

Davis (1971) führte eine Untersuchung durch, die der tatsächlichen Therapiebeziehung recht ähnlich war. Untersucht wurde die mögliche Beziehung zwischen diesem Machtkampf und dem Prozeß der verbalen Konditionierung. Bei einem festgelegten Gesprächsthema sprachen die Versuchspersonen mehr, wenn der Versuchsleiter ihnen zuerst widersprach und dann zustimmte. Unter dieser Bedingung war der Effekt der verbalen Konditionierung größer, als wenn der Versuchsleiter während der ganzen Zeit entweder nur Zustimmung oder nur Ablehnung ausdrückte. Davis erklärte diese Ergebnisse damit, daß die Versuchsperson eine Beziehung vorzieht, in der sie sich nicht als durch den Versuchsleiter manipuliert ansehen muß. Der Eindruck einer Atmosphäre geringer Einflußnahme wurde anscheinend eher erreicht, wenn die Versuchsperson die Vorstellung bekam, eher selber Einfluß auf den Versuchsleiter zu haben als umgekehrt.

Eine Darstellung der Therapiebeziehung unter dem Aspekt der Einflußnahme des Therapeuten auf den Klienten impliziert nicht, daß der Therapeut in seinem Bemühen um Verhaltensänderung forciert vorgehen muß. Bestimmte Anzeichen sprechen dafür, daß die nachdrückliche Widerspiegelung von Gefühlen ein sehr wirkungsvolles Mittel ist, um das Verbalverhalten des Klienten zu verstärken (Merbaum u. Southwell, 1965). Aufgrund einer ausführlichen Analyse des Interaktionsverhaltens von Carl Rogers in der Therapie stellte Truax (1966) fest, daß im Verlauf der Therapie viele reflektierende Äußerungen kontingent zu bestimmten Aussagen des Klienten erfolgten und daß solche Aussagen – als Funktion der von Rogers dargebotenen reflektierenden Rückmeldung – in der Folge immer häufiger gemacht werden.

Die Neigung der Menschen, einer Beeinflussung durch andere aktiven Widerstand entgegenzusetzen, wurde von Brehm (1966) gründlich untersucht und führte zur Entwicklung einer Theorie der „psychologischen Reaktanz". Einfach ausgedrückt besagt diese Theorie, daß der Zustand der Reaktanz immer dann ausgelöst wird, wenn ein Mensch sich in seiner Freiheit bedroht fühlt. Glaubt er, einen gewissen Entscheidungsspielraum zu haben, und sieht er dann diese Handlungsfreiheit durch irgendeine Autorität von außen eingeschränkt, bedroht oder zerstört, so bereitet ihm dies nicht nur großes Unbehagen, sondern er wird auch alles versuchen, seine verlorene Freiheit wieder zu gewinnen.

Heißt das nun, daß psychologische Reaktanz in jeder therapeutischen Interaktion auftreten muß? Wahrscheinlich nicht. Bei jedem Diskussionsgegenstand einschließlich der Frage nach dem besten Weg zur Verhaltensänderung, gibt es zweifellos individuelle Unterschiede in der Art, die bestehende Wahlfreiheit aufzufassen. Von entscheidender Bedeutung für die Theorie der psychologischen Reaktanz ist, ob das Individuum sich selbst als imstande *erachtet,* in seiner Lage frei zu wählen oder nicht. Im Kontext der Verhaltensänderung kann man sich ein Kontinuum vorstellen, an dessen Enden Extremeinstellungen zu plazieren wären, die sich durch die folgenden zwei Aussagen charakterisieren lassen: „Ich möchte, daß jemand die Verantwortung übernimmt und mir sagt, was ich zu tun habe", und: „Ich muß selber bestimmen, was für mich am besten ist". Die Versuche des Verhaltenstherapeuten, in der therapeutischen Beziehung offenkundige Kontrollfunktionen auszuüben, sollten nur nach Maßgabe des Standortes auf der gedachten Skala erfolgen, an dem man den jeweiligen Klienten einordnen würde.

Vorbereitung des Klienten auf die Verhaltensänderung

Verhaltenstherapeuten haben in ihren Arbeiten häufig die Wichtigkeit der Therapiestruktur für den Klienten betont. Die inhaltliche Strukturierung umfaßt eine lerngeschichtliche Beschreibung unangemessenen Verhaltens, die Darstellung der der Behandlungsmethode zugrundeliegenden Theorie und eine Spezifikation der Therapieschritte selber. Wir behaupten, daß die Art und Weise, in der diese einleitenden Maßnahmen erfolgen, wichtige Konsequenzen haben für die Erhöhung der Motivation und Kooperationsbereitschaft auf seiten des Klienten.

Bei der Erarbeitung der grundlegenden Voraussetzungen, auf die sich die Therapie aufbauen soll, muß der Therapeut empfänglich sein für die Erwartungen, die der Klient hegt. So mancher Klient hat schon die Therapie frühzeitig abgebrochen, weil er nicht das bekam, was er sich erhofft hatte, und so mancher Verhaltenstherapeut war verärgert, wenn er schließlich erfuhr, daß es das Hauptziel des Klienten während der ganzen Zeit gewesen war, etwas „Verständnis" für seine Probleme zu finden. Auch wenn der Therapeut eine klare Vorstellung davon hat, welche Zielverhaltensweisen angegangen werden sollten und welche Verfahren am ehesten zu einer Verhaltensänderung führen mögen, sollte jede spezifische Therapieintervention nur nach einer Angleichung der Therapeuten- und Klientenerwartungen stattfinden. Ganz konkret bedarf es einer expliziten Übereinstimmung hinsichtlich der anzustrebenden Ziele, eines genauen Verständnisses der

Klientenerwartungen im Hinblick auf die Art der verwendenden Therapieverfahren, der Wahrscheinlichkeit einer Verhaltensänderung und einer vorläufigen Verpflichtung, den im Verlauf der Therapie auftretenden Anforderungen nachzukommen.

Zielbestimmung

Teil der in den Kap. 2 und 3 beschriebenen anfänglichen Verhaltensanalysen ist die Spezifizierung und hierarchische Ordnung der Behandlungsziele nach Prioritäten. In vielen Fällen werden Klient und Therapeut völlig darin übereinstimmen, welche problematischen Verhaltensweisen zu verändern sind. Gelegentlich können aber auch unterschiedliche Vorstellungen bestehen. Nehmen wir als Beispiel die übergewichtige und einsame Frau, deren Hauptziel es ist, Gewicht zu verlieren und dadurch mehr soziale Kontakte zu gewinnen. Der Therapeut nimmt vielleicht an, die wichtigste Determinante ihrer Einsamkeit sei ein grundlegender Mangel sozialer Fertigkeiten und nicht ihre physische Erscheinung. Das gehemmte Kind ist auch so ein Beispiel: Ein selbstunsicherer Elternteil dient ihm als Modell für sein derzeitiges Verhaltensmuster und verstärkt es; somit sollte das Programm zur Verhaltensänderung eigentlich auf diesen Elternteil ausgerichtet sein. Obwohl in jedem dieser beiden Fälle das Auftreten eines Meinungskonflikts denkbar ist, haben Klient und Therapeut jedenfalls keine grundlegend abweichenden Vorstellungen, was die Ziele anbelangt. Eventuell vorhandene unterschiedliche Meinungen beziehen sich eher auf die Frage, *wie* diese Ziele am besten zu erreichen seien. In den Fällen, in denen es erforderlich erscheint, den Klienten zu einer Angleichung seiner Ziele an die des Therapeuten zu bewegen, sollte der Therapeut sehr sorgfältig erläutern, wie der von ihm vorgeschlagene Weg dem Klienten eher dazu verhilft, das Gewünschte zu erreichen.

Die oben angeführten Überlegungen ergeben sich größtenteils direkt aus der Analyse der das problematische Verhalten aufrechterhaltenden Variablen. Schwieriger kann es werden, wenn der Therapeut ein Problem erkennt, das in keiner funktionalen Beziehung zu den Schwierigkeiten steht, die den Klienten veranlaßt haben, sich in Therapie zu begeben. Bei der Entscheidung, ob er einen möglichen Problembereich zur Sprache bringen und mit dem Klienten erörtern sollte, tut der Therapeut gut daran, sich nach folgender Faustregel zu richten: Er muß abschätzen, wie schwerwiegend die negativen Konsequenzen sind, wenn dieses bestimmte problematische Verhalten *nicht* verändert wird. Auf ethische Überlegungen wie diese werden wir noch in Kap. 13 näher eingehen.

Wir haben die Notwendigkeit der Zielbestimmung zu Therapiebeginn betont, doch wird es viele Fälle geben, in denen die Ziele im Verlauf der Therapie umformuliert werden müssen, entweder weil der Therapeut nunmehr das Problem in einem anderen Licht sieht, oder weil der Klient neue Probleme aufwirft. In solchen Situationen bedarf es wieder der gleichen Überlegungen zur Bestimmung der aufrechterhaltenden Variablen und der Setzung von Prioritäten.

Klientenerwartungen hinsichtlich der Therapieverfahren

Der allgemeinen Frage, was Klienten von der Anwendung von Therapieverfahren erwarten, wurde in der psychotherapeutischen Literatur beträchtliche Aufmerksamkeit gewidmet (Goldstein, 1962; Hoehn-Saric, Frank, Imber, Nash, Battle u. Stone, 1964; Orne u. Wender, 1968; Rotter, 1954). Es besteht Übereinstimmung darin, daß eine genaue Vorstellung von dem, was in der Therapie geschehen wird, die Behandlung erleichtert. Natürlich divergieren die Klienten-Erwartungen hinsichtlich der Art der für sie in Frage kommenden Verfahren, und zwar abhängig von bisherigen Therapieerfahrungen, Bildungsgrad, Art der Überweisung zur Behandlung und allgemeiner Darstellung der Psychotherapie in den aktuellen Medien.

Oft ist es schwierig, genau zu bestimmen, was der Klient sich von der Therapie erhofft. „Ich weiß wirklich nicht, was ich erwarten soll", ist eine häufige Antwort, doch braucht sie nicht den tatsächlichen Behandlungserwartungen des Klienten zu entsprechen. Möglicherweise fühlt sich der Klient durch den Therapeuten ausgefragt und möchte es vermeiden, eine „falsche" Antwort zu geben. Gehen wir davon aus, daß jedermann irgendeine Vorstellung von Psychotherapie hat, so müssen wir versuchen, diese vorsichtig zu erfragen. Vom Standpunkt des Verhaltenstherapeuten ist es besonders wichtig festzustellen, worauf die Hoffnung des Klienten gerichtet ist: Einsicht versus Neu- oder Umlernen.

Wie verhält man sich, wenn die Klienten-Erwartungen nicht mit einem verhaltensanalytischen Ansatz übereinstimmen? Interessanterweise kann man die Antwort auf diese Frage gerade in den Schriften einiger psychoanalytisch orientierter Therapeuten finden. Sullivan (1954) z. B. schlägt folgendes vor:

> Ich glaube, es ist wesentlich, was die Gesellschaft einen zu erwarten lehrt. Wer mit der Erwartung eines bestimmten Ablaufs zur Vorbesprechung kommt, wird wahrscheinlich nicht wiederkommen, wenn sich diese Erwartung nicht erfüllt. Er wird nichts Positives über den Therapeuten sagen, wenn dieser seine Vorstellungen mißachtet und ihm stattdessen etwas viel „Besseres" anbietet, weil er das vom Klienten Erwartete als irrelevant oder unwesentlich ansieht. Mit anderen Worten sollte man dem Klienten das geben, was er zu erwarten gelernt hat – oder zumindest sollte sich jede Abweichung davon sehr klar absetzen und sehr sorgfältig vorbereitet werden (S. 28).

Alexander und French (1946), die eine ganz ähnliche Auffassung von den anfänglichen Einstellungen des Klienten zur Behandlung haben, bemerkten:

> Daraus muß man den Schluß ziehen, daß der Therapeut dem Klienten zuallererst auf dessen Ebene begegnen muß, indem er vorläufig die Sichtweise des Patienten akzeptiert, dann muß er versuchen, die wirklichen Motive des Patienten zu erfassen und kann jetzt weiter das sekundäre Ziel anstreben, diese wirklichen Motive dahingehend nutzbar zu machen, daß sie die Therapieziele, die erreichbar scheinen, fördern (S. 113).

Die Frage, wie weit man gehen soll, um Klienten-Erwartungen gerecht zu werden, ist oft von Verhaltenstherapeuten diskutiert worden (Lazarus, 1971). Sollte man sich der freien Assoziation und der Traumanalyse bedienen, wenn der Klient dies für wichtig hält? Sollte man in die Tiefen der Vergangenheit eines Klienten eintauchen, wenn dieser eine geschichtliche Problemanalyse erwartet hat? Wahrscheinlich nicht. Stattdessen werden unsere Therapiemaßnahmen von folgender Überzeugung geleitet: Es ist wichtig, daß der Verhaltenstherapeut anfänglich die Therapieerwartungen des Klienten akzeptiert und ihm zu erkennen gibt, daß er für seine spezielle Sichtweise Verständnis hat (Ericksons Technik der Nutzbarmachung) und daß er den Klienten erst allmählich davon überzeugt, daß die verhaltensanalytische Orientierung ein alternatives und möglicherweise wirksameres Konzept des Veränderungsprozesses anbietet.

Bei der Vermittlung einer Sichtweise, die für einige Klienten möglicherweise vollkommen neu ist, kann der Verhaltenstherapeut sich auf Ausubels (1963) Ausführungen stützen, in denen beschrieben wird, auf welche Weise Klienten sich leichter neue Konzepte aneignen können. Sein Konzept der „Vorausorganisatoren" (allgemeine einführende Begriffe) ermöglicht es dem Lernenden, neuen dargebotenen Stoff besser aufzunehmen und zu behalten. Mit Ausubels Worten:

> Es ist höchst unwahrscheinlich, daß wir uns auf irgendeiner der unterschiedlichen Lernstufen in einem bestimmten Wissensbereich auf die spontane Verfügbarkeit der bestentsprechenden unmittelbar einprägbaren Begriffe verlassen können. Die wirksamste Art, Behaltenserleichterung zu bewirken, ist die Einführung angemessener subsumierender Konzepte, die in die kognitive Struktur eingehen, bevor die wirkliche Lernaufgabe dargeboten wird. Die eingeführten subsumierenden Konzepte werden somit zu „advance organizers" bzw. Ankerpunkten bei der Darbietung neuen Lernstoffes. Tatsächlich geben sie einen einleitenden Überblick auf der für die Konzeptbildung angemessenen Stufe (S. 29).

Einfach ausgedrückt geben die advance organizers den Rahmen an, in dem neue Ideen besseren Sinn ergeben. Klinisch gesehen, ermöglichen sie es dem Therapeuten zugleich, die Akzeptanz bestimmter zu Grunde liegender Annahmen auf seiten des Klienten zu überprüfen, bevor er die Einzelheiten des weiteren Vorgehens darlegt.

Nehmen wir als Beispiel den Klienten, der den besten Zugang zu seinem Problem in der Vermittlung von Einsicht oder Verständnis sieht. Der angehende Verhaltenstherapeut kann versucht sein, die Irrelevanz der Einsicht bei dem Vorgang der Verhaltensänderung zu erklären. Dies mag jedoch nicht der beste Weg sein, um einen Klienten von der eigenen Meinung zu überzeugen. Stattdessen kann der Therapeut den Wunsch des Klienten nach Verständnis und Einsicht in Begriffe übersetzen, die für die Verhaltenstherapie eher zugänglich sind. Eine gewisse Zeit kann dem Rückblick auf die Vorgeschichte gewidmet werden, um den Klienten dann von der irrigen Auffassung zu bekehren, seine Probleme seien Anzeichen einer „psychischen Krankheit" oder „Neurose", auf die er wenig Einfluß habe. Stattdessen kann man die Vergangenheit als etwas ausdeuten, das den Boden für unterschiedliche Lernerfahrungen abgegeben hat, von denen einige zu den jetzigen problematischen Verhaltensweisen führten. Während des Rückblicks auf die Vorgeschichte des Klienten kann der Therapeut solche Ankerpunkte einführen wie „bisherige Lerngeschichte", „gelernte Ängste", „Modellpersonen beim Nachahmungslernen" und ähnliche andere lerngeschichtliche Begriffe. Diese Begriffe sollten nicht pedantisch oder sehr formell eingebracht werden, sondern ganz subtil im Rahmen des vom Klienten dargebotenen Stoffes. Der Therapeut kann den Klienten allmählich zu einer anderen Auffassung seiner Probleme hinführen, indem er sich solcher Techniken wie der Klärung und Widerspiegelung emotionaler Inhalte bedient, um dem Gesagten eine „verhaltensorientierte Wendung" zu geben. Zusammenfassend läßt sich sagen, daß der Therapeut im Bezugsrahmen des Klienten operieren sowie Anteilnahme und Empathie zeigen kann, wobei er den Klienten gleichzeitig unterschwellig in einen verhaltensanalytischen Bezugsrahmen einführt. Ein solches Vorgehen ermöglicht es dem Therapeuten, in regelmäßigen Abständen zu überprüfen, ob der Klient bereit ist, diese neue Konzeptualisierung anzunehmen oder nicht. Die folgende Niederschrift eines Gesprächs verdeutlicht ein solches Vorgehen.

Therapeut: Ich würde Ihnen jetzt gerne schildern, wie ich das Problem sehe, und dann können Sie mir sagen, ob ich etwas vergessen habe und ob meine Darstellung mit der Ihren übereinstimmt oder nicht *[Ich glaube, ich habe die wichtigsten Problemkreise so einigermaßen erfaßt. Es ist Zeit für eine zusammenfassende Beurteilung (á la Sullivan), damit sie eventuelle Lücken füllen und berichtigen kann, was ich hinsichtlich des bestehenden Problems vielleicht falsch aufgefaßt habe. Damit kann ich ihr auch gleichzeitig besser das Gefühl vermitteln, daß ich bis hierher zugehört habe und versuche, sie zu verstehen].* Das wichtigste Problem, das Sie behandelt wissen möchten, ist Ihre Nervosität und Angst in sozialen Situationen; vor allem in neuen Situationen, und ganz besonders, wenn Sie sich von anderen beurteilt glauben. Damit sind Situationen wie auf einem Fest sein, eine Rede halten und ähnliches gemeint. Ist das soweit richtig?

Klientin: Ja, das ist so ungefähr alles. Das wichtigste Problem in meinem Alltag ist wirklich meine Angst im Umgang mit anderen Menschen, obwohl die Beurteilung durch andere ebenfalls ein Problem darstellt.

Therapeut: *[Aufgrund des vorher Gesagten glaube ich, ihr Problem stellt eher eine Verhaltenshemmung als ein wirkliches Verhaltens- oder Fertigkeitsdefizit dar. Natürlich beruht diese Vermutung nur auf ihrer eigenen Aussage, und ich muß sie innerhalb der nächsten Sitzungen überprüfen. Ich werde sie fragen, ob es in der Vergangenheit Situationen gab, in denen ihr die soziale Interaktion gelang, ich werde einige Rollenspiele probieren und vielleicht sogar versuchen, mir von ihren Freunden einen Bericht einzuholen]* Sie haben noch etwas anderes erwähnt. Sie sagten, Sie wissen, was Sie in sozialen Situationen zu sagen und zu tun haben, aber Sie sind dann zu nervös, um es tatsächlich zu sagen oder zu tun. Stimmt das? Sie werden sozusagen bewegungsunfähig?

Klientin: Ja, schon, aber ich würde nicht sagen, daß ich direkt bewegungsunfähig werde, natürlich könnte ich alles viel besser machen. Ich weiß ja genau, was ich tun muß. Ich habe nur zu viel Angst davor.

Therapeut: Genau.

Klientin: Da ist noch etwas, und vielleicht steht es in Zusammenhang mit meinen anderen Problemen. Ich möchte gern anderen Menschen gegenüber offener und spontaner sein, als ich es bin.

Therapeut: Können Sie mir eine Vorstellung davon geben, wann dem so ist?

Klientin: Nun, wenn ich in einer Gruppe bin, vor allem wenn es eine Gruppe von Leuten ist, die ich nicht so gut kenne.

Therapeut: Ich glaube, Sie haben recht. Das kann sehr wohl eine Schwierigkeit sein, die mit dem anderen Problem zusammenhängt. Ich könnte mir vorstellen, daß Sie dann, wenn wir Sie so weit gebracht haben werden, daß Sie mit Ihrer Nervosität in sozialen Situationen besser fertig werden, auch offener und spontaner sein können. Ich glaube, wir sollten diese Richtung einschlagen, zuerst das Problem der Angstbewältigung angehen und dann sehen, was geschieht.

Klientin: O. K. Prima!

Therapeut: Bevor ich das Behandlungsverfahren näher erläutere, fände ich es sehr nützlich, wenn Sie mir in etwa sagen könnten, was *Sie* für Erwartungen bezüglich unseres weiteren Vorgehens haben *[An ihrem leeren Gesichtsausdruck kann ich ablesen, daß die Frage bei ihr nicht richtig angekommen ist. Vielleicht glaubt sie, ich will sie prüfen und sie muß nun die richtige Antwort geben. Ich muß mir merken, daß ich in Zukunft – bei anderen Patienten – diese Frage anders formulieren muß. Auf jeden Fall sollte ich jetzt etwas sagen, damit sie sich nicht unbehaglich fühlt, weil sie keine Antwort darauf weiß].* Ich weiß nicht, ob Sie darüber schon sehr viel nachgedacht haben.

Klientin: Naja, ich habe schon etwas darüber nachgedacht, aber ich weiß wirklich nicht –, ich war ja auch noch nie in Behandlung. Ich bin mir nicht ganz sicher, was alles dazu gehört.

Therapeut: *[Ihre Behauptung, gar keine Erwartungen zu haben, kann ich nicht gelten lassen. Jeder hat schließlich irgendeine Vorstellung von der Therapie, und sei es nur eine ganz*

vage. Wahrscheinlich ist es nicht gut, sie zu sehr zu bedrängen. Ich glaube, ich mache hier einen Rückzieher und schlage einen anderen Weg ein. Ich erkenne ihren Mangel an eigener Erfahrung als Grund an, nichts über das genaue Vorgehen zu wissen und stütze mich stattdessen auf indirekte Informationsquellen] Ja, Sie haben diese Erfahrung selbst noch nicht gemacht und wissen deshalb auch nichts Genaues. Aber sicher kennen Sie andere Leute, die schon in Therapie waren, Sie haben schon darüber gelesen, etwas im Kino oder im Fernsehen gesehen. Wenn Sie an all das denken – wie sehen Sie dann die Therapie an?

Klientin: Naja, ich habe einige Freunde, die therapiert werden. Aus Gesprächen mit einer Freundin habe ich den Eindruck gewonnen, daß sie da sehr viel über ihre Kindheit und das, was sich zwischen ihr und ihren Eltern abgespielt hat, spricht.

Therapeut: *[Hoffentlich ist ihre psychodynamische Orientierung nicht zu ausgeprägt. Auf jeden Fall sollte ich ihre diesbezüglichen Erwartungen etwas abschwächen, bevor ich ein verhaltensanalytisches Verfahren präsentiere]* Nun, und was halten Sie davon?

Klientin: Wenn sie alles versteht, was sich in der Vergangenheit abgespielt hat, wird sie auch verstehen, warum sie jetzt so ist wie sie ist. Ich nehme daher an, wir werden uns oft darüber unterhalten, was zwischen meinen Eltern und mir passiert ist.

Therapeut: *[Das ist jetzt ein günstiger Zeitpunkt, um etwas über ihre Beziehung zu ihren Eltern in Erfahrung zu bringen. Vielleicht erhalte ich dadurch einen Hinweis, wie sehr ihr daran liegt, über ihre Vergangenheit zu sprechen, und ich lerne außerdem ihre soziale Lerngeschichte etwas besser kennen]* Haben Sie schon viel darüber nachgedacht, ob eine Beziehung zwischen Ihrer Vergangenheit – besonders Ihrer Familie – und Ihren jetzigen Schwierigkeiten bestehen könnte?

Klientin: Naja, irgendwie bin ich glücklicher daran als viele andere Menschen, weil ich zu meinen Eltern ein sehr gutes Verhältnis habe. Sie sind beide Lehrer. Sie sind sehr liebe Menschen. Was die Vergangenheit anbelangt, so habe ich mir Gedanken über ihre Einstellung mir gegenüber gemacht. Es hängt mit der Tatsache zusammen, daß beide Lehrer sind und sehr viele verschiedene Kinder sehen; naja, es gab da ein paar Dinge, die mir das Gefühl gaben, immer mit den besten Kindern verglichen zu werden. Ich weiß zwar, daß es immer Menschen geben wird, die auf dem einen oder anderen Gebiet besser sind als andere, aber als Kind hatte ich irgendwie das Gefühl, daß ich an diese anderen Kinder einfach bei weitem nicht heranreiche.

Therapeut: *[Ich möchte dieses Thema nicht allzuweit verfolgen und werde daher das Gesagte wiedergeben und ein paar Dinge zusammenfassen. Vielleicht kann ich die Gelegenheit dazu nützen, einige Ankerpunkte einzuführen, die ich bei späterer Gelegenheit bei einer kognitiven Umstrukturierung aufgreifen kann; die zu betonenden Begriffe sind „Einstellung" und „Wertmaßstäbe", das muß ich in meine Klärung mitaufnehmen. Vielleicht kann ich später darauf zurückgreifen, sollte ich mich für die kognitive Umstrukturierung als Therapieverfahren entscheiden]* Das klingt fast so, als hätten Sie – eben aufgrund der Bedingungen, unter denen Sie aufgewachsen sind, und weil Ihre Eltern als Lehrer Umgang mit sehr vielen anderen Kindern hatten – eine bestimmte Einstellung zu sich selbst und zu Ihren Fähigkeiten entwickelt, die Einstellung nämlich, daß Sie ganz bestimmten Wertmaßstäben genügen müssen. Und es macht Ihnen immer ein bißchen zu schaffen, daß Sie Zweifel haben, ob Sie auch wirklich alles gut genug können.

Klientin: Mhm.

Therapeut: Vielleicht besteht da wirklich ein Zusammenhang zwischen Ihren Schwierigkeiten und der Art, wie Ihre Eltern auf Sie reagiert haben – wenn sie dies auch wahrscheinlich nicht absichtlich getan haben. Zweifelsohne gibt es in Ihrer Vergangenheit noch weitere Erfahrungen, die zu Ihren jetzigen Schwierigkeiten beigetragen haben. Es wird als sicher angenommen, daß frühere Lernerfahrungen den Ausschlag dafür geben, wie man heute eingestellt ist und sich verhält. Ich frage mich nun, ob es Ihnen bei der Bewältigung Ihrer jetzigen Schwierigkeiten viel helfen könnte, wenn Sie ganz genau über alles Bescheid wüßten, was in der Vergangenheit mit Ihnen geschehen ist. Ich befürchte näm-lich, daß wir – wenn wir uns jetzt lange und ausführlich mit Ihrer Vergangenheit beschäftigen – in ein oder zwei Jahren so dastehen, daß Sie zwar *wissen*, was die Ursache Ihrer Schwierigkeiten ist, daß das Problem selbst aber unverändert weiter besteht.

Klientin: Mhm. – Es kommt mir nur so vor, daß ziemlich viel mit einem passieren kann, wenn man noch klein ist und nicht durchschauen kann, was das alles bedeutet. Man versteht zwar nicht, was da geschieht, aber man reagiert emotionell darauf, verstehen Sie? Nur ist man sich dessen auch nicht richtig bewußt. Wenn ich mir meine emotionalen Reaktionen bewußt machen könnte, dann brauchte ich vielleicht nicht mehr solche Gefühle zu haben. Was mich beunruhigt, sind nämlich die Gefühle ...

Therapeut: ... Richtig! ...

Klientin: ... und dann könnten *Sie* vielleicht verstehen, was in mir vorgeht.

Therapeut: *[Ich weiß nicht genau, worauf sie hinaus will. Ich habe den Eindruck, sie wehrt sich gegen meine Betonung eines intellektuellen Verständnisses der Vergangenheit. Es ist ganz deutlich, daß Sie besonderen Nachdruck auf gefühlsmäßige Reaktionen legt. Vielleicht sollte ich einfach mal auf diese eingehen. Außerdem meint sie, die Wurzeln für ihre jetzigen Probleme seien in der Vergangenheit zu suchen. Anstatt ihr ohne weiteres zu verstehen zu geben, daß ich ihre Meinung für falsch halte, kann ich sie vielleicht als Grundlage dafür benutzen, ihr eine lerngeschichtliche Sicht ihres Problems zu vermitteln; die Einführung des Ankerpunktes „Lernerfahrung" wäre hier angebracht]* Mhm – hm. Es gibt also bei Ihnen – zusätzlich zu diesen Einstellungen, die sich aufgrund Ihrer Vergangenheit entwickelt haben – auch noch einen ganzen Komplex sozialer Lernerfahrungen, den Sie durchlaufen haben, und der dafür verantwortlich ist, daß Sie heute in bestimmten Situationen ganz bestimmte emotionale Reaktionen zeigen.

Klientin: Das ist genau richtig.

Therapeut: In vielerlei Hinsicht bedeutet das richtige Umgehen mit den eigenen Gefühlen und das Bewältigen von Situationen einfach, daß man gewisse Fertigkeiten besitzt – und wenn man diese Dinge lernt, so ist das im

Grunde auch nichts anderes, als wenn man sich in irgendeiner Fertigkeit schult und ausbildet, d. h. es braucht dazu eine Menge Übung. Wenn Sie z. B. Autofahren, Radfahren, Schwimmen oder so etwas lernen wollen, werden Sie sich vermutlich auch nicht darüber den Kopf zerbrechen, welche Umstände Sie wohl in der Vergangenheit davon abgehalten haben mögen, dies schon früher zu lernen. Stattdessen gehen Sie von dem Stand der Dinge aus, so wie er hier und jetzt ist und stellen sich darauf ein, bestimmte *neue* Lernerfahrungen zu machen, um diese Fertigkeiten auszubilden. Aus ganz ähnlicher Sicht betrachte ich auch Ihre Schwierigkeiten – genauso wie viele andere Probleme in ähnlich gelagerten Fällen. Gehen wir ruhig davon aus, daß die Vergangenheit dafür ausschlaggebend war, wie Sie heute dastehen, wenn wir aber eine Verhaltensänderung für die Zukunft anvisieren, so ist es dafür viel wichtiger, welche Lernerfahrungen hier und heute gemacht werden.

Klientin: Ich glaube, was Sie da sagen, ist einleuchtend; nur habe ich es noch nie vorher gehört. Meine einzige Erfahrung war mit dieser Freundin, die in der Therapie die meiste Zeit über ihre Vergangenheit sprach.

Therapeut: Im gewissen Sinne ist es ein recht neuer Ansatz – er wird erst seit den letzten zehn oder fünfzehn Jahren angewandt. Er ist problemorientiert und konzentriert sich auf das Hier und Jetzt. Am wichtigsten daran ist aber wahrscheinlich sein Ziel, nämlich dem einzelnen so rasch wie möglich bei der Überwindung seiner Probleme zu helfen, ohne eine lange hinausgezogene Behandlungsdauer. Ich nehme an, es ist auch Ihr Ziel – Ihre Probleme auf dem schnellsten und besten Weg zu überwinden.

Klientin: Sicher. Und wenn ich das mit diesem Ansatz erreichen könnte, wäre das großartig.

Therapeut: *[Es wäre keine schlechte Idee, ihr diesen kürzlich in Zeitschriften erschienenen Artikel über Verhaltenstherapie zum Lesen zu geben. Es ist zu hoffen, daß das gedruckte Wort den letzten Rest an Skepsis ausräumt]* Gut. In diesem Zusammenhang habe ich da etwas recht Interessantes. Vielleicht würden Sie es ganz gerne einmal lesen? Es könnte Ihnen eine bessere Vorstellung davon geben, was diese Therapierichtung beinhaltet. Zugleich kann es Ihnen auch noch ein deutlicheres Bild vom wissenschaftlichen Unterbau dieses Behandlungsansatzes vermitteln.

Klientin: Das erscheint mir sinnvoll. Ja. Es würde mich interessieren, mir das anzusehen.

Selbst nach sorgfältiger Vorbereitung auf ein bestimmtes Therapieverfahren können Klienten dennoch weiter skeptisch sein. Im Umgang mit solchen Klienten versuchen wir, jeden direkten Versuch der Einstellungsänderung zu vermeiden und bemühen uns stattdessen festzustellen, welche spezifischen Elemente es sind, an denen sie sich in diesem Therapieverfahren stoßen.

Nachdem im einzelnen geklärt ist, was an dem Ansatz dem Klienten mißfällt, kann der Therapeut zu verstehen geben, daß er den Standpunkt des Klienten versteht und akzeptiert und daß die anfängliche Zurückhaltung nichts Ungewöhnliches ist. Mit anderen Worten: Der Therapeut bedient sich des Widerstandes auf ähnliche Art und Weise wie Erickson, der sich die Motorik und das Verhalten seiner Hypnose-Klienten jeweils so zunutze machte, wie sie es darboten. Nehmen wir das Beispiel eines Klienten, der systematische Desensibilisierung für ein zu einfaches und mechanisches Verfahren hält. Wir können dem Klienten aufrichtig und bereitwillig beipflichten und zugeben, daß es nicht verwunderlich ist, wenn er in Anbetracht der Komplexität und des langen Bestehens seines Problems ein bißchen skeptisch ist, ob ein so simples Verfahren ihm wirklich helfen könnte. Der Therapeut kann jedoch betonen, daß das Verfahren sich trotz seiner scheinbaren Einfachheit gerade bei der Behandlung des zur Diskussion stehenden problematischen Verhaltens als sehr effektiv erwiesen habe.

Wir möchten an dieser Stelle zum Ausdruck bringen, daß wir uns der manipulativen Art der obigen Vorschläge durchaus bewußt sind. Um eine Binsenwahrheit in der Psychotherapie nochmals zu wiederholen: Alle Therapeuten beeinflussen ihre Klienten. Wir halten es – wie andere Verhaltenstherapeuten auch – für besser, mit der dem Therapeuten zur Verfügung stehenden Kontrolle so offen wie möglich umzugehen, anstatt zu versuchen, ihr Vorhandensein abzuleugnen.

Klientenerwartungen bezüglich der Änderungswahrscheinlichkeit

Man weiß seit langem, daß positive Erwartungen des Klienten hinsichtlich seiner Besserung wichtige Motivationsvariablen für die Verhaltensänderung darstellen (Goldstein, 1962). Frank (1961) äußert sich zu diesem Phänomen wie folgt: „Zum Teil mag der Erfolg jeglicher Psychotherapie der Fähigkeit des Therapeuten zuzuschreiben sein, beim Patienten die Erwartung zu erwecken, daß ihm geholfen wird ..." (S. 70–71). Es gibt kaum Untersuchungen darüber, in welcher Weise positive Klientenerwartungen zum Zustandekommen tatsächlicher Verhaltensänderungen beitragen, doch kann man vermuten, daß die größere Aufmerksamkeit des Klienten während der Therapie und die gewissenhafte Ausführung aller Übungen und Aufgaben, die ihm zwischen den einzelnen Sitzungen aufgetragen werden, eine wesentliche Rolle spielen (Rosen, 1974).

Es gibt viele Mittel und Wege, den Patienten hinsichtlich seiner Verhaltensänderung auf größeren Optimismus einzustimmen. Der Therapeut kann von ähnlichen Fällen berichten, die erfolgreich behandelt wurden. Er kann auch einschlägige Lektüre empfehlen oder zur Verfügung stellen. Besteht Pessimismus aufgrund einer früheren erfolglosen Therapie, sollte der Therapeut den Unterschied zwischen dem früheren und jetzigen Ansatz hervorheben mit der klaren Implikation, daß die derzeitige Therapie vermutlich effektiver verlaufen wird. Man sollte sich besonders bemühen, das zu vermeiden, was dem Klienten an der vorangegangenen Therapie mißfiel, damit Ähnliches vermieden – oder zumindest anders dargestellt – werden kann. Manche Leute betrachten die Möglichkeit einer Verhaltensänderung vielleicht deshalb mit Skepsis, weil ähnlich erscheinende Versuche früher erfolglos blieben. Wenn ein Klient ein Buch

über Entspannungstechniken gelesen und festgestellt hat, daß sie unwirksam sind, kann der Therapeut betonen, daß der Erfolg der Methode von einem sorgfältig überwachten Trainingsprogramm abhängig ist. Man kann auch Eltern begegnen, die die Möglichkeit einer Verhaltensänderung ihres Kindes anzweifeln, da sie selber keinen Erfolg hatten bei der Anwendung von Belohnung. Solchen Eltern sollten die Feinheiten von Verstärkungsprogrammen wie shaping, promoting, Verzögerung von Verstärkung und ähnlichen Prinzipien beschrieben werden.

In der Praxis hat sich folgendes Vorgehen als nützlich erwiesen: Man hilft dem Klienten anhand von Beispielen zu erkennen, daß er auch schon bei früheren Gelegenheiten nicht an eine Verhaltensänderung glauben konnte, um dann später festzustellen, daß sich doch etwas verändert hatte. Der Therapeut kann den Klienten veranlassen, von solchen Fällen aus der jüngeren Vergangenheit zu berichten, in denen er seine Fähigkeit, irgendeine kompliziertere Sache zu lernen (z. B. Autofahren, eine neue Sportart), sehr pessimistisch beurteilt hatte und dann mit viel Übung und Ausdauer doch zum Ziel kam. Generell geht es darum, dem Klienten die Erkenntnis zu vermitteln, daß seine augenblickliche pessimistische Einstellung auch recht unrealistisch sein kann.

Eines ähnlichen Vorgehens bedienten wir uns bei einem Klienten, der eine Verhaltensänderung für unwahrscheinlich hielt, sofern er keine Einsicht in frühe Kindheitserlebnisse oder unterschwellige Konflikte bekäme. Der Therapeut hielt es für besser, in diesem Punkt nicht allzu beharrlich zu sein, und versuchte stattdessen, ihn allmählich für seinen eigenen Standpunkt zu gewinnen. Der Therapeut kam eher zum Ziel als erwartet. In einer Sitzung, in der er seinen Pessimismus ausdrückte, beschrieb der Klient außerdem auch eine sehr enge Beziehung aus der unmittelbaren Vergangenheit und erwähnte den tiefgreifenden Einfluß, den diese auf ihn hatte. Man diskutierte eine Zeitlang die persönlichen Veränderungen, die der Klient in diesem Zusammenhang erfahren hatte, dann lächelte der Therapeut und stellte die rhetorische Frage: „Wollen Sie wirklich sagen, daß all dies geschehen konnte, ohne daß sie Einsicht in die Vergangenheit hatten?" Diese Bemerkung saß, und während der folgenden Sitzungen fand der Klient eine zunehmend positivere Einstellung zur Therapie.

Viele der oben ausgeführten Problempunkte werden durch folgende Niederschrift verdeutlicht:

Therapeut: Ich hätte gerne eine Vorstellung davon, wie Sie die Möglichkeit einer Verhaltensänderung bei sich einschätzen.

Klientin: Nun, ich weiß nicht so recht. Eigentlich habe ich nicht sehr viel Hoffnung, daß sich wirklich etwas ändern wird. Vielleicht gibt es einige kleinere Veränderungen, aber irgendwie zweifle ich daran, daß eine wesentliche Änderung zustandekommen wird.

Therapeut: Warum denn?

Klientin: Naja, wahrscheinlich weil ich diese Probleme schon so lange habe, wie ich denken kann, und mir schlecht vorstellen kann, ein ganz anderer Mensch zu werden. Außerdem habe ich Freunde, die schon lange in Therapie sind, und bei ihnen hat sich, abgesehen von ein paar geringfügigen Änderungen, auch nichts getan; die grundlegenden Probleme werden halt immer bleiben.

Therapeut: *[Hm, ich weiß nicht so recht, was ich damit anfangen soll. Ich glaube, ich will diese Einstellung jetzt noch nicht direkt widerlegen. Es ist zunächst vielleicht sinnvoll, die möglichen Gründe für diesen Pessimismus alle herauszufinden. Vielleicht gebe ich erst einmal das Gesagte wieder und gewinne damit Zeit zum Nachdenken]* Sie meinen also, daß Ihre Skepsis zum Teil darauf beruht, daß Ihre Schwierigkeiten schon sehr lange bestehen und Sie bei anderen auch nicht viel Erfolg gesehen haben. Hat es vielleicht auch damit zu tun, daß Sie selbst schon versucht haben, Ihr Verhalten zu ändern und dabei auf irgendeine Schwierigkeit gestoßen sind? Vielleicht als Sie versucht haben, mehr Kontakte aufzunehmen, sich im Umgang mit anderen wohler zu fühlen?

Klientin: Eigentlich nicht. Diese Schwierigkeiten sind eher ein Teil meiner Persönlichkeitsstruktur; so *bin* ich eben, und ich kann mir gar nicht vorstellen, anders zu sein.

Therapeut: Es wäre also für Sie sehr ungewohnt, diese Probleme nicht zu haben ......

Klientin: Ja.

Therapeut: ... d. h. anders zu sein, als Sie jetzt sind.

Klientin: Richtig.

Therapeut: *[Sie hegt wahrscheinlich die falsche Vorstellung, alles müsse so bleiben wie es ist, nur weil es immer so war. Wenn ich sie dazu bringen kann, mir von einem Fall in ihrem Leben zu erzählen, in dem sie sich klar machen konnte, daß diese Einstellung unbegründet war, dann kann ich vielleicht auch ihren Pessimismus hinsichtlich der Verhaltensänderung hier bei mir entkräften. Dazu muß ich jetzt unvermittelt umschwenken]* Haben Sie in den letzten Jahren irgendetwas Neues gelernt, etwas, wobei Sie eine neue Fertigkeit entwickeln mußten? Etwa einen neuen Sport oder Autofahren oder irgendetwas anderes, was ein bißchen kompliziert ist – ich denke besonders an etwas, bei dem sie anfangs Zweifel hatten, ob Sie das überhaupt lernen könnten und es dann doch schafften.

Klientin: Naja, das Autofahren zu lernen war sehr schwer für mich. Die meisten Leute lernen es schon als Teenager, und dann fällt es ihnen leicht. Ich habe es erst vor drei Jahren gelernt, und ich kann mich noch erinnern, daß damals für mich die Welt eine Zeitlang gespalten war in zweierlei Menschen: die Leute, die fahren konnten und diejenigen, die es nicht konnten. Ich gehörte zu denen, die es nicht konnten und fand die Vorstellung, es einmal zu können, einfach phantastisch. Ich kam mir blöd vor, weil ich wußte, es gibt auch unter den Autofahrern Idioten. Aber im Innersten meines Herzens glaubte ich nicht daran, es je zu können.

Therapeut: Und was geschah dann?

Klientin: Naja, ich nahm Stunden und blieb am Ball. Allmählich lernte ich dann Autofahren.

Therapeut: *[Ich hätte mir kein besseres Beispiel wünschen können. Jetzt muß ich die Parallele ziehen]* Was Sie da sagen, klingt sehr interessant, weil Ihre Einstellung zum Autofahren – bevor Sie es dann tatsächlich lernten – sehr Ihrer jetzigen Einstellung ähnelt, wo es darum geht, daß Sie sich im Bereich persönlicher Probleme ändern wollen. Mir scheint, zwischen diesen beiden Situationen besteht ziemlich viel Ähnlichkeit, denn um Autofahren zu lernen, mußten Sie auch erst Ihren Pessimismus überwinden. Sie mußten ausdauernd sein, mußten es schrittweise lernen und Sie mußten üben. Nach einer gewissen Zeit wurde es allmählich mehr und mehr ein automatischer Akt, bis Sie sich irgendwann vielleicht gar nicht mehr bewußt waren, was Sie im einzelnen taten, wenn Sie Auto fuhren. Sie konnten sich z. B. mit jemandem unterhalten, ohne überhaupt an das Fahren zu denken. Es *war* ein Teil von Ihnen geworden, ein ganz natürlicher Vorgang. Meines Erachtens kann dasselbe im Umgang mit anderen passieren, so daß Sie sich in Gesellschaft einfach wohlfühlen können. Sie können wirklich lernen, Ihre Ängste zu bewältigen und sich in der Anwesenheit anderer wohlzufühlen. Ich bin sicher, Sie können sich ändern, auch wenn Sie selber jetzt skeptisch sein sollten.

Klientin: Ich weiß nicht so recht.

Therapeut: *[Vielleicht können die einschlägigen Erfahrungen früherer Klienten, die auch anfangs skeptisch waren, als brauchbare Modell-Beispiele dienen]* Ich habe schon mit vielen Menschen zu tun gehabt, die ähnliche Probleme hatten wie Sie und zu Beginn oft auch skeptisch waren – sie sagten Sachen wie: „Ich habe meine Probleme schon so lange", und: „Ich kann mir nicht vorstellen, mal anders zu sein". Ich habe immer wieder festgestellt, daß sie dann, wenn sie bereit waren, ausdauernd zu arbeiten und sich der neuen Lernerfahrung zu öffnen, *wirklich* anfingen, sich zu verändern. Sie lernten ganz allmählich, Situationen anders anzugehen. Ich kann Ihnen zwar keine sichere Garantie geben, aber ich hoffe, das gleiche wird mit Ihnen geschehen.

Klientin: Haben Sie wesentliche Änderungen bei diesen Menschen beobachtet?

Therapeut: Wesentliche. Und oft fingen diese Leute an, sich auch selbst anders zu sehen.

Klientin: Wirklich? Das hört sich gut an.

Therapeut: *[Ich bin mir nicht sichter, wieweit ich sie überzeugt habe. Wenn ich davon ausgehe, daß sie noch gewisse Zweifel hat, ist es besser, Ericksons Prinzip der Nutzbarma-*

chung einzusetzen und ihr das Zugeständnis zu machen, daß es ganz natürlich ist, noch ein paar Zweifel zu haben, bevor wirklich eine Verhaltensänderung stattfindet. Natürlich kann ich mir nicht 100%ig sicher sein, daß ich ihr überhaupt helfen kann!] Ich könnte mich jetzt zwar hinsetzen und Ihnen von meinen bisherigen Erfahrungen erzählen, aber Sie werden wahrscheinlich sowieso nie ganz überzeugt sein, bevor Sie wirklich anfangen, bei sich selber Veränderungen zu beobachten. Deshalb sollten wir jetzt lieber gleich beginnen und von Zeit zu Zeit Rückschau halten, um zu sehen, wieweit Sie sich dann jeweils tatsächlich verändert haben.

Klientin: Gut.

Wittert der Therapeut bei seinem Klienten gewisse Zweifel, so tut er gut daran, ein leicht zu veränderndes Verhalten herauszugreifen und sich zunächst einmal auf dieses zu konzentrieren, damit er den Klienten umso leichter überzeugen kann, daß Veränderung möglich ist. Bei einer sehr ängstlichen Person bewirkt eine Entspannungssitzung wahrscheinlich eine signifikante, wenn auch vielleicht nur vorübergehende Veränderung und sollte deshalb in solchen Fällen auch dann eingesetzt werden, wenn eigentlich an Desensibilisierung nicht gedacht war. Soll der Klient auf systematische Desensibilisierung vorbereitet werden, kann auf die Erarbeitung der Hierarchiekonstruktion eine Periode des Entspannungstrainings folgen. Das Sprechen über angstauslösende Situationen wird den Klienten vermutlich etwas erregen, und die Effektivität der Desensibilisierung kann veranschaulicht werden, indem diese Angst mit Hilfe der Entspannung reduziert wird.

Der Therapiekontrakt

Ein wichtiger, aber häufig vernachlässigter Schritt besteht darin, mit dem Klienten einen Therapiekontrakt zu schließen. In jeder Therapieinteraktion werden implizite Rollenerwartungen an Therapeuten und Klienten gestellt. Im Interesse einer möglichst erfolgreichen Behandlung sollte der Therapeut sich darüber vergewissern, daß dem Klienten klar bewußt ist, was von ihm erwartet wird und daß er auch bereit ist, den therapiebedingten Anforderungen nachzukommen. Zusätzlich zur Besprechung solcher Punkte wie Häufigkeit der Sitzungen, Höhe des Honorars, Absagen und ähnlicher verwaltungstechnischer Einzelheiten sollte der Therapeut die vorbehaltlose beiderseitige Verpflichtung in der Therapie ganz klar darlegen. Er kann versichern, daß er sein Möglichstes für den Klienten tun und die Verfahren anwenden wird, die am wirkungsvollsten erscheinen. Als Gegenleistung erwartet er vom Klienten eine offene Darstellung seiner problematischen Verhaltensweisen und Gefühle und die Bereitschaft, regelmäßig alle Aufträge auszuführen, die für die Zeit zwischen den Sitzungen gegeben werden. Der Therapeut sollte den letzten Punkt betonen mit dem zusätzlichen Hinweis, daß im Verlauf der relativ kurzen Therapiestunden selbst immer nur ein begrenztes Pensum erarbeitet werden könne.

Bei der Diskussion des Therapiekontraktes kann der Therapeut die Gelegenheit nutzen, eine Zusammenfassung des bisherigen Geschehens zu geben, einschließlich einer Darlegung der Behandlungsprioritäten und des allgemeinen Grundprinzips des Verhaltensänderungsprozesses. Die Annahmen, die den einzelnen Behandlungsverfahren selbst zugrunde liegen, können dann allmählich eingeführt werden – zuerst in einer sehr allgemeinen und dann in zunehmend spezifischer Form – wobei man ständig beurteilen muß, wie weit der Klient sie akzeptiert. Genauere Beschreibungen und konkrete Beispiele, wie das erreicht werden kann, sind in vielen der folgenden Kapitel zu finden.

Zusammenfassung

Trotz der starken Betonung spezifischer Techniken seitens der Verhaltenstherapeuten bleibt die Art der Klient-Therapeut-Beziehung nichtsdestotrotz eine wichtige Größe im Prozeß der Verhaltensänderung. Erstens bietet sich die klinische Interaktion selbst oft als Möglichkeit an, Stichproben für bestimmte Problemverhaltensweisen des Klienten zu gewinnen. Weiter kann der persönliche Einfluß des Therapeuten von Bedeutung sein, nicht nur für die aktive Kooperation des Klienten während der Sitzung, sondern auch insofern, als er ihn stimuliert, neue Verhaltensalternativen in seiner realen Umwelt auszuprobieren. Ferner ist eine gute therapeutische Beziehung wichtig, um beim Klienten positive Erwartungen hinsichtlich einer Veränderung sowie Aufnahmebereitschaft für den verhaltensanalytischen Ansatz zu wecken. In diesem Kapitel werden mögliche Schwierigkeiten beschrieben, denen der Therapeut ausgesetzt ist, wenn er den Klienten auf den Prozeß der Verhaltensänderung vorbereitet, und Beispiele zu ihrer Überwindung werden gegeben.

Teil 2

Derzeit benutzte Techniken in der Verhaltenstherapie

Kapitel 5

Entspannungstraining

Die Anwendung der Entspannung hat schon eine beachtliche Geschichte in Medizin, klinischer Psychologie und Psychiatrie. Die Pionierarbeit von Edmund Jacobson (1929) beschäftigte sich hauptsächlich mit der Untersuchung von Watsons Vorstellung, daß Gedanken und Gefühle in den peripheren Muskeln lokalisiert seien. Jacobson, der Arzt war, berichtete aber auch über therapeutische Erfolge, die durch Entspannung bei ängstlichen Menschen erzielt wurden. Unabhängig davon untersuchten Schultz und Luthe (1959) in Europa die praktische Anwendung des von ihnen so genannten „autogenen Trainings" zur Reduzierung von Angst und zur Förderung des Wohlbefindens. In Amerika arbeiteten Haugen, Dixon und Dickel (1963) eine vollständige Therapie aus, die auf tiefer Muskelentspannung basiert. Auch Frauen, die nach der Methode der natürlichen Entbindung ein Kind geboren haben, sind mit der Entspannung vertraut, durch die nicht nur die Angst reduziert, sondern auch die Bewegung des Kindes durch den Gebärmutterhals erleichtert wird (Lamaze, 1958). Natürlich beruht auch Wolpes Technik der systematischen Desensibilisierung auf der Überlegung, daß die Entspannung der quergestreiften Muskeln angsthemmende Wirkung hat. In jüngerer Zeit ziehen Psychologen und andere, an Meditation und ähnlichen östlichen Praktiken Interessierte, eine Verbindung zwischen Muskelentspannung und Yogaübungen (z. B. Pfeiffer, 1967; Stoyva, 1968). Auch bei den altbekannten Versuchen der Menschen, durch Entspannung oder stille Versenkung zur Überwindung ihrer Ängste und zu Wohlgefühl zu gelangen, scheint das Interesse an transzendentaler Meditation eine Rolle zu spielen.

Muskelentspannungs-Training

Eine große Fülle vorliegender Meßdaten beweist, daß Muskelentspannung eine deutliche Reduktion der Angst bewirkt (Jacobson, 1929; Lang, Melamed u. Hart, 1970; Paul, 1969b). Ob die angsthemmenden Entspannungseffekte etwas sind, was im Zusammenhang mit den verschiedenen Verhaltenstherapieverfahren wirklich notwendig ist, stellt für die Forschung noch eine mehr oder weniger offene Frage dar (Wilson u. Davison, 1971). Dem Kliniker dagegen zeigen die verfügbaren Daten auf, wie sinnvoll es ist, bestimmten Klienten beizubringen, wie sie sich entspannen können (siehe auch Bernstein u. Borkovec, 1973; Goldfried u. Trier, 1974; Florin, 1978).

Die Technik des Entspannungstrainings ist so einfach, daß die Anweisungen für das Üben zu Hause auf Tonbänder gesprochen werden können. Dieses Kapitel konzentriert sich hauptsächlich darauf, darzulegen, in welchen Fallstricken sich ein Verhaltenstherapeut beim Durchführen eines Entspannungstrainings anhand irgendeiner Einführung verfangen kann. Wenn man nicht alle oder fast alle der folgenden Details berücksichtigt, so begibt man sich damit unter Umständen schon der Möglichkeit, das Entspannungstraining in seiner ganzen Wirksamkeit zu nutzen.

Vorbereitungen zum Entspannungstraining

Die äußere Umgebung. Der Geräuschpegel im Behandlungszimmer sollte möglichst niedrig oder zumindest konstant gehalten werden. Nach unserer Erfahrung ist es vorteilhaft eine Maschine zu benutzen, die weißes Rauschen erzeugt, wodurch man störende Außengeräusche vermindern kann. Diese Erwägung scheint in unserem Zeitalter der dünnen Wände und wenig stabilen Bauweise besonders wichtig. Der Raum sollte nur schwach beleuchtet sein; insbesondere sollte man darauf achten, daß nicht zu viel Licht auf die geschlossenen Augenlider des Klienten fällt, der normalerweise in zurückgelehnter Position entspannt. Man kann eine Couch oder ein Bett verwenden; wir benutzen allerdings oft Entspannungssessel, die man für andere Aktivitäten während der Therapiesitzung wieder aufrichten kann. Der Klient sollte so bequem sitzen oder zurücklehnen, daß er jede Muskelanspannung auf ein Minimum beschränken kann, der Therapeut eine Position einnehmen, die den Klienten am wenigsten behindert oder einengt.

Vorbereitung des Klienten. Ehe er mit der eigentlichen Einführung beginnt, sollte der Therapeut mit dem Klienten folgende Punkte besprechen:

1. Der Therapeut erzählt dem Klienten, daß er eine *Fertigkeit* erlernen wird, so wie man Autofahren oder einen neuen Sport lernt. Es wird betont, daß Anspannung und Angst *gelernt* sind und daß deswegen analog auch Entspannung gelernt werden kann. Daraus folgt, daß das Lernen graduell vonstatten geht, daß Übungen notwendig sind und daß man nicht zu früh zu viel erwarten darf.

2. Der Klient wird darauf hingewiesen, daß er ungewöhnliche Empfindungen haben kann wie z. B. Prickeln in den Fingern oder das Gefühl zu schweben. Was auch immer der Klient als eigenartig und fremd erlebt, soll er als Zeichen dafür auffassen, daß seine Muskeln sich zu lockern beginnen. Das ist wichtig, denn zu Beginn der Entspannung kommt es nicht selten vor, daß Klienten ängstlich reagieren, weil sie befürchten, daß mit ihnen etwas Schlimmes geschieht. Die ungewohnten Sensationen die sie erfahren, sind eher die Anzeichen beginnender Entspannung.

3. Man schlägt dem Klienten vor, die Haltung des „Mitgehens" einzunehmen, d. h. die Dinge einfach geschehen lassen. Wenn es sich um einen Klienten handelt, der ab und zu gern ein Gläschen trinkt, kann man zum Vergleich daran erinnern, welches Wohlbehagen es bereiten kann, wenn man mit Hilfe von Alkohol entspannt. Vor allem bei jüngeren Klienten kann man auch auf frühere Drogenerfahrungen hinweisen, da ihnen der Begriff „Mitgehen" in diesem Zusammenhang sicher etwas sagt.

4. Es kann sich häufig als ein erschwerendes Hindernis auswirken, daß die Klienten das Gefühl haben, die Kontrolle zu verlieren. Gerade Klienten, mit denen man ein Entspannungstraining durchführen müßte, fürchten sich oft vor solchem Kontrollverlust. Deshalb sind häufige Rückfragen anzuraten, um das jeweilige Befinden des Klienten zu erkennen. Der Therapeut fragt etwa: „Wie fühlen Sie sich jetzt?". Mit einem Klienten, bei dem man solche Befürchtungen vermuten kann, sollte man in der ersten Sitzung nur ein paar Minuten lang die Einführung in die Entspannung praktizieren, und ihm auch *kein* Tonband mit nach Hause geben, bevor er diese Angst überwunden hat.

5. Dem Klienten wird klargemacht, daß er selbst *immer* die ausschlaggebende Kontrollinstanz bleibt. Er kann und sollte jederzeit die Vorgänge abbrechen, wenn sie für ihn aversiv oder unangenehm werden. Der Therapeut nimmt zwar die Stellung eines Führers und Lehrers ein, aber letztlich verfügt ja der Klient selbst über seinen Körper, er ist es, der ihn kontrolliert und mit ihm arbeitet.

6. Der Therapeut erklärt das Paradoxon, daß man die Kontrolle erlangt, indem man locker läßt. Wenn sie fühlen, daß sie von Panik oder Spannung erfaßt werden, ist die typische Reaktion solcher Patienten, daß sie die Situation durch verschärfte Anstrengung steuern wollen, anstatt die Zügel locker zu lassen. Bei einigen Klienten hilft es, die Analogie des Reitens anzuführen. Gemeint ist, daß man durch Lockerlassen der Muskeln und indem man auf die bewußte Anstrengung, seine Körperfunktionen unter Kontrolle zu halten, verzichtet, nach und nach lernt, in *größerem* Maße die viel wichtigere und wesentlichere Kontrolle über seine Empfindungen und Spannungen zu erlangen. Darüber hinaus können Lockerung und Entspannung planvolles Den-

ken und Konzentration auf das Wesentliche fördern. Man kann dem Klienten erklären, daß er bei der Entspannung seiner Muskeln im physiologischen Sinn tatsächlich eine sehr aktive Leistung vollbringt. Es ist bekannt, daß man zur Entspannung eines quergestreiften Muskels spezielle efferente Botschaften aussendet, die die Spannung bestimmter Muskelgruppen hemmen (Davison, 1966). Eine Analogie, die wir häufig verwendet haben, ist das Sich-im-Wasser-Treibenlassen; man kann nur richtig treiben, wenn man ganz locker ist und somit das Zusammenspiel zwischen der natürlichen Schwimmkraft des Körpers und der spezifischen Schwerkraft des Wassers ermöglicht.

7. Während der ersten Sitzungen – und besonders wenn Klienten sich davor fürchten, was hier auf sie zukommt – ist es oft erforderlich, daß man ihnen erlaubt, die Augen geöffnet zu lassen. Das Vertrauen zum Therapeuten muß erst aufgebaut werden; mit offenen Augen kann der Klient so lange an der Realität des Wachzustandes festhalten wie er meint, daß dies für ihn nötig ist. Dabei sollte man aber schon erklären, daß man schließlich doch den Punkt anstreben muß, ab dem man mit geschlossenen Augen entspannen kann, weil dann die Ablenkung durch optische Reize wegfällt und man seine ungeteilte Aufmerksamkeit auf die wohltuende Entspannung richten kann. Diese Überlegung scheint vor allem bei gegengeschlechtlichen Klienten angebracht zu sein, weil diese Situation gelegentlich als sexuell stimulierend empfunden wird.

8. Der Therapeut gestaltet alle Entspannungssitzungen so, daß kein Leistungsdruck entsteht. D. h. dem Klienten wird erzählt, daß er nun mit einigen Übungen beginnen wird und daß man normalerweise die ersten paar Male kaum Unterschiede spürt, obwohl es auch vorkommen kann, daß man beim erstenmal sogar sehr stark reagiert. Besonders solchen Klienten, die einen gewissen Ehrgeiz haben, ihre Sache recht gut zu machen, muß man erklären, daß es sich hier nicht um eine Testsituation handelt oder um etwas, an dem sie mit grimmiger Verbissenheit arbeiten müssen.

9. Dem Klienten wird gesagt, daß seine Gedanken während der Einführung abschweifen können; er solle sich deswegen aber keine Sorgen machen, sondern nur versuchen, seine Gedanken wenn möglich wieder zurück auf die Einführung zu lenken. Als Beispiel kann der Therapeut alltägliche Unterhaltungen anführen, in denen man ja auch öfter mit seinen Gedanken einen Moment lang abschweift, aber sich trotzdem leicht wieder auf das eigentliche Gesprächsthema konzentrieren kann.

10. Der Klient erfährt, daß er sich im Entspannungssessel so lange hin und her bewegen kann, bis er die bequemste Lage gefunden hat. Gleichzeitig wird ihm bedeutet, daß er sich nicht mit dem Therapeuten unterhalten und nicht unnötig bewegen soll. Wichtig ist vor allem, daß der Klient sich während der Entspannung nicht wie in einer Zwangsjacke fühlt.

11. Zum Schluß noch ein Punkt, über den es hoffentlich kein Mißverständnis gibt: Der Klient sollte genau wissen, warum er die Entspannung lernt. Unglücklicherweise kommt es gelegentlich vor, daß sich noch unerfahrene Therapeuten – sobald sie nach ihrer Diagnose sicher sind, daß bestimmte Schwierigkeiten mit Angst zu tun haben – ohne weiteres in die Arbeit mit dem Klienten stürzen. D. h. sie denken gar nicht daran, daß der Klient auch die Ansicht des Therapeuten kennen und billigen muß und daß er auch davon überzeugt werden muß, daß ein Entspannungstraining notwendig ist. Dieser allgemeine Gesichtspunkt der Verhaltenstherapie wurde schon in den vorangehenden Kapiteln behandelt.

Die Technik: Allgemeine Überlegungen. Es gibt eine Reihe allgemeiner Vorgehensweisen, die für die meisten Entspannungsverfahren wichtig sind.

Bei der Trainingsmethode, in der die Muskelanspannung vor die Entspannung gesetzt wird, bekommen die Klienten die Anweisung, nicht so stark wie möglich anzuspannen, sondern nur dreiviertel der möglichen Spannung zu erzeugen. Es ist zwar wichtig, daß man Spannung in den Muskeln spürt, ehe man losläßt und entspannt; es gibt aber keinen

Grund, warum sich der Klient übermäßig anstrengen oder verausgaben sollte.

Weiterhin ist es ratsam, daß der Therapeut dem Klienten zeigt, wie die einzelnen Muskelgruppen angespannt werden. Der Therapeut geht die verschiedenen Übungen durch, während der Klient zuschaut. Das soll Unklarheiten beseitigen und dem Klienten alle Hemmungen nehmen, komische Gesichter zu schneiden oder Körperhaltungen einzunehmen, die ihm peinlich sein könnten. Zu diesem Demonstrationszweck führt der Therapeut die Übungen schnell durch und weist darauf hin, daß das Tempo absichtlich schneller ist, als es während der tatsächlichen Durchführung der Fall sein wird.

Der Therapeut sollte den Klienten ermutigen, Fragen zu stellen, damit er jede Unsicherheit verliert und er über jeden Punkt, der noch unklar oder störend sein mag, beruhigt werden kann. Das gilt natürlich für alle therapeutischen Situationen.

Der Therapeut sollte auch zusammen mit dem Klienten überprüfen, ob z. B. Rücken oder Kniebeschwerden vorliegen, so daß bei den Spannungs-Entspannungsübungen diese Körperteile ausgespart werden können.

Für Leute mit Kontaktlinsen ist es manchmal sehr unangenehm, die Augen für längere Zeit geschlossen zu halten. Es ist wichtig, dies herauszufinden und dann dem Klienten zu gestatten, die Linsen herauszunehmen, wenn er es möchte. Desgleichen sollte der Klient einengende Bekleidung lockern und vielleicht sogar seine Schuhe ausziehen, wenn er sich dadurch wohler fühlt.

Bei allen Entspannungsübungen sollte die Stimme des Therapeuten leise, sanft, warm, melodisch und irgendwie hypnotisierend klingen; das Sprechtempo sollte viel langsamer sein als in normalen Gesprächen.

Entspannung durch Anspannung – Entspannung

Die folgenden Richtlinien gelten vor allem für Übungen, die die alternierende Anspannung und Entspannung von Muskeln verwenden. Der Therapeut sollte für jede Muskelgruppe 5–10 Sekunden zur Anspannung ansetzen und dann ca. 20 Sekunden lang Anweisungen zum Lockerlassen geben. Normalerweise werden pro Muskelgruppe zwei Anspannungs-Entspannungszyklen angewendet. Nach unserer Erfahrung hilft es sehr, wenn man dabei in Abständen kurze Anweisungen gibt wie: „Einfach loslassen, immer weiter", „Beachten Sie den Unterschied, genießen Sie ihn", oder: „Denken Sie daran, alle Muskeln zu lockern, immer mehr, tiefer und tiefer" usw. Weiterhin ist es gut, hin und wieder von eins bis zehn zu zählen, wobei man den Klienten auffordert, sich mit jeder Zahl immer mehr gehen zu lassen.

Gemäß dem von Goldfried (1971) vorgeschlagenen Bewältigungsverfahren kann man dem Klienten sagen, daß die Anspannungsphase ihn für seine mit Angst zusammenhängenden Sensationen sensibler macht und daß diese Empfindungen für ihn allmählich zum Hinweisreiz oder zum Signal werden, die Spannung durch Entspannung aufzuheben.

Die Klienten werden angewiesen, die angespannten Muskelgruppen so abrupt wie irgend möglich zu entspannen, so als ob sie die Spannung aus ihrem Körper herausschleudern würden. Dieses Verfahren der plötzlichen Entspannung, das Arnold Lazarus und Gordon Paul unabhängig voneinander einführten, scheint gegenüber der langsameren Entspannungstaktik Jacobsons den Vorteil zu haben, daß die Fähigkeit sich zu entspannen, in kürzerer Zeit erworben wird.

Vor allem für den unerfahrenen Therapeuten ist es ratsam, zumindest die anfänglichen Entspannungsübungen mit dem Klienten gemeinsam durchzuführen. Wir haben festgestellt, daß die propriozeptiven Reize, die der Therapeut wahrnimmt, wenn er sich selbst entspannt, eine Hilfe darstellen, die eigenen Verbalisationen so zu vermitteln, daß sie so entspannend und beruhigend wie irgend möglich klingen.[1]

Da wir es mit sehr subjektiven Gefühlen zu tun haben, ist es sinnvoll, in solchen Situatio-

---

1 Wir kennen mehr als einen Verhaltenstherapeuten, der während seiner eigenen Einführung zur Entspannung eingeschlafen ist. Die Frage ist allerdings, ob ein Therapeut sich wirklich so weitgehend selbst entspannen sollte!

nen, wo polygraphische Ableitungen nicht möglich sind, ein vereinfachtes Kommunikationssystem einzuführen, so daß der Klient jederzeit relativ schnell und ohne großen Aufwand angeben kann, wie entspannt er sich gerade fühlt. Wir verwenden eine einfache Zahlen-Skala von 0–100, wie etwas weiter oben dargestellt, auf der 0 völlige Entspannung und 100 maximale Anspannung bedeuten. Es ist natürlich wichtig, sich darüber zu verständigen, wie der jeweilige Klient diese Skalenpunkte versteht: Ein Wert von 30 kann für den einen Klienten sicherlich einen größeren Grad an subjektiv wahrgenommener Entspannung darstellen als für den anderen. Diese Skala kann wie folgt eingeführt werden:

> Damit wir uns besser darüber verständigen können, wie angespannt oder entspannt Sie sich zu verschiedenen Zeiten während dieses Trainings fühlen, möchte ich Ihnen gern eine subjektive Schätzskala vorstellen *(nach diesen Worten kann der Therapeut dem Klienten eine Karte mit der Skala aushändigen)*. Sie sehen sicher, daß diese Skala einen Nullpunkt hat, der für maximale Entspannung steht – vielleicht so, wie Sie sich fühlen, wenn Sie an einem warmen Sommertag am Strand in der Sonne liegen – und daß auf der anderen Seite der Skala bei 100 das Gefühl der stärksten Spannung eingetragen ist. Das bedeutet eine Anspannung, die so stark ist, wie sie sie überhaupt kennen – 100% Spannung. Werte um den Bereich von 75 würden also anzeigen, daß Sie sich ziemlich angespannt fühlen, aber nicht extrem angespannt, und Werte im Bereich von 25 weisen darauf hin, daß Sie sich sehr entspannt fühlen, aber nicht völlig entspannt. Werte im Bereich um 50 stehen demzufolge für einen mittleren Punkt zwischen Anspannung und Entspannung. Ich erwarte von Ihnen natürlich nicht, daß Sie so ganz genau sind, aber ich hoffe, daß Sie mir jeweils ungefähr angeben können, wie angespannt oder entspannt Sie sich gerade fühlen. An welche Stelle der Skala würden Sie sich z. B. im Moment plazieren?
>
> Gut, der Wert von 60, den Sie mir gerade genannt haben, sagt mir, daß Sie sich eher angespannt als entspannt fühlen, aber daß Sie keine übermäßige Spannung verspüren. Ist das richtig? ... Fein, wenn wir nun weitermachen, werden Sie mit dieser Skala immer besser zurechtkommen und ich werde verstehen lernen, wie Sie jeden Punkt auf dieser subjektiven Schätzskala bewerten.

Das folgende Transkript einer Entspannungssitzung stammt aus der klinischen Arbeit von Arnold Lazarus.

> Lehnen Sie sich nun zurück, so bequem wie möglich, schließen Sie die Augen und hören Sie mir zu. Ich werde Sie auf bestimmte Empfindungen in Ihrem Körper aufmerksam machen und Ihnen dann zeigen, wie Sie diese Empfindungen verringern können. Achten Sie bitte zuerst auf Ihren linken Arm, vor allen Dingen auf Ihre linke Hand. Schließen Sie Ihre linke Hand zur Faust. Machen Sie eine feste Faust und achten Sie auf die Spannung in Ihrer Hand und in Ihrem Unterarm. Beobachten Sie das Spannungsgefühl. Und jetzt loslassen. Entspannen Sie die linke Hand und lassen Sie sie auf der Armlehne liegen. Stellen Sie den Unterschied zwischen der Anspannung und der Entspannung fest. *(10 Sekunden Pause.)* Und noch einmal, machen Sie mit Ihrer linken Hand eine feste Faust, ganz fest; achten Sie auf die Spannung in Ihrer Hand und im Unterarm. Beobachten Sie diese Spannungen, und jetzt lassen Sie los. Lassen Sie Ihre Finger ausgestreckt, entspannt, und stellen Sie noch einmal den Unterschied zwischen der Muskelanspannung und der Muskelentspannung fest. *(10 Sekunden Pause.)*
>
> Jetzt machen wir dasselbe mit der rechten Hand. Schließen Sie die rechte Hand zur Faust. Achten Sie auf die Anspannung *(5 Sekunden Pause),* und jetzt entspannen Sie. Entspannen Sie die rechte Hand. Beachten Sie wiederum den Unterschied zwischen der Anspannung und der Entspannung, und genießen Sie den Kontrast. *(10 Sekunden Pause.)* Und noch einmal, mit der rechten Hand eine Faust machen, ganz fest anspannen. Die Spannung beobachten. Beobachten Sie sie. Und jetzt die rechte Hand entspannen, lassen Sie die Finger bequem ausgestreckt. Probieren Sie aus, ob Sie nicht noch ein bißchen mehr loslassen können. Wenn es auch so scheint, als ob Sie schon so lockergelassen haben wie Sie nur können, vielleicht können Sie

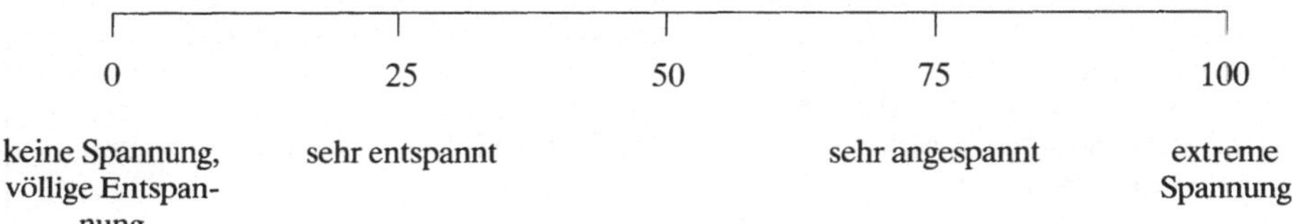

doch noch ein bißchen weiter entspannen. Beachten Sie wieder den Unterschied zwischen der Anspannung und der Entspannung. Achten Sie auf die Lockerheit, die sich in Ihren beiden Armen und Händen ausbreitet. Beide Arme und Hände sind jetzt ein wenig mehr entspannt.

Nun biegen Sie beide Hände im Handgelenk zurück, so daß Sie die Muskeln im Handrücken und im Unterarm anspannen. Die Finger zeigen zur Decke. Achten Sie auf die Spannung, und jetzt entspannen. Legen Sie Ihre Hände zurück in die Ruheposition und beobachten Sie den Unterschied zwischen der Anspannung und der Entspannung *(10 Sekunden Pause)*. Und noch einmal – die Finger zeigen zur Decke, Sie fühlen die Anspannung in den Handrücken und in den Unterarmen. Und jetzt entspannen. Loslassen. Weiter und weiter *(10 Sekunden Pause)*.

Jetzt machen Sie beide Hände zu Fäusten und führen Sie sie zu den Schultern, so daß Sie Ihre Bizepsmuskeln anspannen, die großen Muskeln im oberen Teil des Armes. Fühlen Sie die Spannung in den Bizepsmuskeln. Und jetzt entspannen. Lassen Sie die Arme wieder herunter fallen, und beachten Sie den Unterschied zwischen der Spannung, die in ihren Bizepsmuskeln war, und der entsprechenden Entspannung, die Sie jetzt fühlen *(10 Sekunden Pause)*. Wir wollen das noch einmal machen. Beide Bizepsmuskeln anspannen, beide Arme heben und versuchen, die Fäuste an die Schultern zu bringen. Beobachten Sie die Spannung. Halten Sie sie, fühlen Sie sie. Und jetzt entspannen. Und noch einmal, die Arme fallen lassen und das Entspannungsgefühl beobachten, den Unterschied zwischen Spannung und Entspannung. Lassen Sie diese Muskeln immer weiter los, weiter und weiter *(10 Sekunden Pause)*.

Wir kommen jetzt zu den Schultern. Heben Sie Ihre Schultern, bringen Sie beide Schultern in die Nähe Ihrer Ohren, so als ob Sie Ihre Ohren mit den Schultern berühren wollten. Und achten Sie auf die Spannung in Ihren Schultern und in Ihrem Nacken. Achten Sie genau auf die Spannung. Halten Sie sie. Und jetzt entspannen. Lassen Sie beide Schultern wieder in die Ruheposition zurücksinken. Lassen Sie sie ganz los, weiter und weiter. Und noch einmal den Unterschied zwischen der Spannung und der Entspannung, die sich jetzt in Ihrem Schulterbereich ausdehnt, beachten *(10 Sekunden Pause)*. Machen Sie das noch einmal. Heben Sie Ihre Schultern hoch, als wollten Sie Ihre Ohren berühren. Fühlen Sie die Spannung in den Schultern, im oberen Rücken, im Nacken. Beobachten Sie die Spannung in diesen Muskeln. Und jetzt entspannen. Lockern Sie diese Muskeln. Lassen Sie Ihre Schultern zurücksinken in die Ruheposition und stellen Sie wieder den

Unterschied zwischen der Spannung und der Entspannung fest *(10 Sekunden Pause)*.

Sie können auch lernen, die einzelnen Gesichtsmuskeln noch tiefer zu entspannen. Ich möchte jetzt, daß Sie Ihre Stirn runzeln und in Falten legen. Runzeln Sie sie, bis Sie das Gefühl haben, daß Ihre ganze Stirn in Falten liegt; die Muskeln sind angespannt und die Haut ist zerfurcht. Und jetzt entspannen. Glätten Sie Ihre Stirn. Lassen Sie die Muskeln locker *(10 Sekunden Pause)*. Und noch einmal. Runzeln Sie Ihre Stirn. Achten Sie auf die Spannung in den Muskeln über den Augen in der Stirngegend. Und jetzt glätten Sie Ihre Stirn. Entspannen Sie die Muskeln. Und achten Sie noch einmal auf den Kontrast zwischen der Spannung und der Entspannung *(10 Sekunden Pause)*.

Jetzt schließen Sie Ihre Augen ganz fest. Schließen Sie sie so fest, daß Sie überall um die Augen herum Spannung fühlen. Spannung auch in all den vielen Muskeln, die die Bewegung der Augen kontrollieren *(5 Sekunden Pause)*. Und jetzt entspannen Sie diese Muskeln, lassen Sie sie los und achten Sie dabei auf den Unterschied zwischen der Spannung und der Entspannung *(10 Sekunden Pause)*. Machen Sie das noch einmal. Augen ganz fest zu und auf die Spannung achten. Die Spannung halten *(5 Sekunden Pause)*. Und entspannen, loslassen und die Augen wohlig geschlossen halten *(10 Sekunden Pause)*.

Und jetzt spannen Sie die Kiefer an, beißen Sie die Zähne fest zusammen. Achten Sie auf die Spannung in den Kiefern *(5 Sekunden Pause)*. Jetzt entspannen Sie die Kiefer. Lassen Sie die Lippen leicht auseinandergehen, und achten Sie auf den Unterschied zwischen der Spannung und der Entspannung in der Kiefergegend *(10 Sekunden Pause)*. Und jetzt loslassen, weiter und weiter. Entspannen Sie immer weiter *(10 Sekunden Pause)*.

Jetzt schürzen Sie Ihre Lippen, pressen Sie sie fest zusammen. So ist es richtig; pressen Sie sie ganz fest zusammen und fühlen Sie die Spannung in der Mundgegend. Und jetzt entspannen; entspannen Sie die Muskeln um den Mund herum, und lassen Sie Ihr Kinn ganz locker fallen. Noch einmal jetzt, pressen Sie Ihre Lippen zusammen und achten Sie auf die Spannung in der Mundgegend. Die Spannung halten *(5 Sekunden Pause)*. Und jetzt entspannen. Lassen Sie diese Muskeln los, immer lockerer und lockerer *(10 Sekunden Pause)*. Beobachten Sie, wieviel lockerer die Muskeln vielleicht schon geworden sind in den Körperteilen, die wir nacheinander angespannt und entspannt haben. Ihre Hände, Ihre Arme, Ihre Oberarme, die Schultern und die verschiedenen Gesichtsmuskeln.

Und jetzt kommen wir zum Nacken. Drücken Sie Ihren Kopf fest gegen die Unterlage. Drücken Sie ihn so fest zurück, daß Sie die Spannung fühlen, vor allem im Nacken und in der oberen Rückenpartie. Halten Sie die Spannung, beobachten Sie sie. Und jetzt loslassen, lassen Sie den Kopf jetzt ganz locker liegen und genießen Sie den Kontrast zwischen der Spannung, die Sie zuerst hergestellt haben und der größeren Entspannung, die Sie jetzt fühlen können. Lassen Sie noch weiter los, weiter und weiter, immer lockerer und lockerer, so weit Sie können. Und noch einmal, den Kopf zurückdrücken, die Spannung beobachten, halten *(5 Sekunden Pause)*. Und jetzt loslassen, einfach entspannen, lockerlassen, immer weiter *(10 Sekunden Pause)*.

Jetzt neigen Sie bitte den Kopf nach vorn und versuchen Sie, Ihr Kinn auf die Brust zu drücken. Fühlen Sie die Spannung, vor allem im Hals. Und jetzt entspannen, loslassen, immer weiter *(10 Sekunden Pause)*. Und noch einmal das Kinn auf die Brust drücken, halten *(5 Sekunden Pause)*. Und jetzt entspannen, einfach entspannen, immer tiefer, noch tiefer *(10 Sekunden Pause)*.

Nun kommen wir zu den oberen Rückenmuskeln. Biegen Sie Ihren Rücken vor, biegen Sie ihn und drücken Sie Brust und Bauch so stark heraus, daß Sie im Rücken Spannung fühlen, vor allem im oberen Teil des Rückens. Achten Sie auf die Spannung, und jetzt entspannen Sie. Lassen Sie den Körper wieder locker auf der Unterlage ruhen und beobachten Sie den Unterschied zwischen der Anspannung und der Entspannung, dabei die Muskeln immer mehr loslassen *(10 Sekunden Pause)*. Jetzt noch einmal den Rücken nach vorne biegen. Auf die Spannung achten, die Spannung halten *(5 Sekunden Pause)*. Und jetzt entspannen Sie wieder den Rücken, lassen Sie dabei alle Anspannung in diesen Muskeln gehen *(10 Sekunden Pause)*.

Und nun holen Sie bitte tief Luft, füllen Sie Ihre Lungen und halten Sie den Atem an. Halten Sie den Atem an und achten Sie auf die Spannung in Ihrer Brust bis hinunter in die Magengegend. Fühlen Sie diese Spannung, und jetzt entspannen, loslassen. Atmen Sie aus und atmen Sie dann wieder normal. Beobachten Sie wieder den Unterschied zwischen der Anspannung und der Entspannung *(10 Sekunden Pause)*. Wir wollen das wiederholen: Tief Luft holen und halten. Halten. Auf die Spannungen achten. Beobachten Sie sie. Fühlen Sie, wie die Muskeln angespannt sind. Achten Sie auf Ihre Empfindungen. Und jetzt ausatmen und wieder normal atmen, atmen Sie ganz locker und entspannen Sie dabei die Brustmuskeln und die Muskeln in der Magengegend, entspannen Sie sich immer weiter, bei jedem Ausatmen etwas mehr *(10 Sekunden Pause)*.

Und jetzt spannen Sie die Bauchmuskeln an. Spannen Sie sie ganz fest an. Halten! Machen Sie Ihren Bauch richtig hart. Und jetzt entspannen. Lassen Sie diese Muskeln locker. Einfach loslassen und entspannen *(10 Sekunden Pause)*. Machen Sie das noch einmal – alle Bauchmuskeln anspannen – die Spannung fühlen *(5 Sekunden Pause)*. Und jetzt entspannen, locker lassen, immer weiter, immer mehr. Lockern Sie die Spannung. Lassen Sie die Spannungen los, und achten Sie auf den Unterschied zwischen der Anspannung und der Entspannung *(10 Sekunden Pause)*.

Jetzt möchte ich, daß Sie beide Beine strecken. Strecken Sie sie so aus, daß Sie die Spannung in den Oberschenkeln fühlen können. Weit ausstrecken *(5 Sekunden Pause)*. Und jetzt entspannen. Entspannen Sie die Beine und achten Sie wieder auf den Unterschied zwischen der Anspannung in den Oberschenkelmuskeln und der entsprechenden Entspannung, die Sie jetzt fühlen *(10 Sekunden Pause)*. Und noch einmal, die Knie zusammen, beide Beine strecken, so daß Sie fühlen können, wie die Muskeln in den Oberschenkeln hart werden, ganz angespannt *(5 Sekunden Pause)*. Und jetzt entspannen, entspannen Sie die Muskeln. Lassen Sie sie ganz locker. Werden Sie alle Spannungen in Ihren Oberschenkeln los *(10 Sekunden Pause)*.

Jetzt spannen Sie beide Wadenmuskeln an, indem Sie mit Ihren Zehen in Richtung Kopf zeigen. Wenn Sie Ihre Zehen in Kopfrichtung strecken, können Sie das Ziehen, die Spannung, die Kontraktion in Ihren Wadenmuskeln und auch im Schienbein fühlen. Beobachten Sie diese Spannung. Und jetzt entspannen. Entspannen Sie die Beine und achten Sie wieder auf den Unterschied zwischen der Anspannung und der Entspannung *(10 Sekunden Pause)*. Jetzt noch einmal, beugen Sie die Füße im Gelenk, so daß die Zehen zum Kopf zeigen, und achten Sie auf die Spannung. Die Spannung halten, spüren. Und jetzt loslassen, die Muskeln entspannen, immer weiter, immer mehr, ganz tief entspannen *(10 Sekunden Pause)*.

Jetzt haben Sie Ihre Muskeln zur Anspannung gebracht und ebenso gezielt zur Entspannung oder zum Lockern veranlaßt. Sie haben den Unterschied zwischen Muskelspannung und -entspannung bemerkt. Jetzt können Sie feststellen, ob in Ihren Muskeln irgendwelche Spannungen bestehen, und wenn dem so ist, können Sie versuchen, sich auf diese Muskeln zu konzentrieren und sie ganz gezielt entspannen und lockerlassen. Wenn Sie daran denken, einen Muskel zu lockern, sind Sie tatsächlich schon in der Lage, das auch zu tun, wenn es auch noch nicht so viel ist.

Ich möchte jetzt gern noch einmal mit Ihnen die verschiedenen Muskelgruppen durchgehen, mit denen wir geübt haben. Immer wenn ich eine Muskelgruppe nenne, versuchen Sie festzustellen, ob Sie in diesen Muskeln eine Verspannung fühlen. Wenn Sie Spannung registrieren, versuchen Sie, sich auf diese Muskeln zu konzentrieren, sie zu entspannen und locker zu lassen *(5 Sekunden Pause)*. Entspannen Sie die Muskeln in Ihren Füßen, in der Knöchelgegend und in den Waden *(5 Sekunden Pause)*, Schienbeine, Kniee und Oberschenkel *(5 Sekunden Pause)*, Gesäß und Hüften *(5 Sekunden Pause)*. Lockern Sie die Muskeln im Unterkörper *(5 Sekunden Pause)*. Entspannen Sie Bauch, Brust, untere Rückenpartie *(5 Sekunden Pause)*, obere Rückenpartie, Brust und Schultern *(5 Sekunden Pause)*. Entspannen Sie Oberarme, Unterarme und Hände, bis zu den Fingerspitzen *(5 Sekunden Pause)*. Lockern Sie die Muskeln am Hals und im Nacken *(5 Sekunden Pause)*. Entspannen Sie Ihre Kiefer- und Gesichtsmuskeln *(5 Sekunden Pause)*. Lassen Sie alle Muskeln in Ihrem Körper locker werden *(5 Sekunden Pause)*. Jetzt bleiben Sie ganz ruhig mit geschlossenen Augen sitzen *(5 Sekunden Pause)*. Tun Sie weiter gar nichts. Bleiben Sie nur einfach ein paar Minuten mit geschlossenen Augen ruhig sitzen *(2 Minuten Pause)*.[2]

Jetzt denken Sie bitte an die Skala von 0 bis 100, in der 0 völlige Entspannung und 100 maximale Anspannung bezeichnet. Überlegen Sie, wo ungefähr Sie sich jetzt auf dieser Skala einordnen würden. Behalten Sie die Zahl im Kopf, so daß Sie sie angeben können, wenn Sie die Augen wieder aufmachen. So, ich werde jetzt von 5 bis 1 rückwärts zählen. Wenn ich bei 1 angekommen bin, öffnen Sie die Augen, strecken Sie sich, seien Sie wieder ganz wach und schalten Sie den Kasettenrekorder aus. 5 ... 4 ... 3 ... 2 ... 1 – Augen auf, aufwachen.

Üben von Entspannung. Man hat den Klienten schon darüber unterrichtet, daß das *Üben* das Wichtigste ist. Um die Zahl der Übungssitzungen zu vergrößern, ohne damit zugleich auch die Ausgaben des Klienten und den Zeitaufwand des Therapeuten ansteigen zu lassen, haben wir intensiven Gebrauch von

---

2 An dieser Stelle kann der Therapeut von 1 bis 10 zählen, indem er immer tiefere Entspannung suggeriert, entsprechend den Instruktionen weiter oben in diesem Kapitel.

auf Band gesprochenen Entspannungsinstruktionen gemacht. Wir haben herausgefunden, daß es nicht ausreicht oder sogar von Nachteil sein kann, wenn man dem Klienten einfach sagt, er solle nach Hause gehen und Entspannungsübungen machen, und zwar trifft das auch dann zu, wenn er schon einige Sitzungen im Behandlungszimmer absolviert hat. Es kann nämlich sein, daß der Klient Mißerfolg erlebt und daß ihm dann womöglich das ganze Unternehmen verleidet wird. Wenn man den Klienten auffordert, zwischen den Therapiesitzungen zu Hause ohne Tonband als Anleitung zu üben, führt das häufig dazu, daß er unzufrieden wird oder verzweifelt oder – was vielleicht noch schlimmer ist – darauf verfällt, den Therapeuten über seine angeblichen Fortschritte zu belügen.

Den ambulanten Patienten kann man bitten, einen Kassettenrekorder und eine unbespielte Kassette mit in die Therapiestunde zu bringen. Während der Sitzung kann der Therapeut dann die Kassette für den Klienten bespielen (wobei er all die Vorsichtsmaßnahmen beachtet, die weiter oben in diesem Kapitel erwähnt wurden). Damit stellt er ihm ein sozusagen maßgeschneidertes Band zur Verfügung, das alle die Elemente beinhaltet (bzw. ausschließt), die für diesen bestimmten Menschen angemessen (oder unangemessen) sind. Auch bei minderbemittelten Klienten ist die Anregung, sich einen preiswerten Kassettenrekorder zu kaufen, sinnvoll, wenn man bedenkt, wie teuer eine Therapiesitzung normalerweise ist. Alternativ haben wir auch mit gutem Erfolg Standardaufnahmen verwendet, vor allem in der Universitätsklinik, wo einer der Behandlungsräume als „Tonbandraum" benutzt werden kann.

Die Übungssituation zu Hause muß so gestaltet werden, daß sie dem Klienten entspricht. Er wird aufgefordert, seine Übungen an einem ruhigen Ort durchzuführen, wo er möglichst bis zu einer halben Stunde lang allein sein kann und ein bequemes Bett oder einen bequemen Sessel zur Verfügung hat, auf dem er sich entspannen kann. Er wird angewiesen, einmal am Tag zu üben; normalerweise soll die Übung nicht häufiger durchgeführt werden. Trotz der Begeisterung vieler Klienten erscheint es ihnen nämlich meist schwierig, die Zeit für mehr als eine Übungssitzung pro Tag aufzubringen. Der Klient wird darauf hingewiesen, wie wichtig es ist, Aufzeichnungen zu machen, die auch alle Schwierigkeiten oder anderen bemerkenswerten Ereignisse während der Trainingssitzungen beinhalten sollten. Die Eintragung nach der Skala von 0 bis 100 vor und nach der Sitzung ist in diesem Zusammenhang besonders zweckdienlich. Das unten abgebildete Formblatt hat sich als nützlich erwiesen, um laufend über die Übungssitzungen des Klienten Informationen zu erhalten.

Registrationsform für Entspannung			
Datum	Vorher	Nachher	Bemerkungen: (Gab es Schwierigkeiten? Wurden Sie unterbrochen? War heute ein besonders schlechter Tag? Hatten Sie Kopfschmerzen?)

Da der Klient bis zu sieben Übungssitzungen ohne die direkte Supervision des Therapeuten durchführt, ist es wichtig, ihm vorher klarzumachen, daß er nicht zu viel von der Bandaufnahme erwarten darf und daß er jetzt nicht versuchen soll, seine Fertigkeit zur Entspannung in *echten* Lebenssituationen einzusetzen. Die Begründung liegt auf der Hand: Wenn ein Klient schon einmal den Zustand tiefer Entspannung erlebt hat, glaubt er vielleicht, daß er sich jetzt auch seinen Schwierigkeiten draußen im Leben mit bedeutend weniger Angst stellen kann. Eine Enttäuschung ist dann wahrscheinlich. Auch erwarten manche Klienten, daß die Entspannung noch stundenlang anhalten wird, nachdem sie das Band gehört haben. Es ist erstaunlich, wie sich viele Klienten trotz der Warnungen durch den Therapeuten in den Kopf setzen, die Entspannung ganz schnell lernen und auch in realen Lebenssituationen anwenden zu können. Solche schnellen Ergebnisse sind zwar nicht unmöglich, aber doch in hohem Maße unwahrscheinlich, und deswegen sollte der Therapeut unmißverständlich klarstellen, daß die positive Auswirkung der Entspannung erst durch lange gründliche Übung zum Tragen kommen kann.

Gelegentlich mußten wir feststellen, daß sich die Angst des Klienten nach dem Anhören der Bänder paradoxerweise verschlimmerte. Dies kann mit zu den seltenen negativen Reaktionen auf das Entspannungstraining gehören (vor allem bei psychotischen Klienten); viel öfter aber hängt es damit zusammen, daß der Klient anfängt, seine Spannungen eher wahrzunehmen. Der Therapeut kann diese Zunahme an Eigenwahrnehmung als gutes Zeichen interpretieren. Wir betonen noch einmal, daß letztlich Spannungen als Hinweisreize für gelernte Entspannungsreaktionen eingesetzt werden und daß der Klient deshalb lernen muß, seinem Körper gegenüber sensibel zu sein, um so die Grundlage für spätere Entspannungsreaktionen auf interne Angststimuli aufzubauen (Goldfried, 1971).

Wie bei allen Verhaltenstherapietechniken, muß der Therapeut die auf das Klientenverhalten folgende Intervention entsprechend diesem Verhalten gestalten. Folglich sollte man sich durch häufige und detaillierte Rückfragen immer wieder informieren, wie der Klient mit den Tonbändern zurechtkommt, und zwar nicht nur im Hinblick auf die Spannungseinschätzung, sondern auch um eher qualitative Reaktionen – wie Abneigungen gegen oder Vorlieben für bestimmte Anweisungen – zu erfassen. Weiter kann es auch sein, daß ein Klient etwa auffallend mehr über seine Empfindung der Leichtigkeit spricht als über das Schweregefühl. Der Therapeut tut dann gut daran, wenn er – ähnlich wie bei den Ratschlägen zur Hypnose (s. S. II ff. e. O.) beschrieben – vorgeht und sich diese Eröffnung zunutze macht, indem er auf späteren Bändern gerade solche Reaktionen anregt.

Entspannung durch Loslassen

Beim Entspannungstraining von Jacobson beginnt man mit Entspannung nach vorausgehender Anspannung, strebt aber dann einen Punkt an, zu dem der Klient sich einfach ohne diese Anspannung lockern kann. Wenn die Klienten ein paar Wochen lang geübt haben, kann man von ihnen immer öfter hören, daß sie nach einer Periode der Entspannung nur noch widerwillig die Muskelanspannung ausführen. Sie sagen etwa: „Ich komme jetzt an einen Punkt, wo es mir am liebsten wäre, wenn das Tonband mich einfach selbst weiter entspannen lassen würde". Oder: „Wissen Sie, ich hätte viel lieber ohne die Anspannung weitergeübt". Ein weiterer Hinweis scheint es zu sein, wenn der Klient ziemlich leicht auf die Höhe von ungefähr 20 auf der Entspannungsskala herunter kommt, was bedeutet, daß er nahezu bei jeder Entspannungssitzung die Stufe „sehr entspannt" erreicht.

Loslassen ist die nächste logische Phase, weil der Klient zu diesem Zeitpunkt wahrscheinlich auch schon geringere Muskelspannungen wahrnehmen kann und eher in der Lage ist, sie aufzulösen. Das folgende Transkript ist ein Beispiel für eine Anweisung zum Loslassen.

> Sie liegen ganz bequem mit geschlossenen Augen da, Ihr ganzer Körper liegt so bequem, daß Sie gar keine Muskeln anspannen müssen. Einfach loslassen, so gut Sie können *(3 Sekunden Pause)*.
> Konzentrieren Sie sich auf Ihre rechte Hand, und falls Sie da irgendeine Spannung spüren, lassen Sie sie einfach los *(3 Sekunden Pause)*. Einfach entspannen *(3 Sekunden Pause)*. Entspannen Sie alle Muskeln so gut Sie nur können *(3 Sekunden Pause)*. Entspannen Sie die Muskeln des rechten Unterarms, immer weiter loslassen *(3 Sekunden Pause)*. Lassen Sie die Muskeln einfach immer weiter los, tiefer und tiefer. Entspannen Sie *(3 Sekunden Pause)*. Jetzt entspannen Sie die Muskeln im rechten Oberarm,

> diese Muskeln einfach entspannen, so gut wie es geht entspannen. Lassen Sie Ihren ganzen rechten Arm einfach weiter los, weiter und weiter; den Unterarm, die rechte Hand bis zu den Fingerspitzen einfach entspannen und loslassen *(3 Sekunden Pause)*. Entspannen Sie sich. Während Sie jetzt Ihren rechten Arm und Ihre rechte Hand immer weiter loslassen, wenden Sie sich auch Ihrer linken Hand zu und entspannen Sie die linke Hand so gut wie Sie nur können *(3 Sekunden Pause)*. Einfach immer weiter loslassen. Lassen Sie die Muskeln in Ihrem linken Unterarm los, einfach entspannen. Immer weiter entspannen *(3 Sekunden Pause)*. Fühlen Sie nur, wie die Entspannung jetzt in Ihrem linken Oberarm kommt, wie sich diese Muskeln jetzt auch immer weiter entspannen, immer mehr entspannen *(3 Sekunden Pause)*. Sie entspannen sich immer weiter, werden immer entspannter *(3 Sekunden Pause)*. Entspannen Sie jetzt beide Schultern und fühlen Sie die sanfte Schwere, die ruhige Entspannung, wie Sie sich jetzt immer mehr in Ihren beiden Armen, in den Händen, in den Fingerspitzen ausbreitet *(3 Sekunden Pause)*. Lassen Sie diese Muskeln immer weiter los *(3 Sekunden Pause)*. Jetzt kommen wir zu den Gesichtsmuskeln. Glätten Sie Ihre Stirn, entspannen Sie einfach die Muskeln, immer weiter *(3 Sekunden Pause)*. Wenn Sie daran denken, daß Sie diese Muskeln entspannen, fühlen Sie langsam immer stärker, wie sich die Entspannung in ihnen ausbreitet. Ihre Augen fühlen sich leicht und sind behaglich geschlossen *(3 Sekunden Pause)*. Die Entspannung breitet sich warm in Ihren Wangen aus, und die Muskeln werden immer lockerer *(3 Sekunden Pause)*. Ihre Kiefer sind locker entspannt, weiter und immer weiter entspannen *(3 Sekunden Pause)*. Fühlen Sie, wie die Entspannung langsam in Ihren Hals wandert und hinunter in Ihre Brust, wie Sie immer weiter und weiter entspannen *(3 Sekunden Pause)*. Sie denken daran, daß Sie loslassen und dabei können Sie immer weiter, immer weiter loslassen *(3 Sekunden Pause)*. Sie atmen langsam und gleichmäßig, und jedesmal, wenn Sie ausatmen, lassen Sie etwas weiter los *(3 Sekunden Pause)*. Die Entspannung kommt jetzt in Ihren Bauch, entspannen Sie immer mehr, lassen Sie immer weiter los *(3 Sekunden Pause)*. Entspannen, einfach entspannen. Fühlen Sie die Entspannung in Ihren Hüften und im Gesäß, wie Sie schwer und angenehm daliegen. Immer weiter entspannen *(3 Sekunden Pause)*. Die Entspannung breitet sich in Ihre Oberschenkel aus, Sie entspannen immer mehr *(3 Sekunden Pause)*. Tiefer und tiefer. Lassen Sie einfach immer weiter los, immer mehr *(3 Sekunden Pause)*. Die Entspannung breitet sich jetzt bis in die Waden aus, im linken und im rechten Bein, im-

mer weiter entspannen *(3 Sekunden Pause)*. Jetzt geht die Entspannung bis in Ihre Füße hinunter, immer weiter und weiter entspannen. Entspannen Sie einfach weiter, immer weiter *(3 Sekunden Pause)*.

Damit Sie sich noch mehr entspannen können, werde ich jetzt langsam von 1 bis 10 zählen. Bei jeder Zahl versuchen Sie sich noch ein bißchen mehr zu entspannen. Auch wenn Sie meinen, daß Sie sich jetzt nicht mehr tiefer entspannen können, geht es doch immer noch ein bißchen mehr, und Sie genießen noch mehr die Ruhe und Entspannung, wenn Sie einfach noch weiter loslassen *(3 Sekunden Pause)*: 1 – immer mehr entspannen *(3 Sekunden Pause)*. 2 – immer weiter entspannen *(3 Sekunden Pause)*. 3 – immer mehr, immer weiter *(3 Sekunden Pause)*. 4 – immer mehr entspannen *(3 Sekunden Pause)*. 5 – Sie entspannen Ihren ganzen Körper, werden immer schwerer und lockerer und immer entspannter *(3 Sekunden Pause)*. 6 – tiefer und tiefer, immer weiter entspannen *(3 Sekunden Pause)*. 7 – Ihr ganzer Körper wird immer entspannter, immer schwerer und lockerer, immer ruhiger *(3 Sekunden Pause)*. 8 – immer weiter, immer mehr entspannen *(3 Sekunden Pause)*. 9 – immer weiter entspannen. *(3 Sekunden Pause)*. 10 – entspannen Sie immer weiter, genau wie jetzt, immer weiter entspannen *(3 Sekunden Pause)*.

Jetzt, wo Sie so entspannt sind, möchte ich, daß Sie an die Skala von 0 bis 100 denken, wo 0 völlige Entspannung und 100 extreme Anspannung bedeutet. Wenn Sie meinen, daß Sie ungefähr bei 30 oder darunter liegen, mit anderen Worten, wenn Sie das Gefühl haben, daß Sie ganz entspannt sind, dann hören Sie weiter diesem Band zu. Wenn Sie heute nicht ganz so entspannt sind, dann behalten Sie jetzt Ihre Punktzahl und schreiben Sie sie auf, wenn Sie die Augen aufmachen. Wenn Sie nicht bei 30 oder darunter liegen, schalten Sie jetzt das Tonbandgerät ab *(10 Sekunden Pause)*.

In ein paar Minuten werde ich anfangen zu schweigen, damit Sie die folgende Übung durchführen können. Ich möchte, daß Sie sich jedesmal, wenn Sie ausatmen, in Gedanken das Wort „Ruhe" vorsagen. Ich möchte, daß Sie bei jedem Ausatmen ein bißchen mehr loslassen und gleichzeitig das Wort „Ruhe" denken. Das wird Ihnen helfen, in Gedanken das Wort „Ruhe" mit dem ruhigen Zustand, in dem Sie sich jetzt befinden, zu verbinden. Jedesmal, wenn Sie ausatmen, möchte ich, daß Sie in Gedanken das Wort „Ruhe" aussprechen. Fangen Sie an und machen Sie das so lange, bis ich wieder anfange zu sprechen *(3 Minuten Pause)*.

Gut so! Hören Sie mit der Übung auf und hören Sie mir jetzt bitte wieder zu. Ich möchte, daß Sie

prüfen, an welcher Stelle Sie sich jetzt einordnen würden, damit Sie diese Zahl auf Ihrem Aufzeichnungsbogen notieren können, wenn Sie wieder wach sind ...

Ich zähle jetzt von 5 bis 1 und bei 1 machen Sie die Augen auf und sind wieder ganz wach und munter. 5 ... 4 ... 3 ... 2 ... 1 – Augen auf, aufwachen und das Gerät abschalten.

Die Entwöhnung des Klienten vom Tonband. Wenn der Klient regelmäßig berichtet, daß er mit Hilfe des zweiten Bandes (der Instruktionen zum Loslassen) recht tiefe Stadien der Entspannung (vielleicht um 10 bis 20) erreicht, sollte der Therapeut beginnen, die Abhängigkeit vom Tonband zu verringern. Dies läßt sich dadurch erreichen, daß man den Klienten auffordert, ungefähr 10 Minuten zu entspannen, bevor er das Tonband einschaltet. Man gibt dem Klienten damit die Möglichkeit zu bestimmen, wieviel Spannungsreduktion er ohne das Tonband selbst erreichen kann, während er gleichzeitig weiß, daß das Band schließlich doch noch benutzt wird. Auf diese Art bekommt man drei Entspannungseinschätzungen – vor der Entspannung, nach 10 Minuten selbständiger Entspannung und nachdem er dem Band zugehört hat. Wenn sich der Unterschied zwischen der zweiten und dritten Einschätzung verringert, bedeutet das, daß keine so große Abhängigkeit vom Band mehr besteht.

Differentielle Entspannung

Sobald der Klient gelernt hat, alle Teile seines Körpers im Liegen zu entspannen, ist es oft wünschenswert, die Entspannungsfertigkeiten auch auf Streßsituationen des täglichen Lebens anzuwenden, auf Situationen also, in denen sich der Klient nicht hinlegen kann, um zu entspannen. Der Begriff „differentielle Entspannung" bezieht sich auf die Entspannung solcher Muskeln, die für bestimmte Aktivitäten nicht wesentlich sind. Wenn man z. B. sitzt und sich mit jemandem unterhält, kann man ganz unauffällig viele Muskeln im Gesicht, im Rücken, im Bauch und in den Beinen entspannen. Die folgende Niederschrift veranschaulicht Vorgehensweisen, die man in der Praxis mit Erfolg anwenden kann. Man muß den Klienten in erster Linie so weit bringen, daß er erkennt, welche Muskeln jeweils der augenblicklichen Situation entsprechend nicht angespannt sein müssen, daß er feststellen kann, ob sie angespannt sind, und daß er dann ausgewählte Muskelgruppen entspannen kann – ganz so, wie er das in den Übungen zum Loslassen bereits gelernt hat. Der Therapeut kann sich weitere Übungen einfallen lassen, vor allem solche, die eine gewisse Simulation von Situationen darstellen, die im Alltag des Klienten aktuell sind (z. B. sich mit jemandem unterhalten).

Die erste Trainingssitzung zur differentiellen Entspannung kann so beginnen, daß der Klient zunächst 10 Minuten lang allein entspannt. Wenn er signalisiert, daß er einen Entspannungszustand von ungefähr 30 oder darunter erreicht hat, kann der Therapeut etwa so fortfahren:

Gut, öffnen Sie jetzt die Augen und dann helfe ich Ihnen, sich im Sessel aufrecht hinzusetzen. Jetzt bleiben Sie ruhig so sitzen und hören Sie zu, was ich Ihnen erkläre. Bitte halten Sie die Augen offen, und schauen Sie vielleicht diese Steckdose an der Wand an. Schauen Sie nur einfach auf die Steckdose, und dabei werden Sie feststellen, daß Sie währenddessen viele Ihrer Muskeln gar nicht anzuspannen brauchen. Es ist z. B. nicht nötig, daß Sie die Stirnmuskeln anspannen, oder die Muskeln in den Armen, Schultern und Beinen. Bei einer Tätigkeit wie etwa dem Betrachten eines Gegenstandes können Sie also viele Muskeln ganz entspannt lassen. Sie merken wahrscheinlich, daß Sie die Halsmuskeln etwas anspannen müssen, um Ihren Kopf aufrecht zu halten, aber es ist wirklich nicht nötig, daß Sie die Schultern oder die Arme anspannen oder die diversen Muskeln in der Brust, im Bauch und in den Beinen. Sehen Sie nur, wie entspannt ein großer Teil Ihres Körpers bleiben kann, während Sie diese Stelle an der Wand anschauen. Bleiben Sie so sitzen, achten Sie darauf, ob sich ab und zu wieder unnötige Anspannungen einschleichen und schalten Sie die dann gleich wieder aus. Genauso wie Sie das Anspannen eines willkürlichen Muskels kontrollieren können, können Sie diesen Muskel auch willkürlich entspannen. Das erfordert schon einige Übung, aber Sie können sich sicher jetzt schon ganz gut vorstellen, wie es geht. Entspannen Sie einfach weiter und genießen Sie die

---

angenehmen Empfindungen, die mit der Entspannung verbunden sind *(den Klienten ungefähr 15 Sekunden sitzen lassen).*
Jetzt möchte ich Ihnen noch etwas anderes zeigen. Nehmen Sie bitte diesen Schreibblock in die Hand und drehen Sie ihn um. So ist es richtig, halten Sie ihn in der Hand und wenden Sie ihn. Schauen Sie den Block an und üben Sie mit einer Hand, während alle anderen Muskeln entspannt bleiben. Auch jetzt ist es noch nicht nötig, daß Sie viele Muskeln anspannen. Sie brauchen weder Ihre Gesichtsmuskeln anzuspannen, noch die Muskeln im anderen Arm, im Bauch oder in den Beinen. Diese anderen Muskeln sind unwichtig für das, was Sie jetzt tun; deshalb können Sie sie ganz entspannt lassen und die Ruhe genießen, die es einem gibt, wenn man auch nur ein paar Muskeln entspannt. *(Man läßt den Klienten eine Weile so weitermachen.)* Was ist das für ein Gefühl? *(Der Klient wird – sofern ihm die Übung gelingt – zweifellos berichten, daß es ihm gefällt. Wenn er über Spannungen berichtet, muß man ihn dazu veranlassen, sich auf die gespannten Körperpartien zu konzentrieren und sie dadurch entspannen; wenn er immer noch Spannungen angibt, erzählen Sie ihm, daß sich das mit weiterer Übung bald bessern wird).* O. K. Jetzt können Sie mir den Block zurückgeben.
Jetzt würde ich Sie bitten, sich auf den Stuhl dort drüben zu setzen. *(Sie führen den Klienten zu einem Stuhl mit gerader Lehne).* Sie merken sicher, daß das Sitzen auf diesem Stuhl mehr Muskelanspannung erfordert als das Sitzen in dem Entspannungssessel. Da Sie Ihren Nacken nicht anlehnen können, müssen Sie die Halsmuskeln in Spannung halten, so daß Sie aufrecht sitzen können. Aber auch jetzt ist es nicht nötig, daß Sie Arme, Brust, Bauchmuskeln oder Beine anspannen. Diese Muskeln können ganz entspannt bleiben. Versuchen Sie, ob Sie den angenehmen Entspannungszustand in all den Muskeln, die Sie jetzt nicht brauchen, wiederherstellen können ... Wie fühlen Sie sich dabei?
Würden Sie jetzt bitte aufstehen und mich anschauen? ... Beachten Sie, daß Sie etliche Muskeln in den Beinen und im Bauch anspannen müssen, damit Sie so stehen können, aber es besteht wirklich kein Grund, Ihre Arme und Schultern anzuspannen. Versuchen Sie, im Oberkörper so viele Muskeln zu entspannen, wie Sie nur können, vor allem im Gesicht, in den Schultern und in den Armen. Viele Leute finden, daß es besser geht, wenn Sie so stark wie möglich ausatmen. *(Der Therapeut macht es vor.)* Das hilft, den Entspannungszustand und die damit verbundene allgemeine Beruhigung wiederherzustellen. Stellen Sie sich nun genauso hin wie ich und entspannen Sie so viele Muskeln

wie möglich ... Können Sie mir sagen, welche Muskeln jetzt entspannt sind? *(Gewöhnlich wird der Klient angeben, daß er sich im oberen Teil des Körpers entspannt fühlt. Bekräftigen Sie ihn darin, und nennen Sie andere Muskeln, die er auch noch entspannen könnte. Während der ganzen Zeit sollte der Therapeut ähnliche Haltungen einnehmen wie der Klient, um diesem Hemmungen zu nehmen)*
Das ging ja schon sehr schön. Jetzt möchte ich Sie bitten, bis zur nächsten Sitzung die differentielle Entspannung ein paarmal am Tag zu üben. Das ist eine Fertigkeit wie jede andere, und je mehr Sie üben, umso besser werden Sie sie beherrschen. Versuchen Sie sich auf alle solche Muskeln zu konzentrieren, die sich besonders schwer entspannen lassen. Es kommt in der Hauptsache darauf an, daß Sie lernen, so viele Muskeln wie möglich zu entspannen und dabei trotzdem noch irgendetwas zu tun.

Der Therapeut sollte zum Üben zu Hause solche Aufgaben stellen, die möglichst viel Erfolg gewährleisten, aber dabei nur ganz allmählich zu problematischeren Situationen hinführen. Während einer bestimmten Woche kann der Klient z. B. versuchen, unwichtige Muskeln zu entspannen, während er ruhig vor dem Fernseher sitzt. Wenn er das erfolgreich beherrscht, soll er versuchen sich zu entspannen, während er sich in Ruhe mit einem Freund unterhält. Erst später sollte man ihn in wirklich unangenehmen oder angstvollen Situationen entspannen lassen. Oftmals ist der Hinweisreiz „Ruhe", der während der Übung mit dem Tonband verwendet wurde, hilfreich.

Praktische Anwendung der Entspannung

Wenn der Klient gelernt hat, sich in der bis hierher beschriebenen Form zu entspannen, gibt es für ihn bereits verschiedene Möglichkeiten zur praktischen Anwendung seiner neuerworbenen Fertigkeit.

1. Systematische Desensibilisierung in bezug auf spezifische Ängste ist vielleicht das naheliegendste Ziel des Entspannungstrainings (s. Kap. 6).
2. Auf ähnliche Weise wie die systematische Desensibilisierung kann die differentielle Entspannung in spezifischen voraussehbaren Situationen eingesetzt werden. Man bezeichnet dies manchmal als *in vivo*-Desensibilisierung. Die Verwendung konkreter Aufzeichnungen über die Übungen zwischen den Therapiesitzungen ist dringend anzuraten. Diese Art der Berichterstattung kann den Klienten helfen, sich auf ihre Aufgaben zu konzentrieren, und erleichtert zugleich dem Therapeuten die ständige Überwachung des Therapieverlaufs. Der Entwurf eines Formblatts ist weiter unten abgebildet. Wenn er den Klienten auffordert, sich in angstauslösenden Situationen zu entspannen (wobei man natürlich mit der leichtesten beginnt), sollte der Therapeut den Bewältigungscharakter der neuerworbenen Reaktion oder Fertigkeit betonen. Ob die nachfolgende Angstreduktion als Resultat der Gegenkonditionierung (Reaktionsersatz) anzusehen oder auf die Aneignung einer Bewältigungstechnik zurückzuführen ist, bleibt bis jetzt noch ungeklärt.
3. Die neuerworbene Fähigkeit zur Entspannung kann auch während der Therapiesitzung von großem Nutzen sein, dann nämlich, wenn bei der Durchführung von Verhaltensübungen

Datum	Beschreibung der Situation	Spannungszustand (0–100) vor und nach dem Versuch zu entspannen
		vorher nachher

(s. Kap. 7) der Klient durch die Aufforderung, ein bestimmtes Rollenverhalten zu zeigen, so in Angst versetzt wird, daß er sich nicht mehr auf die Anweisungen des Therapeuten zu konzentrieren vermag und nicht imstande ist, die geforderte Rolle darzustellen.

4. Die kognitive Umstrukturierung ist ein relativ neuer Anwendungsbereich für Entspannung (s. Kap. 8). Wir konnten z. B. Klienten davon überzeugen, daß sie nicht an Herzanfällen leiden, indem wir ihnen klarmachten, daß das wahrgenommene Herzklopfen sich durch Ent-

spannung kontrollieren läßt. Dies legt die Vermutung nahe, daß das, was sie zuvor für einen Herzanfall gehalten hatten, in Wirklichkeit eine Angstreaktion auf eine spezifische Situation war. Selbstverständlich sollte diese psychologische Interpretation von „Herzanfällen" erst erfolgen, wenn entsprechende negative medizinische Befunde vorliegen. In einem anderen Zusammenhang konnte Davison (1966) bei einem paranoiden Patienten durch differentielle Entspannung erreichen, daß sich bei diesem gewisse Körperempfindungen wieder in einer natürlicheren nichtparanoiden Art gestalteten.

5. Eine weitere Anwendungsmöglichkeit der Entspannung innerhalb der Therapiepraxis ist die, Spannungen so weitgehend zu reduzieren, daß der Therapeut mit einer kognitiven Umstrukturierung beginnen kann (s. Kap. 8).

6. Gleich anderen Autoren (Tasto u. Hinkle, 1973) ist es auch uns gelungen, Spannungskopfschmerzen zu reduzieren oder sogar völlig zu heilen, indem wir den Klienten anleiteten, sich vor allen im Schläfenbereich zu entspannen. Weil und Goldfried (1973) berichten auch über die erfolgreiche Anwendung des Entspannungstrainings bei einem Elfjährigen, der unter Schlaflosigkeit litt.

7. Klienten mit Phobien und Angstanfällen haben oft „Angst vor der Angst" – vielleicht wegen des unangenehmen Gefühls selbst oder weil die Angst sie blockiert und lähmt, und weil andere Leute es vielleicht bemerken könnten. Durch das Entspannungstraining wird der Klient in die Lage versetzt, sich als einen Menschen anzusehen, der „seine Spannung kontrollieren kann". Die Bedeutung einer allgemeinen Veränderung des Selbstkonzeptes sollte in der Verhaltenstherapie nicht unterschätzt werden; wichtig ist in diesem Zusammenhang vor allem, daß das Gefühl, selbst die Kontrolle zu haben, wächst (Geer, Davison u. Gatchel, 1970; Seligman, 1975).

8. Wenn der Klient einmal gelernt hat sich zu entspannen, kann er diese neu erworbene Fertigkeit auch in vielen Streßsituationen anwenden, die nicht eigentlich Gegenstand der Therapie waren, z. B. wenn er zum Zahnarzt muß. Wieder gilt hier, daß der Hauptanwendungsbereich dieser Fertigkeit das Bewältigen von angstauslösenden Situationen ist.

Varianten des Entspannungstrainings

Die oben beschriebenen Vorgehensweisen repräsentieren wahrscheinlich die Entspannungstechniken, die am häufigsten in der Verhaltenstherapie verwendet werden. In den letzten Jahren haben wir aber auch zwei andere Varianten eingesetzt: Entspannung durch sinnliche Wahrnehmung und Hypnose. Wir wenden uns zunächst der Entspannung durch sinnliche Wahrnehmung zu.

Entspannung durch sinnliche Wahrnehmung

1969 vermittelte uns Dr. Bernard Weitzman in der New School for Social Research eine Einführung, die für das Entspannungstraining sehr erfolgversprechend erscheint. Bei dieser Technik werden dem Klienten eine Reihe von Fragen gestellt, die er individuell beantwortet, je nachdem, wie es zu irgendeinem bestimmten Zeitpunkt für ihn gerade zutrifft oder nicht zutrifft, z. B.: „Können Sie sich vorstellen, daß Sie etwas anschauen, das sehr weit von Ihnen entfernt ist?". Dem Klienten wird ganz klargemacht, daß die einzelnen Antworten nicht wichtig sind, sondern daß es nur darauf ankommt, daß er über jede Frage nachdenkt.

Mit Verfahren der sinnlichen Wahrnehmung arbeiten wir in der klinischen Praxis schon seit 1969, doch kürzlich erst stießen wir auf eine ausführlichere, theoretisch-philosophische Darstellung ihrer Ursprünge, und zwar in einem Buch von Charles V. W. Brooks: „Sensory Awareness" (1974). Die Übungen gehen zurück auf die Arbeit Elsa Gindlers zu Anfang dieses Jahrhunderts in Berlin; kurz vor dem Zweiten Weltkrieg kam das Verfahren durch Charlotte Selver nach Amerika. Unter Selvers Studenten in New York waren Erich Fromm, Clara Thompson und Fritz Perls. Es sollte nicht überraschen, daß diese Kliniker den Übungen eine Richtung und Bedeutung geben, die von den Entspannungsmöglichkeiten, auf die wir uns hier beschränken, ganz verschieden ist.

Wie bei den Muskelentspannungsübungen kann die Anleitung für das Praktizieren dieser Übungen zu Hause auf Tonband gesprochen werden. Im klinischen Bereich hat es sich nach unserer Erfahrung bewährt, dieses Band nach dem Muster der schon beschriebenen Anleitung zum Loslassen zu gestalten. Es bleibt festzustellen, daß diese Vorgehensweise noch nicht experimentell untersucht wurde, aber unsere günstigen klinischen Erfahrungen haben uns veranlaßt, sie hier mit aufzunehmen. Eine typische Anleitung lautet wie folgt:

Setzen Sie sich gemütlich in den Sessel und hören Sie gut zu, was ich Ihnen erzählen werde. Ich möchte mit Ihnen eine Reihe von Experimenten durchführen. Jedes Experiment besteht aus einer Frage. Obwohl jede Frage entweder mit ja oder nein beantwortet werden könnte, ist es nicht erforderlich, daß Sie „Ja" oder „Nein" aussprechen oder auch nur in Gedanken bejahen oder verneinen, denn Ihre eigene spezielle Reaktion auf die Frage stellt bereits die Antwort auf die Frage dar. Das wird im Verlauf unserer Übung ganz deutlich werden. Denken Sie nur daran, auf meine Fragen zu hören und wundern Sie sich nicht, wenn einige davon Ihnen etwas ungewöhnlich vorkommen. Lassen Sie nur einfach auf jede Frage die entsprechende Reaktion zu. Dabei spielt es gar keine Rolle, wie Sie reagieren – es ist immer recht so. Falsch oder richtig gibt es nämlich hierbei nicht. Geben Sie einfach auf jede Frage die Antwort in Form Ihrer eigenen Reaktion *(5 Sekunden Pause)*.
Ist es Ihnen möglich, Ihre Augen zu schließen? *(5 Sekunden Pause)*.
Wenn sie jetzt noch nicht geschlossen sind, dann machen Sie sie nun bitte zu *(5 Sekunden Pause)*.
Können Sie sich den Punkt bewußt machen, an dem Ihr Hinterkopf die intensivste Berührung mit dem Sessel hat? *(5 Sekunden Pause)*.
Können Sie sich den Zwischenraum zwischen Ihren Augen vorstellen? *(5 Sekunden Pause)*.
Können Sie sich den Zwischenraum zwischen Ihren Ohren vorstellen? *(5 Sekunden Pause)*.
Können Sie sich bewußt machen, wie nahe Ihr Atem an den Augenhintergrund gelangt, wenn Sie Luft holen? *(5 Sekunden Pause)*
Können Sie sich vorstellen, daß Sie etwas anschauen, das sehr weit entfernt ist? *(5 Sekunden Pause)*
Können Sie bewußt spüren, wo Ihre Arme den Sessel berühren *(5 Sekunden Pause)*, an welchen Punkten Ihre Arme den Kontakt mit dem Sessel verlieren? *(5 Sekunden Pause)*
Berühren Sie mit dem linken oder rechten Fuß den Fußboden? Und falls Sie mit einem oder beiden Füßen den Boden berühren, können Sie den Boden unter Ihren Füßen fühlen? *(5 Sekunden Pause)*.
Können Sie sich im Geiste eine schöne Blume vorstellen, die vor Ihnen schwebt? *(5 Sekunden Pause)*.
Können Sie sich Ihr Mundinneres bewußt machen? *(5 Sekunden Pause)*.
Und ist es Ihnen möglich, sich die Lage Ihrer Zunge im Mund deutlich zu machen? *(5 Sekun-*

---

den Pause). Können Sie auch den leisesten Hauch gegen Ihre Wange fühlen? *(5 Sekunden Pause)*.
Ist es Ihnen möglich wahrzunehmen, daß ein Arm entspannter ist als der andere? *(5 Sekunden Pause)*.
Können Sie irgendeine Veränderung Ihrer Körpertemperatur feststellen? *(5 Sekunden Pause)*.
Können Sie sich wie eine Stoffpuppe fühlen? *(5 Sekunden Pause)*.
Können Sie sich vorstellen, daß Sie wie auf einer Wolke schweben? *(5 Sekunden Pause)*. Oder fühlen Sie sich dafür viel zu schwer? *(5 Sekunden Pause)*.
Können Sie sich noch einmal vorstellen, daß Sie etwas weit Entferntes anschauen? *(5 Sekunden Pause)*.
Können Sie fühlen, wie Ihr Gesicht ganz weich wird? *(5 Sekunden Pause)*.
(Andere Fragen können wiederholt werden)
Sind Sie in der Lage, jetzt Ihre Augen zu öffnen *(5 Sekunden Pause)*, und wenn Sie sie jetzt noch nicht geöffnet haben, machen Sie sie nun auf und fühlen Sie sich wach und sehr behaglich. Überlegen Sie, wie Ihr Entspannungsgefühl entsprechend unserer Skala von 0–100 ist *(5 Sekunden Pause)*. Jetzt gehen Sie bitte zum Tonbandgerät und schalten es ab.

Entspannung durch Hypnoseanleitung

Wir vertreten den Standpunkt, daß es nicht unbedingt notwendig ist, die Hypnose als einen besonderen Zustand zu betrachten, um Hypnosetrainingsverfahren wirksam in der Verhaltenstherapie einzusetzen. Ob Zustandstheorien wie die von Hilgard (1965) und Orne (1959) oder zustandsunabhängige Konzepte, wie sie von Barber (1969) und Sarbin (1950) vorgeschlagen werden, mehr oder weniger valide sind, ist für den klinischen Zweck unwichtig. Es hat sich in der Praxis gezeigt, daß viele Leute sich leichter entspannen können, wenn ihnen im Laufe von Hypnoseanleitungen Entspannung suggeriert wird.[3]

---

3 Negative Reaktionen auf die Hypnose sind zwar relativ selten. Aber trotzdem möchten wir dem Kliniker einen Rat geben: Er sollte sich darauf einstellen, daß er notfalls all seine klinischen Fertigkeiten und sein ganzes Feingefühl einsetzen muß, um Klienten wieder zu beruhigen, falls sie während oder nach einer Hypnosesitzung
(Fortsetzung der Fußnote s. S. 74 unten)

Die Vorbereitung des Klienten zur Hypnose.
Viele der oben aufgeführten einführenden Erläuterungen zum Muskelentspannungstraining eignen sich auch zur Hypnosevorbereitung. Wir möchten auf einige Überlegungen hinweisen, die besonders für die Hypnose wichtig sind.

Der Therapeut ist gut beraten, wenn er keine Unsicherheit zeigt; er sollte in der Tat auch nicht unsicher sein. Es ist nämlich sehr wahrscheinlich, daß Klienten ängstlich werden, wenn die Hypnose beginnen soll, und dann könnte es ziemlichen Schaden anrichten, wenn irgendetwas darauf hindeutet, daß der Therapeut sich mit diesem Verfahren selbst nicht hundertprozentig auskennt. Da viele Klienten Angst davor haben, die Kontrolle zu verlieren, sollte der Therapeut ausführlich und einleuchtend erklären, daß der Klient jederzeit die Zügel in der Hand behält. Das bedeutet, daß der Klient sich aufwecken kann und sollte, sobald er das Gefühl hat, daß er nicht mehr weitermachen möchte.

Der Klient wird gebeten, sich selbst in das Geschehen zu integrieren und nicht in der Position des analysierenden Beobachters zu verharren. Voraussetzung ist natürlich, daß der Klient damit einverstanden ist, hypnotisiert zu werden und daß er einen solchen Zustand erleben möchte. Mit dieser Motivation kann man operieren, um den Klienten dazu zu bewegen, eine möglichst schlappe und passive Haltung einzunehmen. Ihm wird versichert, daß hinterher genügend Zeit bleibt für Diskussion und Analyse. Manche Klienten machen sich Gedanken darüber, welcher Zusammenhang bestehen mag zwischen ihrer Hypnotisierbarkeit und ihrer Persönlichkeit. Deswegen sollte man betonen, daß durch die Forschung bisher keine wichtigen Korrelationen zwischen Hypnotisierbarkeit und Eigenschaften wie Intelligenz oder Charakterstärke aufgedeckt werden konnten. Wie die schon zuvor besprochenen Hinweise dient auch dieser da-

---

Angst bekommen. Kein Therapieverfahren sollte mit der linken Hand durchgeführt werden, und das gilt ganz besonders für Hypnoseanweisungen. Wir empfehlen deshalb dringend, erst unter Supervision Hypnoseübungen durchzuführen, bevor man sie in der Praxis einsetzt.

zu, eventuelle Besorgnisse des Klienten über den weiteren Fortgang zu verringern.

Der Therapeut sollte darauf hinweisen, daß die Hypnosesitzung keine unangenehmen Nachwirkungen hat. Der Klient wird sich an alles erinnern können, er wird hinterher keine Kopfschmerzen haben, und alles in allem wird dies eine angenehme Erfahrung sein.

Allgemeine Richtlinien für die Hypnoseanwendung. Es gibt unzählige Möglichkeiten, die Hypnose einzuleiten, die zum größten Teil von Weitzenhoffer (1957) beschrieben wurden. Der Therapeut kann das Schließen der Augen suggerieren, nachdem zuvor ein Punkt anfixiert wurde, oder er suggeriert Heben und Senken des Armes. Nach unserer Erfahrung bewährt es sich recht gut, sich an Ericksons (1959) *Nutzbarmachungs-Verfahren* zu halten. Wie schon in Kap. 4 ausgeführt, besagt Ericksons Grundthese, daß der Hypnotiseur sehr sorgfältig beobachten sollte, was der Klient gerade macht, um dann den Anschein zu erwecken, daß dies genau ist, was der Therapeut *geschehen lassen wollte.* Damit gewinnt er vermutlich immer mehr Kontrolle über den jeweils nächsten Schritt des Klienten. Es kann z. B. vorkommen, daß der Therapeut Schwere in einem ausgestreckten Arm suggeriert hat, aber nach 10 Minuten feststellen muß, daß der Arm sich immer noch nicht senkt. An diesem Punkt kann er dem Klienten erzählen, daß der Arm tatsächlich viel zu leicht zu sein scheint, um herunterzufallen, und er tut jetzt gut daran, *Leichtigkeit* des Armes zu suggerieren. Ein anderes Beispiel wäre, zu suggerieren, daß sich die Augen zu einem nicht genau genannten Zeitpunkt schließen werden; indem er nicht präzise den Zeitpunkt angibt, zu dem sich die Augen schließen sollen, vermeidet der Therapeut die peinliche Situation, daß er etwas vorausgesagt hat, was dann nicht eintritt.

Wenn man nach diesem Nutzbarmachungs-Ansatz vorgeht, kann der Klient nie etwas falsch machen, es sei denn, daß er sich schon den Grundaufforderungen widersetzt, d. h. z. B. den Arm nicht ausstreckt, wenn der Therapeut ihn darum bittet. Wenn ein Klient auf eine Suggestion nicht reagiert, darf er nicht das Gefühl bekommen, versagt zu haben. Wichtig ist auch, daß sich der Therapeut den Anschein gibt, daß die Reaktion des Klienten für ihn nicht unerwartet kommt, daß er sie sogar vorausbestimmt hatte. Das kann auf vielerlei Art geschehen. Wenn der Hypnotiseur z. B. magnetische Kräfte suggeriert hat, die zwei ausgestreckte Hände zueinander hinzieht, diese Hände sich aber nicht aufeinander zu bewegen, so kann er einfach die Suggestion abändern, indem er sagt, die Hände würden voneinander abgestoßen. Das Allerwichtigste ist, daß beim Klienten nicht der Eindruck entsteht, daß die Hypnose nur schlecht gelingt. Als weitere Folgerung ergibt sich, daß Suggestionen so vorsichtig formuliert werden sollten, daß der Hypnotiseur sich nicht auf ein bestimmtes Ziel festlegt. Dadurch vermindert er die Gefahr eines Fehlschlags. Anstatt etwa zu sagen: „Ihr Körper wird immer schwerer" (wohingegen der Klient sich vielleicht gerade besonders leicht fühlt), sollte der Therapeut sich eher so ausdrücken: „Vielleicht merken Sie, daß sich Ihr Körpergewicht verändert? Es mag Ihnen schwerer oder leichter vorkommen". Auf diese Weise reduziert der Therapeut das Risiko, etwas zu suggerieren, das nicht zutrifft oder auch in der Folge nicht eintreten wird.

Suggestionen, nachdem die Hypnose eingeleitet ist. Unabhängig davon, ob sich der Klient nach Meinung des Therapeuten in Trance befindet oder nicht, kann der Therapeut suggerieren, daß der Körper des Klienten immer entspannter wird. Wenn die Stimme des Therapeuten angenehm ist, das Tempo langsam und gemessen, und wenn Störungen auf einem Minimum gehalten werden, beginnt der Klient sich unter Umständen zu entspannen, auch wenn er nicht einen hypnotischen Zustand erreicht. Mit anderen Worten, es ist wichtig, daß man sein Ziel im Auge behält. Da wir die Hypnose vor allem einsetzen, um die Entspannung zu erleichtern, ist es relativ unwichtig, ob tatsächlich ein hypnotischer Zustand erreicht wird (wiederum vorausgesetzt, daß ein solcher Zustand existiert). Auf diese Weise kann man lange und ausgiebig Ruhe und Entspannung suggerieren, ähnlich wie

während des oben beschriebenen Entspannungstrainings.

Beispiel einer Hypnoseanleitung. *(Der Therapeut sitzt so neben dem Klienten, daß er sich nicht im Gesichtsfeld des geradeausschauenden Patienten befindet.)* Wollen Sie bitte den rechten Arm ausstrecken, mit der Handfläche nach unten? So ist es gut. Ich möchte, daß Sie sich einen Punkt auf dem Handrücken suchen, den Sie anschauen können. Wir werden ihn Zielpunkt nennen. Nun schauen Sie bitte, solange Sie können, einfach diesen Zielpunkt an und lassen Sie dabei alles geschehen, so wie Sie es gerade fühlen. Versuchen Sie sich einfach zu entspannen, und gehen Sie so gut Sie können mit. Wenn Sie den Zielpunkt anschauen, fühlen Sie vielleicht immer mehr das Gewicht Ihrer ausgestreckten Hand und Ihres Armes. Vielleicht spüren Sie auch, wie sich Ihre Schulter strafft, während Sie den Arm ausgestreckt halten, der allmählich schwerer wird. Immer schwerer. Schauen Sie weiter auf den Zielpunkt, und stellen Sie sich bitte vor, daß am Gelenk ihrer ausgestreckten Hand ein großer Wassereimer hängt. Noch ist der Eimer leer, aber vielleicht fühlen Sie schon die zusätzliche Schwere, die von dem Eimer kommt, der an Ihrer ausgestreckten Hand hängt. Schauen Sie weiterhin den Zielpunkt an, und spüren Sie immer mehr das Schweregefühl, das in Ihrem ausgestreckten Arm immer stärker wird.
Sie schauen weiter den Zielpunkt an und stellen sich dabei vor, wie etwas Interessantes mit dem Eimer passiert. Ich fülle ihn allmählich mit Wasser. Ich gieße ungefähr ein Liter Wasser in den leeren Eimer. Der Eimer wird durch das Gewicht des Wassers schon etwas schwerer. Er wird schwerer und schwerer *(Wenn es dem Klienten sichtlich schwerfällt, Hand und Arm weiter ausgestreckt zu halten, achtet der Therapeut darauf, daß er jede stattfindende Bewegung kommentiert.)* So ist es recht, Sie fühlen, wie das Gewicht des Eimers allmählich Hand und Arm herunterzieht, immer weiter herunter *(Die Stimme des Therapeuten wird ruhiger; er spricht langsamer.)* Das Gewicht des Eimers wird immer größer. Jetzt kommt noch ein Liter Wasser hinzu.

Hand und Arm werden immer schwerer, oh, so schwer. Die Augen werden vielleicht müde, weil sie die ganze Zeit den Zielpunkt anschauen mußten *(Wenn der Klient mit den Augen blinzelt, sollte der Therapeut das kommentieren.)* Sie schauen weiter den Zielpunkt an und bemerken, daß Ihre Augen jedesmal, wenn Sie blinzeln, etwas schwerer werden, daß es immer schwerer wird, sie wieder zu öffnen, aber sie schauen weiterhin den Zielpunkt an, solange sie können. Nun kommt noch ein Liter Wasser in den Eimer. Hand und Arm werden daher immer schwerer *(An diesem Punkt ist bei manchem Klienten schon der Arm an der Seite des Ruhesessels herabgeglitten, und vielleicht haben sie auch schon die Augen geschlossen. In diesem Falle sollte der Therapeut zu dem Absatz übergehen, der mit den Worten „Nachdem die Augen geschlossen wurden" beginnt.)*

Der Eimer wird immer schwerer, schwer und schwerer. Die Augen immer müder vom Schauen. Vielleicht spüren Sie schon ein Gefühl der Schwere und Entspannung in Ihrem ganzen Körper. Die Augenlider werden müde vom Schauen. Immer müder. Schwer. Schlaff und entspannt. Immer müder und träger und schläfriger. Ein weiteres Liter Wasser wird in den Eimer gegossen, und der Eimer wird schon fast zu schwer, als daß man ihn noch halten könnte. Die Augen werden müde vom Schauen, immer müder und schläfriger.

(Nachdem die Augen geschlossen wurden) So ist es gut. Lassen Sie Ihre Augen ruhig geschlossen, so ganz behaglich. Der Arm hängt jetzt an Ihrer Seite herab.

(Wenn die Augen noch offen sind) Gut, Sie können jetzt Ihre Augen schließen. Sie brauchen sich nicht mehr den schweren Eimer voll Wasser vorzustellen.

Sie liegen bequem in Ihrem Stuhl, und mit geschlossenen Augen fällt es Ihnen jetzt leichter, sich auf meine Worte zu konzentrieren. Lassen Sie einfach los und hören Sie meinen Worten zu. Es kann sein, daß Sie jetzt immer entspannter werden und vielleicht auch ein bißchen schläfrig, aber Sie können die ganze Zeit meine Stimme hören und auf meine Anweisungen reagieren.

Ihr Körper wird jetzt immer schwerer. *(Beachten Sie an dieser Stelle, daß in der Anleitung kaum von Hypnose die Rede ist und daß sie von hier ab den oben beschriebenen Anleitungen zum Loslassen sehr ähnelt.)* Lassen Sie einfach Ihre Muskeln locker. Ihr Körper wird schwerer und schwerer. Jedesmal, wenn Sie ausatmen, lassen Sie ein bißchen weiter los. Immer mehr entspannen. Schläfrig und müde. Die Arme sind schwer, locker und entspannt. Die Schulter locker und entspannt. Die Gesichtsmuskeln weich und entspannt. Lassen Sie die Entspannung von Ihrer Stirn durch das Gesicht in den Hals fließen und jetzt ganz ruhig und sanft hinunterfluten in die Brust und in den Bauch. Immer mehr entspannen. Tiefer und tiefer. Immer weiter gehen lassen. Entspannen Sie immer weiter. Die Entspannung kommt jetzt in Ihre Hüften, in die Oberschenkel, fließt hinunter durch die Waden bis in die Füße. Immer mehr entspannen.

Damit Sie sich besser entspannen können, werde ich jetzt von eins bis zehn zählen. Mit jeder Zahl können Sie sich noch ein bißchen müder, schwerer und tiefer entspannt fühlen. *1,* immer mehr entspannen. *2,* Ihr ganzer Körper entspannt sich immer tiefer. *3,* tiefer und tiefer. *4, 5, 6,* immer weiter. *7, 8,* immer tiefer entspannen. *9* und *10. (Von dieser Stelle an kann der Therapeut so fortfahren, als hätte er mit der Anleitung zum Loslassen begonnen).*

Anwendung von Hypnose in der Verhaltenstherapie. Hypnoseverfahren werden in erster Linie zur leichteren Herbeiführung von Entspannung eingesetzt. Klienten, die auf Hypnoseanweisungen positiv reagieren, kommen anscheinend – verglichen mit dem umständlicheren Entspannungstraining nach Jacobson – relativ schnell in die Lage, sich entspannen zu können. Wenn wir mit Hypnosetechniken arbeiten, legen wir stets mehr Gewicht auf die Suggestion von Entspannung als auf irgendein spezifisches Charakteristikum des Trancezustandes.

Obwohl es keinen brauchbaren experimentellen Nachweis dafür gibt, daß sich nach vorausgegangenen Hypnoseanweisungen die Vorstellungskraft erhöht, ist es doch möglich, daß es gewissen Patienten infolge verminderter

Ablenkung und nach spezifischen Suggestionen leichter fällt, deutliche lebensgetreue Vorstellungsbilder zu produzieren. Es liegt auf der Hand, daß sich daraus eine gute Anwendungsmöglichkeit bei der Desensibilisierung ergibt, denn auf diesem Gebiet ist man sich – unabhängig vom jeweiligen theoretischen Standpunkt – darüber einig, daß gutes Vorstellungsvermögen eine ganz entscheidende Rolle spielt.

Durch den Einsatz von Hypnose kann man im übrigen Klienten helfen, über solche Aspekte ihres Lebens zu berichten, die, im Wachzustand zu diskutieren, ihnen widerstrebt. Viele Klienten äußern sogar selbst den *Wunsch,* hypnotisiert zu werden, weil sie glauben, daß sie dann Informationen geben können, die ihnen in wachem Zustand unzugänglich sind. Wir wollen nicht auf die Streitfrage eingehen, ob solche Erinnerungen „unbewußt" sind. Lieber fassen wir die Angelegenheit so auf, daß der Klient dem Therapeuten zu verstehen gibt, unter bestimmten Bedingungen falle ihm das Reden viel leichter als unter anderen. Manche Klienten mögen sich anfangs noch nicht zu dem bekennen, was sie dem Therapeuten im Zustand der Hypnose erzählt haben, und sind erst später bereit, für diese Information einzustehen. Es muß noch einmal betont werden, daß wir die Zustandstheorie der Hypnose weder akzeptieren noch verwerfen; wichtig ist nur, daß sich die Hypnose manchmal sinnvoll einsetzen läßt, um bestimmte Ziele besser erreichen zu können. Im gerade angeführten Fall besteht dieses Ziel in der Erfassung wichtiger Angaben.

Hypnose versus Entspannung. Es spricht viel für die Annahme, daß sich ein mit Hypnose behandelter Patient schneller entspannt, als dies mit Muskelentspannungstraining zu erreichen wäre. Die Frage ist nun, ob Muskelentspannungstraining nicht geeigneter ist, eine Übertragung der erworbenen Fertigkeiten auf andere Bereiche zu ermöglichen als eben Hypnose oder die oben beschriebenen Verfahren der sinnlichen Wahrnehmung. Das ist eine entscheidende Frage. Bernstein und Borkovec (1973) haben darauf hingewiesen, daß das Entspannungstraining eher auf Bedingun-

gen außerhalb der Therapie generalisierbar ist, weil es sich hier um eine erlernte Fähigkeit handelt, während Hypnose mit einem passiven Klienten durchgeführt wird. Diese Überlegung klingt zwar plausibel, doch gibt es bis jetzt keinerlei Daten, die ihre Richtigkeit belegen könnten. Im übrigen führen wir die Hypnose – wie schon oben ausgeführt – vorzugsweise in einer solchen Form durch, daß der Klient nie ganz die Kontrolle verliert. Es kommt auch noch hinzu, daß wir häufig von der Entspannung durch Hypnose überwechseln zur Übung mit dem Hinweisreiz „Ruhe" oder der Instruktion zum Loslassen. Damit ist gewährleistet, daß am Ende der Behandlung alle Klienten sich in der gleichen Position befinden, unabhängig davon, ob sie die Anspannungs-Entspannungsphase mitgemacht haben oder nicht.

Beim gegenwärtigen Stand der Forschung sind wir ganz auf unsere klinischen Erfahrungen angewiesen. In Kap. 4 haben wir aufgezeigt, daß ein wesentlicher – und oft übersehener – Aspekt der Verhaltenstherapie darin besteht, die Kooperation des Klienten anzuregen und seine Hoffnung auf Besserung zu unterstützen. Vielen Klienten, vor allem solchen in einer verzweifelten Lage, vermögen die eindrucksvollen Veränderungen, die manchmal schon in der ersten Sitzung durch erfolgreiche Hypnose bewirkt werden, den so wichtigen Eindruck zu vermitteln, daß in der Therapie wirklich etwas geschehen wird *(Hoffentlich kann der Therapeut dieses Versprechen auch einhalten.)* Wenn einmal Forschungsergebnisse dafür vorliegen, daß gewisse Kombinationen von Hypnose und Muskelentspannung wirksamer sind als Muskelentspannung allein, werden wir eine bessere Basis für unsere Entscheidungen haben.

Zusammenfassung

In diesem Kapitel wurden verschiedene Verfahren vorgestellt, mit denen unter Ängsten leidenden Klienten die Fähigkeit zur Entspannung vermittelt werden kann. Die bevorzugten Anleitungen umfassen eine modifizierte Form des Entspannungstrainings nach Jacobson, nach dem der Klient lernen soll, zunächst muskuläre Spannungen wahrzunehmen und dann die Muskeln zu entspannen; diese Fertigkeit ist anscheinend durch Üben unter Supervision für die meisten Klienten erlernbar. Auch Entspannung durch sinnliche Wahrnehmung und durch Hypnose wurde beschrieben, wobei sich aber die Frage ergab, wie weitgehend Klienten imstande sein mögen, ein solches Training auf reale Lebenssituationen zu übertragen. Der Vorbereitung der Klienten zum Entspannungstraining wurde besondere Aufmerksamkeit gewidmet. Der Umstand, daß solche Verfahrensweisen für den Durchschnittsklienten eine ganz neue Erfahrung darstellen, und das gelegentliche Auftreten von Ängsten, die Kontrolle zu verlieren, rechtfertigen vorsichtiges Vorgehen des Verhaltenstherapeuten. Zur Vermeidung der meisten Schwierigkeiten, die in der klinischen Praxis auftreten können, haben wir ganz spezifische Vorschläge unterbreitet.

Kapitel 6

Systematische Desensibilisierung

Die systematische Desensibilisierung, ein Angstreduktionsverfahren, das von Salter (1949) und von Wolpe (1958) entwickelt wurde, hat sich bei der Reduzierung unrealistischer Ängste als auffallend wirksam erwiesen. Wenn ein Individuum an sich in der Lage ist, auf bestimmte Situationen angemessen zu reagieren und trotzdem weiterhin neurotische Angst und Vermeidung zeigt, sollte man unmittelbar auf die Verminderung der Angst hinarbeiten. Bei der Technik der systematischen Desensibilisierung läßt man eine tiefentspannte Person in der Vorstellung eine Serie von zunehmend aversiven Situationen erleben. So wird jemand, bei dem die Diagnose übermäßige Angst beim Sprechen in der Öffentlichkeit ergeben hat, sich mit seinem Therapeuten zusammensetzen, um eine Reihe solcher Bedingungen zusammenzutragen, die seiner empfindlichen Schwäche in Rede-Situationen entsprechen. Auf eine unten noch näher zu beschreibenden Weise durchlebt diese Person dann jede dieser Situationen im Zustand tiefer Muskelentspannung in der Vorstellung, so daß sie nach und nach zunehmend größere Grade an Angst ertragen kann. Beachtliche klinische (Paul, 1969a) und experimentelle (z. B. Bandura, 1969; Davison u. Wilson, 1973b) Ergebnisse rechtfertigen die Schlußfolgerung, daß dieses Verfahren unrealistische Spannungen signifikant reduzieren kann.

Es gibt zahlreiche theoretische Begründungen für die Wirksamkeit der systematischen Desensibilisierung (siehe die Berichte von Wilson & Davison, 1971; Davison u. Wilson, 1973b; Wilkins, 1971): daß der Angst Entspannung entgegengesetzt wird (im Grunde Wolpes Gegenkonditionierungshypothese), die graduelle Darbietung von angstauslösenden Stimuli (die sogenannte Löschungshypothese, Wilson & Davison, 1971), die kontingente Verstärkung von zunehmend mutigeren Annäherungsreaktionen (Leitenberg, Agras, Barlow u. Oliveau, 1969), die Selbstkontrollhypothese von Goldfried (1971), die kognitive Umstrukturierung (Valins u. Ray, 1967) und die „maximale Habituationshypothese" von Mathews (1971). Doch ist diese Frage damit noch lange nicht geklärt. Unserer Meinung nach herrscht darüber heute sogar größere Verwirrung als vor zehn Jahren.

Für den praktizierenden Kliniker besteht die Herausforderung darin, dem Verfahren – oder jeder seiner möglichen Varianten – gerecht zu werden und dabei so viele wissenschaftliche Begründungen wie möglich zu berücksichtigen. Mit anderen Worten, der Verhaltenstherapeut sollte die Desensibilisierung so durchführen, daß er die praktischen Konsequenzen jeglicher theoretischer Erklärung mit experimentellem Wert so weit wie möglich beachtet. Das wollen wir im folgenden versuchen.

Man sollte betonen, daß diese Verhaltenstherapietechnik sehr auf das Vorstellungsvermögen des Klienten angewiesen ist. Jedes Umlernen oder jede Rekonditionierung findet gewissermaßen statt, während der Klient sich im Stillen bestimmte Szenen vorstellt. Man geht dabei von der Ausnahme aus, daß eine aversive Szene, die in der Vorstellung erlebt wird, das funktionale Äquivalent der echten Situation darstellt; wenn man einen Menschen dahin bringen kann, daß er sich in der Phantasie angstbesetzten Vorstellungen aussetzt, so entspricht das in analoger Weise seinem Lernvorgang hinsichtlich der Meisterung seiner echten Lebenssituationen (Grossberg u. Wilson, 1968).

Überlegungen zur Vorgehensweise

Zunächst ist natürlich die Entscheidung zu treffen, ob man die Desensibilisierung überhaupt anwenden will. Das bloße Auftreten von starker Angst ist als solches keine ausreichende Begründung. Betrachten Sie z. B. das folgende Fall-Beispiel aus unserer klinischen Supervision.

Eine Praktikantin hatte einen College-Studenten mit Testangst seit einigen Wochen desensibilisiert. Der Klient hatte bereits den größten Teil der Hierarchie durchlaufen, ohne daß sich irgendein sichtbarer Fortschritt abzeichnete. Der Klient fing an, Termine „zu vergessen". Als wir mit der Supervision beauftragt wurden, kam auch die Frage zur Sprache, ob eine angemessene Verhaltensanalyse durchgeführt worden war. Während der ersten Supervisionssitzung fragten wir die Praktikantin so nebenbei: „Wie sehen die Studiengewohnheiten des Klienten aus?" Zu unser aller Leidwesen stellte sich heraus, daß sie nach diesen Dingen überhaupt nicht gefragt hatte. Als sie es nun nachholte, zeigte sich, daß die räumliche Situation des Klienten im Studentenheim es ihm fast unmöglich machte zu lernen und daß der Klient noch nichts unternommen hatte, um entweder die Wohnsituation zu verändern oder einen ruhigeren Arbeitsplatz zu finden. So wurde aus der ursprünglich diagnostizierten Testangst ein Verhaltensdefizit, auf das der Klient – und zwar angemessen, wie wir fanden – mit Angst reagierte. Die Desensibilisierung wurde deshalb aufgegeben, und die Therapeutin begann mit dem Studenten Problemlösetechniken durchzuarbeiten (vergl. Kap. 9), was in diesem Fall hieß, effektivere Studienbedingungen zu schaffen.

Das obige Beispiel illustriert eine irrtümliche Entscheidung für die Desensibilisierung. Man kann aber auch die *Möglichkeit,* die Desensibilisierung einzusetzen, übersehen. So wurde uns z. B. ein 35 Jahre alter Vorarbeiter von einem Internisten mit der Diagnose „Depression" überwiesen. Er hatte Schwierigkeiten, morgens aus dem Bett aufzustehen und wies die üblichen Charakteristika des schwer Depressiven auf (Beck, 1967); er war in Gefahr,

seine Stelle zu verlieren. Eine Verhaltensanlayse ergab, daß der Mann – obwohl er in Erscheinung und Verhalten nach außen recht rauh wirkte – sich übermäßig viele Gedanken darüber machte, daß die ihm unterstellten Arbeiter ihn nicht mögen könnten. Die Depression hatte begonnen, kurz nachdem der Klient in diese Autoritätsstellung befördert worden war, in der er sich oft genötigt sah, andere Männer herumzukommandieren und ihre Arbeit zu kritisieren und er sich dafür öfter als ihm lieb war, böse Blicke und mürrisches Achselzucken einhandelte. Deswegen wurde eine Hierarchie für soziale Kritik aufgestellt, und in Verbindung mit Vorschlägen des Therapeuten, wie er seine Befehle ausdrücken könne, konnten die zugrundeliegenden sozialen Ängste des Mannes deutlich reduziert werden, und, was das wichtigste ist, seine Depression milderte sich.

Erfassung und Bewertung der Angstproblematik

Im Zusammenhang mit der Desensibilisierung liegt für den Kliniker das schwierigste Problem in der Entscheidung, *was* desensibilisiert werden soll. Die Schwierigkeit der Aufgabe besteht darin, die wichtigste oder wichtigsten Problemdimensionen zu finden, hinsichtlich derer die Angst des Klienten vermindert werden soll. Das ist keine leichte Aufgaben. Denken Sie z. B. an einen Menschen, der Angst davor hat, das Haus zu verlassen. Sollte man annehmen, daß ihm am besten gedient ist, wenn man ihm in der hierarchischen Form Situationen darstellt, in denen er in der Vorstellung immer weiter und weiter von zu Hause weggeht? Wie bereits in Kap. 2 angedeutet, mißtrauen wir einem so einfach denkenden Ansatz, weil es gut sein kann, daß die Hauptangst des Betroffenen mit Situationen zusammenhängt, in die er erst hineinkommt, *nachdem* er das Haus verlassen hat. Zum Beispiel kann ein Mann nur während der Woche Angst haben, das Haus zu verlassen, aber nicht am Wochende, der aufmerksame Kliniker wird diese Information nutzen, um herauszufinden, ob vielleicht berufliche Schwierigkeiten seiner Abneigung, das Haus zu verlassen, zugrundeliegen. So kann es sein, daß jemand, der auf den ersten Blick an einer Agoraphobie zu leiden scheint, schließlich dahingehend zu beurteilen ist, daß er extrem empfindlich auf Kritik reagiert.

Auch nachdem eine grundlegende Problemdimension gefunden worden ist, gibt es noch zahlreiche Parameter zu beachten. Nehmen wir ein Individuum, das extreme Angst davor hat, vor Gruppen zu sprechen. Die Auswahl der Hierarchieitems muß etwa den Gesichtsausdruck bestimmter Zuhörer im Publikum berücksichtigen, während Dinge wie die Tageszeitung oder Wetterbedingungen außerhalb des vorgestellten Raumes nicht miteinbezogen werden brauchen. Aber nichts davon sollte als sicher vorausgesetzt werden, und nur durch sorgfältige Beobachtung und gezieltes Fragen wird es dem erfahrenen Kliniker möglich zu entscheiden, welches die relevanten Parameter der Angst sind.

Ein anderer Aspekt der Problemerfassung ist die Vorstellung von einem grundlegenden Problemthema der Angst im Sinne einer *Konzeptbildung* durch den Therapeuten. Wir selbst haben schon lange aufgehört, uns zu fragen, ob wir das „wahre" Grundthema der Angst bei unseren Klienten isolieren. Wir fragen uns eher, wie man die Schwierigkeiten des Klienten so aufgliedert und aufbereitet, daß er am meisten davon profitiert. Mit anderen Worten, anstatt nach der „wahren Hierarchie" zu suchen, versuchen wir lieber die *nützlichste* Hierarchie aufzustellen. Das hat weitreichende Implikationen; nicht zuletzt heißt es, daß wir uns die Freiheit nehmen, die verschiedenen Klientenprobleme so umzuformulieren, daß sie auch desensibilisiert werden können. Ein früher gegebenes Beispiel zeigte, wie man das Problem einer Depression erfolgreich im Sinne eines Vermeidungsgradienten darstellen und so der Desensibilisierung zugänglich machen kann. Der Kliniker muß sich dann fragen, welche Konsequenzen sich aus einer tatsächlich erfolgreichen Desensibilisierung ergeben werden. Wird z. B. eine Person, die wegen ihres Mangels an sinnvollen sozialen Kontakten depressiv ist, tatsächlich glücklicher sein, wenn ihre Hemmungen, mit anderen Leuten zu reden, durch De-

sensibilisierung gemindert werden? So betrachtet, gewinnt der Kliniker sowohl größere Freiheit als auch größere Verantwortung bei der Isolierung von Problemdimensionen der Angst.

Item-Konstruktion

Wie sehen die Items einer Angsthierarchie tatsächlich aus? In Anlehnung an die oben erwähnten Betrachtungen hinsichtlich der Parameter sollte man versuchen, eine adäquate Stichprobe des Problems zu bekommen. Wir haben bei unserer klinischen Arbeit eine Methapher verwendet, die sich als sehr brauchbar erwies: Man sagt dem Klienten, er solle sich seine gesamte Angst als einen riesigen Ballon vorstellen, der mit unzähligen Stimuluselementen gefüllt ist, von denen jedes wiederum mit einem bestimmten Quantum an Angst verbunden ist. Die Aufgabe besteht nun darin, aus dem Ballon in der Weise Musterproben zu entnehmen, daß alle in ihm enthaltenen Elemente gut repräsentiert werden. Ferner möchte man Items von unterschiedlicher Aversivität bekommen, so daß ihre Darbietung in Abstufungen erfolgen kann. Im allgemeinen strebt man an, ein bis zwei Dutzend Stimulussituationen aus diesem vorgestellten Ballon zu entnehmen.

Weiterhin sollte bei der Auswahl der Items berücksichtigt werden, daß sie so konkret wie möglich formuliert werden; letztlich besteht ja die Aufgabe des Klienten später darin, sich eine Situation so vorzustellen, wie sie vom Therapeuten beschrieben wird. So sollten die verschiedenen wichtigen Parameter jeder Situation in jedem Item enthalten sein, damit eine möglichst lebendige und echte Vorstellung der Situation erleichtert wird. Ein Item wie „Eine Rede halten" wird deswegen bei jemandem, der wegen Redeangst desensibilisiert werden soll, nicht so sinnvoll sein wie ein Item „Sie gehen auf das Podium, legen Ihre Aufzeichnungen hin und schauen die Zuhörer an".

Die folgende Niederschrift veranschaulicht, wie der Therapeut bei der Konstruktion einer Itemhierarchie immer weiter vom allgemeinen zum einzelnen Besonderen kommen kann, wenn der Klient seine Beschwerden nur sehr verschwommen formuliert.

Therapeut: Gut, es sieht so aus, als ob Sie Schwierigkeiten haben, mit anderen zu reden.

Klient: Ja. Ich komme bei der Unterhaltung nicht richtig in Gang.

Therapeut: Gut, mal sehen, ob wir das etwas genauer fassen können. Fehlen Ihnen die Worte?

Klient: Manchmal.

Therapeut: *[Ich möchte wissen, ob er überhaupt in der Lage ist, sich zu unterhalten. Zumindest erzählt er mir nicht viel. Ich versuche es einmal mit einer offenen Frage]* Erzählen Sie mir mehr darüber.

Klient: Naja, es ist weniger so, daß mir nicht einfällt, was ich sagen müßte. Es liegt eher daran, daß ich wie zugeschnürt bin, so daß ich nicht sagen kann, was ich denke.

Therapeut: *[Er scheint meine Frage schneller beantwortet zu haben, als ich erwartete. Anscheinend liegt hier doch kein Defizit im instrumentellen Verhalten vor. Eher ist er blokkiert von seiner Angst]* Aha. Sie sagen also, Sie fühlen sich zu gehemmt oder zu nervös, um das auszudrücken, was Sie denken, und manchmal sagen Sie dann gar nichts.

Klient: Richtig, die Worte jagen mir nur so durch den Kopf, aber wenn ich sie sagen will, werde ich so nervös, daß ich schließlich wenig oder gar nichts sage. Und das ist für einen Handelsvertreter eine ganz schlimme Sache.

Therapeut: Richtig. Sie glauben also, daß Sie besser mit den Leuten zurecht kämen, vor allen Dingen mit Ihren Kunden, wenn Sie sich weniger nervös oder ängstlich fühlen würden, wenn Sie sich mit Ihnen unterhalten müssen?

Klient: Ja, ich glaube wirklich, das könnte mir helfen. Wenn ich mich nur ein wenig entspannen könnte, wenn ich reden muß; ich glaube, dann könnte ich die Worte herausbringen, und das würde mir schon sehr helfen.

Therapeut: Gut. Deshalb müssen wir jetzt und in den nächsten Sitzungen versuchen herauszufinden, was das für Situationen sind, in denen Sie gerne sagen möchten, was Sie denken, in denen Sie jetzt aber gehemmt sind. Was wir in den nächsten paar Sitzungen zusammen tun werden, ist, ein bis zwei Dutzend

Situationen herauszufinden, die Ihnen unnötig Kummer bereitet haben oder das noch tun oder vielleicht auch in Zukunft tun werden. Allen diesen Situationen wird gemeinsam sein, daß Sie mit Ihrer Schwierigkeit, mit anderen Leuten zu reden, zusammenhängen, und zwar besonders bei geschäftlichen Anlässen. *[Es ist immer ganz gut, sich zu vergewissern, daß der Klient den Weg, den ich eingeschlagen habe, versteht und auch bejaht, vor allem, wenn das Verfahren so viel Zeit und Mühe kostet wie die Desensibilisierung]* Können Sie mir folgen?

Klient: Ja, ich verstehe.

Therapeut: O.K., dann fangen wir damit an, daß Sie mir erzählen, wie das das letztemal war, als Sie jemandem etwas sagen wollten, aber nicht konnten.

Klient: Gut, ich weiß nicht, ob es das ist, was Sie hören möchten, aber letzten Sonntag – es hört sich wirklich verrückt an – aber letzten Sonntag, nachdem der Tankwart meinen Tank gefüllt hatte, brachte ich es fast nicht fertig, ihn zu bitten, daß er mir die Windschutzscheibe putzt. Dabei hatte ich ein großes Schild im Fenster gesehen, das darauf hinwies, wie stolz die Tankstelle auf ihren Kundendienst sei. Schließlich habe ich es doch herausgebracht, aber ich war in kaltem Schweiß gebadet.

Therapeut: *[Das klingt eigentlich eher nach einem Selbstsicherheitsproblem. Ich werde ein bißchen zuwarten und noch mehr Items sammeln, bevor ich diese Spur verfolge]* Gut, ich sehe, das war für Sie unangenehm, obwohl vielleicht nicht ganz so unangenehm wie andere Situationen, da Sie es in diesem Fall immerhin geschafft haben, etwas zu sagen. Aber wir brauchen relativ leichte Items genauso wie sehr schwierige Situationen, in denen Sie überhaupt nicht reden können, deshalb wollen wir auf dieser kleinen Karte eine genaue Beschreibung der Situation festhalten, damit Sie sich später ein klares Vorstellungsbild davon machen können. Wie hört sich das an: „Der Tankwart hat gerade Ihren Tank gefüllt; er kommt zum Autofenster und sagt: ‚Das macht 9 Dollar‘, und Sie sagen: „Gut, würden Sie bitte noch die Windschutzscheibe putzen?“ Wie gefällt Ihnen das?

Klient: Das ist ganz gut, aber was ich gesagt habe, war: „Meine Windschutzscheibe ist ziemlich schmutzig, macht es Ihnen etwas aus, wenn Sie sie säubern?"

Therapeut: Wenn das für Sie natürlicher ist, gut *(Pause).* Aber ich frage mich, ob Sie nicht schon ein wenig um Entschuldigung bitten, wenn Sie sagen: *„Macht es Ihnen etwas aus …"?*

Klient: Sie haben recht, ich hatte tatsächlich das Gefühl, daß ich mich entschuldigte. Wenn ich jetzt daran zurückdenke, habe ich tatsächlich das Gefühl, daß ich mich wegen meiner schmutzigen Windschutzscheibe geschämt habe! *(Lacht schüchtern)*

Therapeut: *(Versucht, dem Klienten die Hemmungen zu nehmen)* Das kommt in den besten Familien vor *(lacht über seinen eigenen Versuch, witzig zu sein).* O.K., wie würden Sie denn gerne fragen?

Klient: Am liebsten würde ich einfach sagen: „Bitte putzen Sie die Windschutzscheibe".

Therapeut *(Korrigiert die Beschreibung des Items auf der Karte)* Gut.

Klient: Wie geht es jetzt weiter?

Therapeut: Nun, da wir am Ende der Stunde angelangt sind, möchte ich Ihnen vorschlagen, daß Sie ein paar von diesen kleinen Karten mit nach Hause nehmen und schauen, ob Sie ein paar Aufzeichnungen machen können *[Ich habe in den letzten Sitzungen festgestellt, daß er recht gewissenhaft ist, deshalb glaube ich schon, daß er zumindest etwas Material für die Hierarchie zusammentragen wird – nicht alle Klienten können das]* Geben Sie einfach eine kurze Beschreibung von jeder solchen Situation, in die Sie zwischen heute und der nächsten Sitzung hineingeraten. Vielleicht hilft es Ihnen, einfach auf die Probleme zu achten, die Sie diese Woche haben; wenn Sie schon darunter leiden, wollen wir wenigstens ein bißchen Provision dafür herausholen *[Ich will nach dieser anstrengenden Sitzung ein bißchen Auflockerung bringen, außerdem ist es auch keine leichte Sache, wenn man sich – wie der Klient jetzt – während der Hierarchiekonstruktion auf seine eigenen „Schwächen" konzentrieren muß. Und dieser Klient scheint Sinn für Humor zu haben].*

Klient: *(Lacht ein bißchen traurig)* Einverstanden.

Bei der Auswahl von Items stützt sich der Kliniker auf seine vertraute Kenntnis über den Lebensbereich des Patienten. Darüber hinaus beschränken wir uns nicht auf die Situationen, in denen der Klient tatsächlich Angst erlebt hat, denn man darf annehmen, daß ein echter Phobiker ohnehin die am meisten angstauslösenden Situationen erfolgreich vermieden hat. Es ist daher – vor allem, wenn es darum geht, die oberen Bereiche der Angsthierarchie auszufüllen – sinnvoll, solche Items zu konstruieren, die *vielleicht* oder sogar wahrscheinlich fehlangepaßte Angstreaktionen auslösen.

So stellte sich z. B. ein männlicher Klient, der kein gutes Verhältnis zu seinem Schwiegervater hatte, sein Zusammentreffen mit diesem immer so vor, daß Situationen wie die folgende ausgeschlossen waren: „Sie sitzen mit Ihrem Schwiegervater in dessen Haus beim Essen; er wendet sich Ihnen zu und fragt: „Wird es nicht mal langsam Zeit, daß Du Dir einen besseren Job suchst?" Es ist wahrscheinlich, daß der Klient noch nie in einer solchen Situation war, aber vielleicht bekennt er nun: „Das ist genau das, wovor ich immer Angst habe, daß es passieren könnte". Damit wäre ein solches Item für seine Angsthierarchie besonders angemessen.

Sofern irgend möglich, sollte man ein paar Hierarchie-Items so konstruieren, daß ihre Auftrittswahrscheinlichkeit in der realen Lebenssituation der Kontrolle des Klienten unterliegt. Wenn ein Klient sich z. B. besonders vor dem Erstkontakt mit anderen fürchtet, sollten nicht alle Hierarchie-Items Situationen beschreiben, in denen ein anderer Mensch an den Klienten herantritt, sondern es wäre besser, auch solche Fälle mitaufzunehmen, in denen der Klient selbst einen Fremden anspricht. So können nachfolgende *in vivo*-Übungen eher mit dem Übereinstimmen, was in der Vorstellung bearbeitet wurde.

Der Therapeut stützt sich nicht nur auf seine Vertrautheit mit solchen Situationen, die dem Klienten Schwierigkeiten bereiten, sondern benutzt noch eine weitere Strategie der Itemsammlung, indem er den Klienten seine Angstreaktionen zwischen den Sitzungen selber beobachten läßt. Der Klient wird aufgefordert, sein Angstgefühl als Hinweisreiz zu benutzen, jeweils innezuhalten und sich selbst zu fragen: „Was geschieht jetzt gerade, das mich so nervös werden läßt?" Auf diese Weise werden die Schwierigkeiten des Klienten in seinem Leben zur wichtigen Hilfe bei der Sammlung von Items für die Reduzierung seiner Angst. Weiterhin kann der Therapeut hilfsweise auf die Beobachtungen von im Leben des Klienten wichtigen Bezugspersonen zurückgreifen. Man kann z. B. den Ehepartner oder den Freund bzw. die Freundin zu einer Sitzung einladen, damit sie Hinweise über angsterzeugende Situationen geben können. Auch Fragen wie die folgenden sind eine gute Hilfe: „Erinnern Sie sich an das letzte Mal, als Sie aufgeregt wurden, z. B. heute im Laufe des Tages oder auf dem Weg zur Therapiestunde?" Solche und ähnliche Fragen bewirken, daß der Klient allmählich eine gedankliche Verbindung zwischen seinen Gefühlen des Unbehagens und speziellen Stimulussituationen herstellt. Der Therapeut kann ferner auch die Reaktionen des Klienten während des Interviews selbst als Hinweise für die Auswahl bestimmter Hierarchie-Items heranziehen. Ein Klient, dem es schwer fällt, mit dem Therapeuten zu reden oder ihm in die Augen zu schauen, fürchtet sich aller Wahrscheinlichkeit nach vor Autoritätspersonen oder ist allgemein menschenscheu. Auch hier scheint sich die Therapie der interpersonalen Beziehungen von Harry Stack Sullivan für den Verhaltenstherapeuten zu bewähren. Während der Therapeut in der Behandlung mit dem Patienten mögliche Hierarchie-Items diskutiert, hat er die Gelegenheit, den Klienten darüber zu befragen, wie er emotional reagiert, wenn diese Situationen besprochen werden oder wenn er auch über sie nachdenkt. Wenn der Klient zu erkennen gibt, daß er tatsächlich unruhig wird, kann der Therapeut dies als ein gutes Zeichen auslegen. Im wesentlichen bedeutet das, daß man während der Sitzung genau die Umstände herstellen kann, die dem Klienten Schwierigkeiten bereiten. Der Therapeut kann dann diese emotionale Unruhe dahingehend ausnutzen, daß er während derselben Sitzung nach der Hierarchiekonstruktion eine Zeitlang Entspannungstraining durchführt. Wenn der Patient daraufhin positive Effekte der Entspannung angibt, so kann der Therapeut jetzt erklären, das Geschehen dieser Sitzung könne man als praktische Demonstration für die Wirkungsweise des Verfahrens ansehen, insofern als während der Therapiestunde zuerst Situationen simuliert werden, die Angst hervorrufen, und dann die Spannung durch die tiefe Muskelentspannung abgebaut wird.

Multiple Hierarchie

Bereits in der frühen Literatur über Desensibilisierung (z. B. Wolpe, 1958) wurde erkannt, daß ein Klient sehr wohl hinsichtlich Angstdimensionen desensibilisiert werden muß.

Für diesen Fall wurde der Kliniker angewiesen, multiple Hierarchien so zu konstruieren, daß jede auf einer gegebenen Dimension „rein" war. In diesem Sinne würden für jemanden, der unter Angst vor sozialer Bewertung *und* vor dem Fliegen leidet, zwei unterschiedliche Hierarchien erstellt, wobei in der Desensibilisierungssitzung vielleicht abwechselnd eine Hierarchie nach der anderen durchgearbeitet würde. Dem am wenigsten schwierigen Item der Bewertungshierarchie würde also etwa das am wenigsten schwierige Item der „Angst-vorm-Fliegen"-Hierarchie folgen, und dann käme wieder die Bewertungshierarchie daran. Wenn man genau untersucht, was hier geschieht, wird man bemerken, daß der Klient mit einer einzigen Hierarchie konfrontiert wird. Für unsere Vorgehensweise bedeutet das, daß wir ohne weiteres verschiedene Dimensionen in einer einzelnen Angsthierarchie mischen können.

Rangfolge der Items

Wenn der Therapeut genügend Items für eine Angsthierarchie gesammelt hat, steht er vor der Aufgabe, diese nach ansteigender Intensität zu ordnen. Dafür gibt es verschiedene Methoden, wobei die Skala von 0–100 aus dem

Entspannungstraining eine Möglichkeit darstellt. Im allgemeinen lesen wir jedes der Items – die wir einzeln auf kleinen Karteikarten niedergelegt haben – laut vor und lassen den Klienten einschätzen, ob es wenig, mittelmäßig oder stark angstauslösenden Charakter hat. Wenn diese Aufteilung in drei Gruppen erfolgt ist, wird der Klient gebeten, jedes Item mit einer Zahl zu versehen, wobei die Items der leichten Angst von 0–33 rangieren, die der mittelmäßigen von 34–66 und die der starken von 67–100. Hier handelt es sich natürlich um eine einfache Ordinalskala, und sowohl der Kliniker als auch der Klient tun gut daran, nicht auf mathematisch noch ausgefeiltere Systeme zu verfallen. Wenn der Klient die Zahl einträgt, geschieht es oft, daß zwischen den Items größere Lücken entstehen. Solche unerwünschten großen Zwischenräume können verringert werden, indem man die Zeitspanne eines antizipierten aversiven Ereignisses vergrößert, das Unangenehme des Ereignisses selbst verringert, angstfreie Modelle in eine Situation einführt und so weiter.

Ein Beispiel:

(Ursprüngliches Item, Einschätzung: 50)	Der Tagungsvorsitzende stellt Sie Ihrem Auditorium vor, und Sie schauen auf die kleine Versammlung lächelnder Zuhörer.
(Ursprüngliches Item, Einschätzung: 65)	Der Tagungsvorsitzende stellt Sie Ihrem Auditorium vor, und Sie schauen auf ein zahlreiches, von Grund auf feindseliges Publikum.
(Eingeschobenes Item, Einschätzung: 60)	Der Tagungsvorsitzende stellt Sie Ihrem Auditorium vor, und Sie schauen auf eine große Versammlung lächelnder Zuhörer.

In der Regel vermeiden wir Abstände, die größer als 10 Einheiten auf der 0 bis 100-Skala sind. Ein kleiner Hinweis zum praktischen Vorgehen: Schreiben Sie jede Hierarchieeinschätzung mit Bleistift und nicht mit Kugelschreiber auf die rechte obere Ecke der Karte. Das macht dem Klienten deutlich, daß die Rangfolge der Items wenn nötig geändert werden kann.

Im folgenden wird die Hierarchie eines Klienten mit Flugangst dargestellt; die Items sind so geordnet, daß sie zunehmend unangenehmer werden.

1. Ihr Chef erzählt Ihnen, daß Sie in sechs Monaten zu einem geschäftlichen Termin an die Küste fliegen müssen (Einschätzung: 10).
2. Sie sitzen in Ihrem Wohnzimmer und schauen sich im Fernsehen ein Fußballspiel an; da hören Sie ein Flugzeug vorbeifliegen (Einschätzung: 20).
3. Ein Arbeitskollege erzählt Ihnen von seiner großen Flugreise nach Florida (Einschätzung: 25).
4. Eine Woche vor Ihrer Reise fragt Sie Ihre Frau, ob Sie einen Abendanzug mitnehmen müssen (Einschätzung: 30).
5. Sie sind auf dem Dachboden und suchen nach Ihrer Reisetasche, die Sie auf Ihren Flug mitnehmen wollen (Einschätzung: 35).
6. Beim Durchblättern Ihres Terminkalenders werden Sie daran erinnert, daß es nur noch zwei Wochen bis zu Ihrer Abreise sind (Einschätzung: 45).
7. Am Abend vor der Reise packen Sie Socken und Unterwäsche in Ihren Koffer (Einschätzung: 50).
8. Sie fahren mit dem Taxi zum Flughafen, und das Taxi biegt von der Autobahn ab bei der Ausfahrt, die mit „Flughafen" beschildert ist (Einschätzung: 60).
9. In der Schlange am Pan-Am-Schalter stehen noch fünf Leute vor Ihnen, die ihr Gepäck und ihre Flugkarten prüfen lassen (Einschätzung: 70).
10. Sie gehen die Treppe zum Flugzeug hoch, und die Stewardeß fragt Sie nach Ihrem Ticket (Einschätzung: 75).
11. Sie schauen aus dem Fenster und können beobachten, wie das Flugzeug startet; in einiger Entfernung können Sie eine Brücke erkennen (Einschätzung: 85).
12. Sie fliegen schon seit einigen Stunden, es wird böig, und der Pilot hat gerade das Zeichen gegeben, sich wieder anzuschnallen (Einschätzung: 90).
13. Der Flug ist sehr unruhig und Sie schauen nach, ob Sie auch richtig angeschnallt sind (Einschätzung: 95).
14. Am Morgen Ihrer Reise wachen Sie auf und sagen sich: „Heute ist der Tag, an dem ich zur Küste fliegen muß" (Einschätzung: 100).

Das Training in der Vorstellung

Wie bereits erwähnt, besteht eine wesentliche Voraussetzung der Desensibilisierung darin, daß die Vorstellung die reale Lebenssituation funktional repräsentieren kann, d. h. daß ein vorstellungsmäßiges Item für das stehen kann, was die Person tatsächlich beunruhigt. Diese grundsätzliche Voraussetzung für die Desensibilisierung wurde durch eine Reihe experimenteller Untersuchungen belegt (z. B. Grosberg u. Wilson, 1968). Unabhängig von der Interpretation des Verhaltensänderungsvorgangs sind sich alle Theoretiker und Forscher darin einig, daß als brauchbarer Kandidat für die Desensibilisierung nur in Frage kommt, wer sich durch die Vorstellung einer Situation in Angst versetzen lassen kann. Wenn ein Klient sich z. B. die am allermeisten angsterregende Situation vorstellen kann und trotzdem beim Durchleben dieser Situation in der Phantasie keine Angst verspürt, hat es keinen Sinn, mit ihm all die zeitaufwendigen Übungen bis zu diesem Topitem hin durchzuarbeiten. Deshalb ist es unerläßlich zu prüfen, ob der Klient auf vorgestellte Ereignisse mit Angst reagiert, bevor man den Einsatz dieses Verfahrens überhaupt in Erwägung zieht.

Dafür gibt es verschiedene Methoden. Es hat sich als günstig herausgestellt, den Klienten vielleicht schon während der ersten Sitzung die Augen schließen und ihn sich eine Situation vorstellen zu lassen, die aufgrund der gesammelten Daten ihn in der Wirklichkeit angstauslösend sein müßte. Wenn er aus den Angaben des Klienten entnehmen kann, daß dieser zwar ein relativ deutliches Vorstellungsbild produziert, aber dabei trotzdem keine Angst empfindet (was zum Glück nur selten vorkommt), so muß sich der Therapeut ernsthaft fragen, ob bei diesem Klienten die Vorstellung als brauchbares Äquivalent der realen Situation dienen kann. In solch ungewöhnlichen Fällen, in denen der Klient keine Spannung und Nervosität zu erkennen gibt, wird der Therapeut in der Regel nicht gleich aufgeben, sondern zunächst die Situation ausschmücken und deutlichere Vorstellungen suggerieren in der Hoffnung, damit emotionale Reaktionen auslösen zu können. Da es keine objektiven Maße für die Deutlichkeit von Vorstellungen gibt, ist der Kliniker wohl oder übel auf die Angaben des Klienten und seine eigenen Beobachtungen angewiesen. Das Befinden darüber, ob eine Person eine deutliche Vorstellung hat und ob sie dadurch ängstlich wird, ist gewissermaßen eine Sache des Überzeugens. Im Grunde läuft es darauf hinaus, daß der Klient den Therapeuten davon überzeugen muß, daß er sich Situationen gut genug vorstellen kann und daß er durch die Vorstellung in Angst versetzt wird. Aufgrund unserer klinischen Erfahrung haben wir den Eindruck gewonnen, daß die wenigen Menschen, die durch Vorstellungen nicht zu ängstigen sind, anscheinend weniger unter antizipatorischer Angst leiden.

Es scheint uns wichtig, darauf hinzuweisen, daß man eine Überprüfung der Vorstellungsfähigkeit nicht gerade dann vornehmen sollte, wenn sich der Klient vorsätzlich und bewußt entspannt. Der Grund ist einleuchtend. Ein bereits in der Technik der Entspannung geübter Patient könnte diese Fertigkeit erfolgreich dazu benützen, das Auftreten jeglicher Ängste, die sonst durch die vorgestellte Situation ausgelöst würden, zu unterbinden. Das kann den Befund verfälschen, d. h. dazu führen, daß jemand als untauglich für die Desensibilisierung ausgeschlossen wird, obwohl er durchaus mit diesem Verfahren behandelt werden sollte.

Es gibt zwar nur wenige voll ausgearbeitete Techniken zur Schulung der Vorstellungskraft, doch kennen wir einige Verfahren, die wir empfehlen können. Der Kliniker kann z. B. einem Flugphobiker ausmalen wie er in einem Düsenflugzeug in seinem Sessel sitzt, während die Triebwerke eingeschaltet werden. Sich auf seine eigene Kenntnis der Flugpraxis stützend, kann der Therapeut dann den Klienten auffordern, sich vorzustellen, wie das Zeichen zum Anschnallen über ihm aufleuchtet, und er kann weiter suggerieren, daß jetzt ein hochgewachsener Angestellter der Fluggesellschaft an den Klienten herantritt und ihn auffordert, sich fester anzuschnallen. Durch Anreicherung der Situation mit zusätzlichen Details, die auf verbalem Weg vermittelt werden, und natürlich durch Ermunterung des Klienten, selbst die Situation vor seinem geistigen Auge lebendig zu gestalten, erhöht der Therapeut die Sicherheit der Aussage, daß der Klient tatsächlich imstande ist, sich lebhafte Vorstellungsbilder zu machen. In bezug auf die Frage, ob die Situation angstauslösend sei, haben einige Klienten Schwierigkeiten, über ihre Gefühle zu sprechen – aber das ist wiederum nicht der Regelfall. Hier sollte der Therapeut den Klienten vielleicht zunächst ganz allgemein fragen: „Fühlen Sie sich gut oder fühlen Sie sich schlecht?", und erst später detailliert nachfragen, ob das Sich-schlecht-Fühlen Angst bedeutet.

Eine andere Methode, die Vorstellungskraft des Klienten zu schulen, besteht darin, seine momentanen Gefühle und sein Kurzzeitgedächtnis auszunutzen. Wenn man einen Klienten bittet, sich vorzustellen, daß er sich in einer ganz bestimmten Situation befindet, so möchte man, daß er sich kognitiv *in* die Situation hineinstellt – mit anderen Worten, daß er sich nicht wie einen außenstehenden Betrachter sieht, sondern daß er konkret erlebt, was passiert. Man kann den Klienten nun bitten, sich bequem in seinem Sessel zurückzulehnen, die Augen zu schließen und ihm die folgenden Instruktionen geben:

> Stellen Sie sich vor, Sie sitzen auf einem Sessel, in diesem Zimmer. Versuchen Sie, den Sessel unter sich zu fühlen. Fühlen Sie, wir Ihr Rücken am Sessel liegt. Jetzt möchte ich, daß Sie sich vorstellen, wie Ihr Knie aussieht *(Pause)*. Versuchen Sie einfach, Ihr Knie zu sehen. Jetzt möchte ich, daß Sie sich Ihren Schuh vorstellen. *(Der Therapeut beschreibt Details des Schuhs.)* Jetzt schauen Sie sich im Zimmer um. Sehen Sie mich an. Versuchen Sie, mein Gesicht zu sehen. *(Der Therapeut beschreibt Details seines Gesichtes.)* Jetzt schauen Sie in Richtung Tür. Die Tür öffnet sich langsam und jemand, den Sie gut kennen, steht auf der Schwelle.

Wenn ein Klient weiterhin Schwierigkeiten hat, sich etwas bildlich vorzustellen, kann man ihn bitten, die Teilaspekte, die er sehen *kann,* mit Worten zu beschreiben, da Verbalisierung oft hilft, das Vorstellungsbild deutlicher zu machen. Sollten die Schwierigkeiten immer noch anhalten, kann man dem Klienten als Hausaufgabe auftragen, das ganze Verfahren zwischen den Therapiesitzungen zu üben.

Entspannungstraining

Während die Angstitems gesammelt werden, sollte der Therapeut dem Klienten auftragen, zwischen den Therapiesitzungen Entspannungsübungen selbst durchzuführen. Die beiden wesentlichen Aspekte der Desensibilisierung – Entspannungstraining und Konstruktion einer Hierarchie von aversiven vorgestellten Situationen – werden über eine Reihe von Sitzungen hinweg parallel verfolgt. Für das weitere Verfahren setzen wir voraus, daß der Klient die Entspannung so gut gelernt hat, daß er einen Zustand der Ruhe erreichen kann, wenn er auf der Couch des Therapeuten oder auf dem Entspannungssessel liegt, und daß ferner eine adäquate Hierarchie aufgestellt wurde.

Traditionelle Desensibilisierung

Gemäß Wolpes ursprünglicher Fassung ist es unerläßlich, daß sich ein Klient während der Desensibilisierung eine Situation immer länger vorstellen kann, ohne Angst zu bekommen, während die Zeitspannen der Konfrontation mit der vorgestellten angstauslösenden Situation verringert werden. Wenn er bei der Desensibilisierung eines Klienten nach Wolpes Originalverfahren vorgeht, muß der Kliniker also die Items so vorbringen, daß der zu Behandelnde so wenig Angst wie möglich erlebt, wenn er sich eine Situation vorstellt. Die folgende Niederschrift enthält die Instruktionen, die einem Klienten bei der Durchführung der Desensibilisierung in dieser traditionellen Art gegeben werden:

> *(Der Klient hat sich auf dem Entspannungssessel selbst entspannt)* O.K., bleiben Sie so entspannt, wie Sie es jetzt sind, ganz ruhig und bequem. Vielleicht hilft es Ihnen, wenn Sie sich eine Szene vorstellen, die für Sie persönlich etwas besonders Beruhigendes und Entspannendes hat und die wir im folgenden ihre Lieblingsszene

nennen wollen ... Gut. Jetzt erinnern Sie sich bitte an die 0–100-Skala, die wir bei Ihren Entspannungsübungen gebraucht haben, bei der 0 völlige Entspannung anzeigt und 100 maximale Anspannung. Sagen Sie mir, wo Sie sich jetzt ungefähr auf dieser Skala befinden. *(Der Therapeut sollte auf eine Einschätzung achten, die ein großes Maß an Ruhe und Entspannung repräsentiert, meistens im Bereich zwischen 15 bis 25.)*
Gut. Gleich werde ich Sie bitten, sich eine Szene vorzustellen. Nach der Beschreibung der Situation stellen Sie sie sich bitte so lebhaft vor, wie Sie nur können; sehen Sie alles mit Ihren eigenen Augen so, als ob Sie wirklich selbst da wären. Versuchen Sie, alle Einzelheiten der Szene mitzuerfassen. Während Sie sich die Situation vorstellen, können Sie vielleicht so entspannt bleiben, wie Sie es jetzt sind. Wenn ja, ist es gut so. Nach 5, 10 oder 15 Sekunden werde ich Sie bitten, die Vorstellung dieser Szene abzubrechen und zu Ihrer Lieblingsszene zurückzukehren und einfach zu entspannen. Wenn Sie aber auch nur das leichteste Ansteigen von Angst und Spannung fühlen, zeigen Sie mir das bitte an, indem Sie Ihren linken Zeigefinger heben. Dann werde ich eingreifen und Sie bitten, sich die Situation nicht mehr vorzustellen, und ich werde Ihnen helfen, sich wieder zu entspannen. Es ist wichtig, daß Sie mir die Spannung auf diese Art anzeigen, denn wir wollen ja, daß Sie angstauslösende Situationen solange wie möglich ohne Angst ertragen können. O.K.? Haben Sie noch irgendwelche Fragen? ... Gut, wir werden hinterher genügend Gelegenheit haben, die Dinge gründlich zu diskutieren.

Was hier geschieht, ist ein Geben und Nehmen zwischen Therapeut und Klient. Der Klient wird angewiesen, sich im Zustand der Entspannung eine bestimmte Situation vorzustellen. Wenn der Klient keine Angst signalisiert, nimmt der Therapeut das Item nach 5, 10 oder 15 Sekunden zurück. Wenn der Klient Angst bekommt, muß er ein Signal geben, worauf der Therapeut das Item an diesem Punkt zurücknimmt und versucht, dem Klienten wieder ein bis zwei Minuten lang Entspannung zu vermitteln, bevor das nächste Item präsentiert wird. Die Hierarchiekarte kann so aussehen, wie unten dargestellt. Die Nummern beziehen sich auf Sekunden, das Pluszeichen kennzeichnet Vorstellungen, die keine Angst auslösten, und das Minuszeichen Vorstellungen, die dies taten.

Beispiele einer Hierarchiekarte aus der traditionellen Desensibilisierung

---

                                   10

Sie sitzen an Ihrem Schreibtisch und machen Aufzeichnungen für eine Rede, die Sie in drei Wochen halten wollen.
−3 +5 −7 −8 +10 +15 13.1.76

Meistens können in einer Sitzung zwischen zwei und fünf Items durchgearbeitet werden. Dabei sollte man natürlich berücksichtigen, daß der Kliniker wahrscheinlich nicht eine ganze Sitzung nur mit der Durchführung von Desensibilisierung verbringen wird. In der klinischen Praxis hat man es *selten* mit einem einzigen Problem oder mit der Verwendung einer einzigen Technik zu tun.

Die Selbstkontrollvariante der Desensibilisierung

1971 stellte Goldfried ein Konzept der Desensibilisierung vor, das wichtige Implikationen für das Vorgehen hat. Seine Hypothese besagt, daß Desensibilisierung am besten als ein Training in Bewältigungsstrategien anzusetzen ist. Gemäß dieser Sichtweise lernt ein ängstliches Individuum beim Auftreten von Spannung zu entspannen. Auf diese Art vermitteln Desensibilisierungssitzungen Übung in der Bewältigung von Angst.
Trotz bestehender Ähnlichkeiten zu der traditionellen systematischen Desensibilisierung bringt die Selbstkontrollvariante Verfahrensänderungen mit sich: Dem Klienten wird das Grundprinzip des Verfahrens dargelegt, das Entspannungstraining rückt in den Brennpunkt. Die Änderung betrifft weiter die Richtlinien für die Hierarchiekonstruktion, die Art, Szenen während der Desensibilisierung richtig zu präsentieren und den nachdrücklich betonten Einsatz der Entspannung als einer Bewältigungstechnik.

Darstellung des Grundprinzips

Dem Klienten wird die Desensibilisierung als ein Training zur Bewältigung der Angst dargestellt. Goldfried (1971) schlug folgende Erklärung vor:

Aufgrund Ihrer früheren Erfahrungen haben Sie gelernt, in verschiedenen Situationen mit Spannung (Angst, Nervosität, Furcht) zu reagieren. Ich möchte Ihnen nun helfen zu lernen, wie Sie mit diesen Situationen besser zurechtkommen können, so daß sie Sie nicht mehr derart aus der Fassung bringen. Wir werden dazu so vorgehen, daß wir zuerst einmal eine Reihe von Situationen erfassen, die Sie im unterschiedlichen Maße beunruhigen, und dann müssen Sie lernen, die leichteste Situation zu bewältigen, ehe wir zu den schwierigeren weitergehen. Ein Teil der Behandlung besteht darin, daß Sie lernen, sich zu entspannen, so daß Sie in Situationen, in denen Sie spüren, wie Sie nervös werden, diese Spannung besser ausschalten können. Das Lernen der Entspannung ist durchaus dem Erlernen irgendeiner anderen Fertigkeit vergleichbar. Wenn jemand Autofahren lernt, fällt es ihm am Anfang schwer, alles miteinander zu koordinieren, und es ist ihm oft genau bewußt, was er gerade macht. Mit zunehmender Übung fällt ihm das, was er beim Autofahren tun muß, aber immer leichter und geschieht immer automatischer. Genauso wird es Ihnen ergehen, wenn Sie versuchen, sich in den Situationen zu entspannen, in denen Sie spüren, wie Sie die Angst packt. Je häufiger Sie das machen, umso leichter wird es Ihnen fallen (S. 231).

Bei der Darlegung der besonderen Form der Desensibilisierung kann man darauf hinweisen, daß die vom Klienten zwischen den einzelnen Therapiesitzungen durchzuführenden Übungen nicht nur Verhaltensübungen für die Bewältigung von spezifischen Situationsanforderungen, sondern generell eine Lernmöglichkeit darstellen, um Nervosität und Angst mit Hilfe der Entspannungstechnik zu überwinden.

Entspannungstraining

Das Muskelentspannungstraining besteht aus den in Kapitel 5 beschriebenen Verfahrensweisen. Im Sinne der Bewältigungstheorie wird der Klient informiert, daß die Spannungsphase im ersten Trainingsabschnitt ihm helfen soll, die mit Angst assoziierten Muskelzustände genauer wahrzunehmen, und daß diese Empfindungen für ihn schließlich zum Hinweis dafür werden, Entspannung gegen die Angst einzusetzen. Es wird also nicht nur das Erlernen der Entspannung betont, sondern auch das Erkennen von jenen propriozeptiven Hinweisreizen, die mit Spannung verbunden sind.

Die Konstruktion der Hierarchie

Daß es notwendig ist, bei der Verwendung von Hierarchien, auf ihre absolute „Themenreinheit" zu achten, haben wir in Frage gestellt. Bei der Selbstkontrollvariante der systematischen Desensibilisierung ist die Art der spezifischen angstauslösenden Situationen weniger wichtig als die genaue Wahrnehmung des Klienten, wie er sich fühlt, wenn er angespannt ist. Mit anderen Worten: *„Dem Klienten wird eher beigebracht, mit seinen eigenen Angstreaktionen und -auslösern fertigzuwerden als mit den Situationen, die die Spannung hervorrufen"* (Goldfried, 1971, S. 232). So berichtet Goldfried (1973) z. B. von der Verwendung der Selbstkontroll-Desensibilisierung bei einem generell von Angst beherrschten Klienten, bei dem die multiple Hierarchie so unterschiedliche Items enthielt wie Autofahren, Skifahren, Fahrstuhlfahren, Alleinsein, Sich-einem-Test-Unterziehen und Sich-Einwände-Anhören.

Die eigentliche Desensibilisierung

Die Arbeit während der Therapie ist eine Verhaltensübung für das, was der Klient später in der realen Lebenssituation tun soll. Konsequenterweise wird der Klient angewiesen, nicht die Szene abzubrechen, was dem Ausweichen vor der aversiven Situation entsprechen würde, sondern die Vorstellung aufrechtzuerhalten und gleichzeitig zu versuchen, jeglicher auftretenden Nervosität und Spannung mit Entspannung zu begegnen. Da man von dem Klienten verlangt, zwei Dinge gleichzeitig zu tun – nämlich vorstellungsmäßig in der Situation zu bleiben und der Spannung mit Entspannung zu begegnen – hilft es, ihm zu empfehlen, sich in der Situation selbst entspannend vorzustellen. Wenn er z. B. Angst verspürt, während er am Schreibtisch sitzt und eine Rede vorbereitet, sollte er sich vorstellen, daß er an diesem Tisch sitzt und versucht, sich zu entspannen.

Variationen des Selbstkontrollverfahrens sind möglich. Während der gemeinsamen Arbeit an diesem Buch haben wir das erkannt. Einer von uns ließ die Klienten die Vorstellung so lange aufrechterhalten, bis es ihnen gelang, durch Entspannung mit der Angst fertigzuwerden, während der andere bei seinen Klienten eine festgesetzte Darbietungszeit einhielt, unabhängig davon, ob sie nach Ablauf dieser Zeit mit ihrer Entspannung Erfolg hatten oder nicht. Aber bei beiden Verfahrensweisen ließ man den Klienten nicht zum nächsten Hierarchie-Item übergehen, solange er das leichtere noch nicht einigermaßen erfolgreich bewältigt hatte. Obwohl es noch keine Daten darüber gibt, welche dieser Varianten überlegen ist, belegen Fallbeispiele und andere Daten die Wirksamkeit dieser Vorgehensweise zur Desensibilisierung im allgemeinen (D'Zurilla, 1969; Goldfried, 1973; Jacks, 1972; Meichenbaum, 1973; Zemore, 1975).

Die Anwendung von Entspannung als Bewältigungsstrategie *in vivo*

Insofern als die Selbstkontroll-Desensibilisierung als eine Bewältigungstechnik zum Selbstgebrauch durch den Klienten vermittelt wird, ist es ein wesentlicher Bestandteil des Verfahrens, den Klienten zur Benutzung der differentiellen Entspannung zu veranlassen, um schwierige reale Lebenssituationen zu bewältigen. Zusätzlich zu der Instruktion, die Entspannung bei seinen alltäglichen Ängsten einzusetzen, kann der Therapeut den Klienten auffordern, seine Erfahrungen schriftlich festzuhalten. Der gewissenhafte Klient wird manchmal die systematische Durcharbeitung der Hierarchie-Items während der Therapiestunde spontan durcheinanderbringen, indem er einige Items *in vivo* selbst desensibilisiert, bevor sie in der Therapie bearbeitet wurden.

Systematische Desensibilisierung mit dem Tonband

Auf der Grundlage einer Reihe von Experimenten von Nawas und seinen Schülern (Nawas, Fishman u. Pucel, 1970) haben wir mit der Goldfried-Variante auf Tonband klinisch experimentiert. Nawas Untersuchung läßt den Schluß zu, daß Klienten nicht resensibilisiert werden, wenn man sie veranlaßt, sich schwierige Situationen vorzustellen. Auf diesem Erfahrungshintergrund haben wir für einen Klienten eine aus etwas drei bis fünf Items bestehende Darstellungsserie auf Band aufgenommen, so daß er zwischen den Sitzungen mit diesen Vorstellungsbildern zu Hause üben konnte. Ein entsprechendes Band beginnt mit fünf bis zehn Minuten Entspannungsanweisungen, gefolgt von Instruktionen zur Desensibilisierung mit Selbstkontrolle. Der einzige Unterschied besteht darin, daß der Therapeut nicht anwesend ist, um sicherzustellen, daß ein vorgegebenes Item jeweils gut genug bewältigt ist, ehe der Übergang zum nächsten erfolgt. Dieser möglichen Schwierigkeit kann man recht gut dadurch begegnen, daß man den Klienten anweist (und die meisten Klienten scheinen in der Lage zu sein, diesen Instruktionen auch zu folgen), das Tonbandgerät abzustellen, wenn er mit einem schwierigeren Item konfrontiert wird, bevor er das Gefühl hat, mit dem unmittelbar vorangehenden ohne weitere Beunruhigung umgehen zu können. Der Vorteil, der sich beim Verwenden von Tonbändern in dieser Form am deutlichsten abzeichnet, ist der Zuwachs an Übung zwischen den Therapiestunden, der die Therapie erleichtert und dem Klienten Kosten erspart. Für den jeweiligen Klienten muß man ungefähr ein halbes Dutzend 30-Minutenbänder herstellen, wenn man eine Übungsdauer von zwei bis drei Monaten zugrunde legt.

Die folgende Niederschrift veranschaulicht ein auf Band aufgenommenes Desensibilisierungsverfahren:

O.K., Sie liegen jetzt entspannt zu Hause auf Ihrem Bett. Schließen Sie die Augen. Während der nächsten paar Minuten werde ich Ihnen helfen, sich zu entspannen und zu lockern. Lockern Sie einfach Ihren Körper, lassen Sie Ihre Arme los, entspannen Sie nur immer weiter *(5 Sekunden Pause)*. So ist es gut. Immer weiter entspannen *(5 Sekunden Pause)*. Lassen Sie immer ein bißchen weiter los, während ich jetzt von *eins* bis *zehn* zähle. Mit jeder Zahl lassen Sie sich ein bißchen mehr gehen. *Eins,* immer mehr entspannen *(5 Sekunden Pause)*. *Zwei,* immer tiefer *(5 Sekunden Pause). Drei, vier,* einfach loslassen *(5 Sekunden Pause). Fünf,* immer mehr entspannen *(5 Sekunden Pause). Sechs, sieben,* immer tiefer *(5 Sekunden Pause). Acht, neun* und *zehn,* locker und entspannt. Immer weiter und weiter. *(Wenn nötig, kann der Therapeut die Entspannungsanweisungen noch fortsetzen.)* Jetzt erkläre ich Ihnen noch einmal das Verfahren. Ich werde Ihnen eine Situation schildern. Ich möchte, daß Sie sich die Situation so lebhaft vorstellen, wie Sie nur können, so als ob Sie sich wirklich darin befänden. Und halten Sie die Vorstellung so lange aufrecht, wie ich Ihnen dazu Zeit gebe. Wenn irgendeine Spannung aufkommen sollte, während Sie in dieser vorgestellten Lage sind, versuchen Sie, sie durch Entspannung wegzubringen. Schauen Sie, ob Sie die Spannung loswerden, wenigstens zum Teil. Wenn das Item keine Angst hervorruft, ist es auch gut. Bleiben Sie einfach in der Szene und entspannen Sie weiter.

Gut also, wenn Sie sich jetzt gut entspannt fühlen, lassen wir das Band weiterlaufen. Wenn Sie sich immer noch etwas angespannt fühlen, schalten Sie lieber das Bandgerät ab und entspannen sich noch einmal ein paar Minuten lang allein.

Schön, jetzt sind Sie angenehm entspannt. Stellen Sie sich vor, wie Sie morgens als erstes Ihrem Chef im Flur begegnen und er Ihnen zunickt *(15 Sekunden Pause).* Gut, brechen Sie die Vorstellung jetzt ab und entspannen Sie sich wieder, oder stellen Sie sich Ihre Lieblingsszene vor, wenn Sie möchten; entspannen Sie einfach. Vielleicht hat dieses Item bei Ihnen überhaupt keine Spannung ausgelöst. Vielleicht spüren Sie aber auch ein bißchen Nervosität. Wenn ja, versuchen Sie sich jetzt wieder so gut Sie können zu entspannen. Einfach immer weiter entspannen. Jetzt stellen Sie sich bitte noch einmal vor, es ist früh am Morgen, Sie begegnen Ihrem Chef im Flur und er nickt Ihnen zu *(30 Sekunden Pause).* Schön, lassen Sie die Vorstellung fallen und entspannen Sie sich wieder, einfach immer weiter entspannen, weiter und weiter entspannen. Gut, wenn Sie sich jetzt angenehm entspannt fühlen, lassen Sie das Bandgerät laufen. Wenn nicht, stellen Sie es für einige Minuten ab, bis Sie sich wieder entspannt fühlen.

O.K. Sie sind angenehm entspannt; stellen Sie sich nun vor, Sie betreten die Kantine, und wie Sie an Mildreds Tisch vorbeigehen, hören Sie ein Kichern *(15 Sekunden Pause).* O.K., hören Sie auf, sich das vorzustellen und entspannen Sie sich wieder, einfach loslassen, immer weiter, immer tiefer entspannen, immer mehr. So ist es gut. Stellen Sie sich noch einmal vor: Sie betreten die Kantine, Sie gehen an Mildreds Tisch vorbei und hören dabei ein Kichern *(30 Sekun-*

den Pause). Gut, jetzt schalten Sie die Situation ab und kehren Sie zurück zu Ihrer Entspannung, zu Ihrer angenehmen Szene, wenn Sie wollen. Einfach gehen lassen; lassen Sie immer etwas weiter los, während ich von *eins* bis *fünf* zähle. Wir wollen sehen, ob Sie nicht noch ein bißchen tiefer entspannen können. *Eins,* einfach loslassen; *zwei, drei, vier* und *fünf.* Wenn Sie sich jetzt ganz entspannt fühlen, machen Sie weiter; wenn nicht, schalten Sie das Bandgerät für ein paar Minuten ab, bis Sie wieder entspannt sind.

Immer weiter entspannen, immer mehr. Stellen Sie sich vor, wie die Frau hinter der Theke Ihnen ein Roastbeefsandwich macht und anfängt, Senf anstatt Majonnaise darauf zu tun, und Sie sagen: „Entschuldigung, aber ich möchte lieber Majonnaise anstatt Senf" *(15 Sekunden Pause).* O.K., hören Sie mit der Vorstellung auf und entspannen Sie sich wieder, immer weiter entspannen. Immer mehr entspannen. Denken Sie daran, daß jedwede Spannung, die während einer bestimmten Vorstellung auftreten mag, durch Entspannung wieder beseitigt werden muß. Schön, jetzt stehen Sie wieder vor der Theke; die Frau will gerade Senf statt Majonnaise auf das Roastbeefsandwich tun, und Sie sagen: „Ich möchte lieber Majonnaise anstatt Senf auf mein Sandwich" *(30 Sekunden Pause).* O.K., aufhören und wieder entspannen.

Denken Sie daran, daß Sie sich eine Szene immer wieder vorstellen, wenn Sie Zeit haben. Und lassen Sie immer weiter los. Wenn Sie sich recht entspannt fühlen, machen Sie weiter. Wenn nicht, schalten Sie den Rekorder für einige Minuten ab und entspannen Sie eine Zeitlang für sich allein. O.K., immer weiter entspannen. Immer mehr entspannen.

Sie sitzen an ihrem Schreibtisch und das Telefon klingelt. Sie nehmen den Hörer ab, und die Sekretärin des Chefs sagt Ihnen, daß er ein paar Minuten mit Ihnen reden möchte *(15 Sekunden Pause).* O.K., hören Sie mit der Vorstellung auf und entspannen Sie sich wieder; einfach entspannen, immer weiter entspannen. Lassen Sie alles los, tiefer und tiefer entspannen. Stellen Sie sich jetzt noch einmal vor: Sie sitzen am Schreibtisch, das Telefon klingelt, und die Chefsekretärin sagt Ihnen, daß der Chef Sie kurz sprechen möchte *(30 Sekunden Pause).* Gut, beenden wir jetzt die Szene und hören Sie mir wieder zu.

Ich zähle jetzt gleich von *fünf* bis *eins,* und bei *eins* öffnen Sie die Augen und sind ganz wach und frisch. Machen Sie Ihre Aufzeichnung zu dieser Sitzung, wie Sie diesen letzten vier Items Ihrer Hierarchie zugehört haben. *Fünf, vier, drei, zwei* und *eins.* Augen auf, Sie sind hell wach, und jetzt die Bemerkungen aufschreiben.

Probleme bei der Desensibilisierung

Es ist vielleicht ganz hilfreich, sich einige der Probleme vor Augen zu führen, auf die der Therapeut achten sollte, wenn er eine Form der Desensibilisierung anwendet.

Gutes Vorstellungsvermögen

Wie bereits festgestellt, erscheint es vom theoretischen Standpunkt unerläßlich, daß der Klient deutliche angstauslösende Vorstellungen schaffen und aufrecht erhalten kann. Der Leser braucht nur bei sich selbst zu versuchen, eine bestimmte Vorstellung hervorzurufen und sie ohne Abschweifungen aufrechtzuerhalten, um sich darüber klar zu werden, mit welchen Schwierigkeiten ein Klient zu kämpfen hat. Es erfordert beträchtliche Übung und Ermunterung, um sicherzustellen, daß der Klient sich seine Hierarchieszenen so lebhaft wie möglich vorstellt.

Unruhe

Es ist verständlich, daß der Klient unruhig werden kann, wenn eine Desensibilisierungssitzung länger als eine halbe Stunde dauert. Wie auch sonst in der Therapie, muß eine Intervention auf die Bedürfnisse und Fähigkeiten des Klienten zugeschnitten sein. Bei einigen Klienten mag es erforderlich sein, daß der Therapeut die Darbietungsserien jeweils auf 15 Minuten begrenzt, während er mit anderen Klienten eine ganze Stunde lang arbeiten kann.

Entspannung

Da man der Entspannung als Gegenkonditionierungsreaktion oder als Bewältigungstechnik so wesentliche Bedeutung zumißt, muß der Therapeut sich immer wieder vergewissern, daß der Klient diese Fertigkeit auch beherrscht. Das scheint besonders wichtig zu sein, wenn der Therapeut die traditionelle Desensibilisierung nach Wolpe einsetzt, bei der Entspannung mit Angststimuli gekoppelt und so wenig Angst wie möglich mit den Hierarchie-Items verbunden wird.

Nichtaversive Items

Wenn ein Klient berichtet, daß schwierigere Items ihm nicht mehr so schwierig erscheinen, wie er ursprünglich gedacht hatte, sollte man nicht notwendigerweise annehmen, daß die Hierarchie falsch ist oder daß die Desensibilisierung nicht gut vorankommt. Der Therapeut kann im Gegenteil eher annehmen, daß durch dieses Verfahren eine Löschungsgeneralisierung in Gang gesetzt wurde (Lang, Melamed u. Hart, 1970) oder daß der Klient „vorangekommen" ist, indem er solche Situationen mit Hilfe der Entspannungsfertigkeit schon zu bewältigen lernte (Goldfried, 1971). Tatsächlich hat der Klient in einem solchen Fall die Hierarchieleiter verkürzt, so daß ein Item, das ursprünglich mit 70 eingeschätzt wurde, zum Zeitpunkt, da man im Verlaufe der Desensibilisierung bei ihm anlangt, nur noch angstauslösende Eigenschaften besitzt, die mit 30 oder 40 einzuschätzen sind.

In Vivo-Übungen

Der Klient sollte ausdrücklich ermutigt werden, sich allmählich Situationen auszusetzen, die den in der vorstellungsmäßigen Desensibilisierung erfolgreich Durchgearbeiteten entsprechen. So sollte ein Klient mit Höhenangst, der in der Vorstellung ohne Angstgefühl oben auf einer Trittleiter stehen konnte, aufgefordert werden, dasselbe zu Hause zu versuchen. Solche in *vivo*-Übungen werden durch die Anweisung, zu Hause Entspannungsübungen zu machen, erleichtert. Selbstverständlich sollten die Klienten gewarnt werden, daß Rückschläge oder Mißerfolge immer wieder auftreten können, daß sie diese aber als Ansporn betrachten sollen, weiterhin zunehmend mutiger zu werden.

Die Desensibilisierung *in vivo* ist besonders dann wichtig, wenn der Klient sich nur schwer etwas vorstellen kann oder wenn er während der Vorstellung keine Angst empfindet. Wenn das der Fall ist, kann der Therapeut eine Reihe von abgestuften Situationen für die Darbietung *in vivo* konstruieren. Abhängig vom jeweiligen Zielverhalten kann das sogar während der Therapiesitzung selbst arrangiert werden. Ein Klient z. B., den störende Geräusche extrem nervös machten, konnte diese Geräusche in der Vorstellung nicht „hören". Da auch lautes Kaugummikauen zu diesen Geräuschen gehörte, brachte der Therapeut eine Kaugummipackung mit in die Therapiestunde und kaute intensiv, während der Klient sich mit zunehmend längerer Zeitdauer entspannte. Die Desensibilisierung *in vivo* erreichte schließlich den Punkt, an dem der Klient Freunde und Bekannte wohlüberlegt mit Kaugummi traktierte, so daß er Gelegenheit bekam, sich selbst in allen möglichen echten Lebenssituationen zu desensibilisieren.

Es kann vorkommen, daß systematische Desensibilisierung durch die Vorstellung zwar möglich ist, aber die Desensibilisierung *in vivo* vorzuziehen wäre. Betrachten wir etwa den Fall eines Pianisten, der zu ängstlich war, um in einem bevorstehenden Konzert zu spielen. Da die Therapie in einer Ausbildungsklinik durchgeführt wurde, konnte der Therapeut mit Hilfe von verschiedenen Assistenten ein „therapeutisches Konzert" arrangieren. Der Klient spielte in einem Scheinkonzert, während der Therapeut neben ihm saß und ihm Anweisungen gab, wie er differentielle Entspannung einsetzen könne. In Übereinstimmung mit der Tatsache, daß die Konfrontation mit realen Lebenssituationen eine extrem wichtige Rolle bei der Angstreduzierung spielt (Agras, 1967; Sherman, 1972), erwies sich das Behandlungsverfahren als sehr wirksam. Es bedurfte tatsächlich beträchtlich weniger Sitzungen, als die systematische Desensibilisierung wohl gebraucht hätte. Wenn man berücksichtigt, daß die Darbietung von Situationen in der Phantasievorstellung immer nur eine pragmatische Kompromißlösung für das darstellt, was mit der Konfrontation im wirklichen Leben erreicht werden kann, sollte der Therapeut immer daran denken, daß die Verwendung der Desensibilisierung *in vivo* wünschenswerter ist.

Bei einem unserer Klienten, der unter extremer Angst vor Hunden litt, kam die Anwendung einer *in vivo*-Desensibilisierung auf eine originelle Art zustande. Nach der ersten Sitzung rief ihn ein Freund an und erzählte ihm, daß sein Hund Junge gekriegt hätte und fragte ihn im Spaß, ob er nicht eins haben wolle. Anstatt entsetzt abzulehnen, erinnerte sich der Klient an unsere vorausgegangene Diskussion über abgestufte Konfrontation als einen Weg, seine Phobie zu mindern, und bat seinen Freund, ihm einen der Welpen für eine Woche zu reservieren. In der folgenden Therapiestunde fiel dann die Entscheidung, daß seine Familie den Welpen nehmen sollte und zwar aus zwei Gründen: Er hatte das Gefühl, daß er ein Hundebaby in seinem Haus ganz gut ertragen konnte, und wir waren uns einig in der Meinung, daß er desensibilisiert werden könnte, während der kleine Hund langsam heranwuchs. Die Therapie bestand deswegen darin, daß er den Welpen in seinem Haus aufwachsen ließ, wobei es fröhliche und ausgelassene Spiele mit den Kindern des Klienten, seiner Ehefrau und einem freundlichen und verspielten Cockerspaniel gab. Telefonische Kontakte ergaben, daß der Mann nach sechs Monaten keine Angst mehr vor Hunden hatte.

Desensibilisierung in der Gruppe

Nach Lazarus (1961) und Paul und Shannon (1966) ist es möglich, jede der Desensibilisierungsvarianten mit mehreren Klienten gleichzeitig durchzuführen. Indem sie Wolpes Verfahrensanforderungen treu blieben, arbeiteten sowohl Lazarus als auch Paul und Shannon mit homogenen und heterogenen Gruppen von Phobikern, wobei das langsamste Gruppenmitglied das Bearbeitungstempo der Hierarchie bestimmte. Andere verfolgten mit der Publizierung von Analogexperimenten (Nawas, Fishmann u. Pucel, 1970) das oben als „Systematische Desensibilisierung mittels Tonband" beschriebene Verfahren. Es ist ohne weiteres einsichtig, wieviel leichter man mit mehr als einem Klienten gleichzeitig arbeiten kann, wenn die Szenen nicht abgebrochen werden müssen, sobald eine Person Angst erlebt.

Anwendungen von Desensibilisierung

Der Bereich angstbezogener Probleme, der sich der Desensibilisierung als zugänglich erwiesen hat, scheint die gesamte Skala neurotischer Störungen zu umfassen (Bandura, 1969; Paul, 1969b; Meyer u. Chesser, 1970), einschließlich interpersonaler Ängste und des gesamten Bereichs der „klassischen Phobien" (wie Angst vor Höhen und engen Räumen). Weiterhin konnten auch Probleme, die traditionell als psychophysiologische Störungen klassifiziert werden, behandelt werden: Asthma, Allergien, Kopfschmerzen, Impotenz. Wir dürfen annehmen, daß die Ausdehnung des Anwendungsbereichs in erster Linie abhängt vom Einfallsreichtum des Verhaltenstherapeuten, die Schwierigkeiten des Klienten so auszulegen, daß sie einer Desensibilisierung zugänglich sind.

Zusammenfassung

Dieses Kapitel handelte von verschiedenen Varianten der systematischen Desensibilisierung, einem Verfahren, das die abgestufte Konfrontation mit vorgestellten aversiven Stimuli beinhaltet und typischerweise mit Muskelentspannung arbeitet. Sowohl klinische als auch experimentelle Daten belegen die Nützlichkeit dieser Verfahren, um unrealistische Ängste zu reduzieren, obwohl die zugrundeliegenden Lernmechanismen noch bei keiner Verfahrensvariante aufgeklärt worden sind. Die in diesem Kapitel aufgeführten Techniken widersprechen in keinem Punkt direkt irgendeiner gegenwärtigen Annahme und sind sogar mit den meisten von ihnen konsistent. Die Entscheidung, ob und in welcher Richtung desensibilisiert werden soll, wurde besonders ausführlich diskutiert. In der Hand des geschulten, kreativen Klinikers kann die Desensibilisierung in einem großen Bereich neurotischer und psychophysiologischer Störungen wirkungsvoll sein, auch wenn die Angst nicht das hervorstechende Merkmal der jeweiligen Störung ist.

Kapitel 7

Verhaltensübung

Die Idee, zwischenmenschliche Situationen im Behandlungszimmer zu simulieren, kann kaum als eine Erfindung der Verhaltenstherapeuten bezeichnet werden. Schon Anfang des 19. Jahrhunderts erkannte Reil (Zilboorg u. Henry, 1941), welche Bedeutung es im therapeutischen Sinne hatte, wenn sie psychiatrische Patienten ihre zwischenmenschlichen Probleme „ausagieren" ließen. In der ersten Hälfte des 20. Jahrhunderts arbeitete Moreno (1947) das Rollenspiel in eine psychodramatische Schule der Gruppentherapie ein. Es gibt zwar gewisse Ähnlichkeiten zwischen dem Psychodrama und dem Rollenspielverfahren der Verhaltenstherapeuten, doch verfolgt man bei der psychodramatischen Verwendung des Rollenspiels in erster Linie das Ziel, die blockierten Affekte eines Individuums freizulegen und gegenwärtige Probleme bis zu ihrer Entstehung zurückzuverfolgen. Im verhaltenstheoretischen Bezugsrahmen wird die Verhaltensübung primär dazu eingesetzt, daß der Klient lernen kann, auf spezifische Lebenssituationen in anderer Weise als gewohnt zu reagieren.

Wir verwenden die Begriffe „Verhaltensübung" und „Rollenspiel" synonym. Obwohl sich beide auf die Simulation realer Lebenssituationen im Behandlungszimmer beziehen, ist die Funktion der Verhaltensübung eindeutiger. Dieses Kapitel beschäftigt sich mit der Verhaltensübung als einer Möglichkeit, neue Reaktionsmuster einzuüben. Auch das Rollenspiel kann dafür eingesetzt werden; außerdem wird es aber auch benutzt als diagnostisches Instrument (Goldfried u. Sprafkin, 1974), als kathartisches Hilfsmittel (Moreno, 1947), als Verfahren zur Einstellungsänderung (Rosenberg, 1952) und als Hilfe für den Klienten, Einsicht in den Ursprung seiner

Probleme zu erlangen (Moreno, 1947). Frühere Arbeiten über die Wirksamkeit von Verhaltensübungen schienen aufzuzeigen, daß sie geeignet seien, Individuen auf neu zu übernehmende Verhaltensrollen einzutrainieren (Haskell, 1957; Kelly, Blake· u. Stromberg, 1957). Aufgrund unkontrollierter klinischer Beobachtungen kam Lazarus (1966) zu der Überlegung, daß Verhaltensübung bei der Lösung von zwischenmenschlichen Schwierigkeiten wirksamer sein könne als Beratung und nondirektive Verfahren. Neuere kontrollierte Analogstudien (z. B. Eisler, Hersen u. Agras, 1973; Hersen, Eisler, Miller, Johnson u. Pinkston, 1973; McFall & Lillesand, 1971; McFall u. Marston, 1970; McFall u. Twentyman, 1973) haben gezeigt, daß mit Verhaltensübungsverfahren selbstsicheres Verhalten wirksam aufgebaut werden kann.

Der Begriff der Rolle ist für die therapeutische Verwendung von Übungsverfahren wichtig und bezieht sich im allgemeinen auf die gesellschaftlich festgelegten Verhaltensweisen, die mit einer bestimmten Position verbunden sind (z. B. Ehemann, Ehefrau, Vater, Mutter, Beamter). Gemäß der Rollentheorie (Sarbin u. Allen, 1968) treten Probleme dann auf, wenn zwischen dem verfügbaren Rollenverhalten einer Person und den Erwartungen anderer in der jeweiligen Umgebung eine Diskrepanz besteht. Eine solche Unstimmigkeit kann durch eine ganze Reihe unterschiedlicher Faktoren bedingt sein, z. B. durch einen Wechsel im Rollenstatus, durch eine Änderung der Rollendefinition infolge kultureller Veränderungen oder durch eine unangemessene soziale Lerngeschichte. Die Feststellung, ein Mensch verhalte sich hinsichtlich bestimmter Rollenerwartungen kongruent oder diskrepant, besagt nicht, daß er absichtlich und bewußt eine Rolle spielt oder vermeidet. In den Anfangsphasen des Rollenlernens mag zwar in gewissem Grade bewußte Anstrengung aufgewandt werden, wie etwa in den „als ob"-Aktivitäten kleiner Kinder (Mead, 1934), doch mit einem gut gelernten Verhaltensmuster kommt man schließlich an den Punkt, an dem das Verhalten automatisch abläuft.

In ihrer Abhandlung der Rollentheorie haben Sarbin & Allen (1968) beschrieben, wie ein Schauspieler vorgeht, wenn er seine Theaterrolle lernt. Im allgemeinen ist der Ablauf des Lernprozesses dabei wie folgt:

> Die Information, die dem Schauspieler zur Verfügung steht, besteht aus einem Skript, das er lernen muß. Er muß nicht nur die verbalen Reaktionen lernen, sondern auch die Handlungen und Gesten, die zu dem Part gehören ... Es ist nicht damit getan, daß der Schauspieler sich theoretisch erarbeitet, was die Rolle erfordert; um die Rolle richtig zu lernen, muß er *üben*, seinen Part perfekt darzustellen ...
>
> Das dramaturgische Modell des Rollenlernens ist weiter gekennzeichnet durch die Anwesenheit eines Lehrers ... aufgrund eigener spezieller Fertigkeiten und vorausgegangener Schulung kann der Schauspiellehrer den Eleven anleiten und beraten. Er hat die Rolle, die der Schauspieler nun einzustudieren versucht, oft gespielt, oder er hat viele Aufführungen gesehen, in denen sie von Könnern dargestellt wurde. Er zeigt Fehler auf, er schlägt ein Übungsprogramm vor, anhand dessen die Rolle einstudiert werden sollte und hilft dem Schauspieler auch in vielerlei anderer Weise, dahin zu gelangen, daß er sie schließlich beherrscht. Er ist in der Lage, das Lerntempo zu bestimmen, weil er weiß, ob der Schauspieler schnell genug vorankommt, um in der zur Verfügung stehenden Zeit die an ihn gestellten Anforderungen zu erfüllen; je nach Erfordernis kann er das Tempo des Lernenden verändern.
>
> Eine wichtige Aufgabe des Lehrers besteht darin, den Lernenden sozial zu verstärken. Lob und Kritik stellen für den Lernenden Anreize dar und geben gleichzeitig ein Feedback ab, das für die Verbesserung der Darstellung genutzt werden kann. Nach einer Szene kann der Lehrer die Darstellung der Schauspieler bewerten und kritisieren, ähnlich wie Eltern, die ihr Kind loben, wenn es sich wie ein „großer Junge" verhalten hat.
>
> Oft ist der Lehrer für den Lernenden auch Modell. Manchmal spielt der Lehrer für den Neu-

> ling bewußt diese Rolle und fordert ihn explizit auf, ihn zu imitieren (Sarbin u. Allen, 1968 Seite 548).

Sarbin und Allen beschreiben hier die Ähnlichkeit zwischen der Art und Weise, wie Schauspieler ihre Rolle lernen und wie soziale Rollen gelernt werden. Die Ähnlichkeit zwischen der obigen Beschreibung und Verhaltensübungsverfahren, wie sie im klinischen Bereich verwendet werden, ist sogar noch eindrucksvoller. Wenn man den obigen Abschnitt noch einmal liest und einfach für „Schauspieler" „Klient" und für „Lehrer" „Therapeut" einsetzt, erhält man eine ausgezeichnete Vorstellung davon, wie Verhaltensübungen in der klinischen Praxis angewendet werden.

Die Durchführung von Verhaltensübungen

Das therapeutische Verfahren der Verhaltensübung kann in vier generelle Phasen aufgeteilt werden: 1. die Vorbereitung des Klienten, 2. die Auswahl von Zielsituationen, 3. die eigentliche Verhaltensübung und 4. die Ausführung des neuen Rollenverhaltens in realen Lebenssituationen.

Die Vorbereitung des Klienten zur Verhaltensübung

Während dieser Anfangsphase sind die Hauptziele: den Klienten davon zu überzeugen, daß es für ihn notwendig ist, neue Verhaltensmuster zu lernen und daß die Verhaltensübung ein geeignetes Mittel ist, um diese neue soziale Rolle zu erarbeiten, sowie ihn dazu zu bringen, daß er eventuelles Unbehagen überwindet, das mit der Vorstellung, im Behandlungszimmer Theater zu spielen, verbunden sein mag.

Auch wenn es für den Therapeuten relativ klar sein mag, daß die Probleme des Klienten mit einem Defizit in bestimmten sozialen Fertigkeiten zusammenhängen, kann es durchaus

sein, daß der Klient selbst seine Schwierigkeiten nicht in diesem Sinne auffaßt. Es ist dann die Pflicht des Therapeuten, den Klienten zu dieser Betrachtungsweise hinzuführen. Dann kann er sich vieler der im vierten Kapitel beschriebenen Verfahren bedienen.

Vorausgesetzt der Klient akzeptiert eine verhaltenstheoretische Interpretation, besteht der nächste Schritt darin, ihn davon zu überzeugen, daß er mit Hilfe der Verhaltensübung diese Defizite überwinden kann. Der Therapeut hat natürlich vielerlei Möglichkeiten, die Verhaltensübung darzustellen, doch ziehen wir es vor, die Methode zunächst in allgemeinen Begriffen zu umreißen und spezifischere Einzelheiten erst dann zu erklären, wenn der Klient offensichtlich mit diesem Ansatz einverstanden ist. Wir haben die Erfahrung gemacht, daß einige Klienten negativ auf Verhaltensübung reagieren, wenn sie ihnen beschrieben wird, und zwar teilweise aus dem Gefühl heraus, daß sie sich mit dieser Technik nicht *wirklich* ändern können und zum Teil, weil es ihnen überhaupt peinlich erscheint, ein Rollenspiel durchzuführen. Wenn der Therapeut die Verhaltensübung in kleinen Schritten einführt, sind die Chancen größer, daß der Klient schließlich den Ansatz akzeptiert. Die folgende Interaktion mit einer selbstunsicheren Klientin beschreibt, wie das bewerkstelligt werden kann:

Klientin: Mein Grundproblem ist, daß ich dazu neige, mich überfahren zu lassen. Ich weiß nicht warum, aber ich habe Schwierigkeiten, meine Meinung zu sagen.

Therapeut: *[Ich möchte das, was die Klientin hier geäußert hat, gleich reflektieren und erklären und dabei eine „verhaltenstheoretische Wendung" hinzufügen. Ich kann das, was sie schon gesagt hat, im verhaltenstheoretischen Bezugsrahmen paraphrasieren und dabei Begriffe wie „Situation", „Reaktion" und „Lernen" einführen]* Sie machen also die Erfahrung, daß Sie in vielen Situationen nicht so reagieren, wie Sie es eigentlich möchten. Und wenn ich Sie richtig verstehe, möchten Sie lernen, wie Sie sich anders verhalten können.

Klientin: Ja. Aber wissen Sie, ich habe schon versucht, bestimmten Situationen an-

ders zu begegnen; aber anscheinend kann ich einfach nicht anders.

Therapeut: *[Sie hat meine Sichtweise nicht völlig akzeptiert, anscheinend weil sie schon Versuche gemacht hat, sich anders zu verhalten und nichts geschehen ist. Deshalb sollte ich ihr irgendeine Erklärung dafür anbieten, warum ihre früheren Versuche fehlgeschlagen sind, und dann auch gleich hervorheben, wie sich eine von ihren Möglichkeiten her viel wirksamere Behandlungsstrategie – wie wir sie in unseren Sitzungen verwenden werden – davon unterscheidet]* Es scheint fast, als ob da ein Riesenunterschied ist zwischen der Art wie Sie reagieren und der, in der Sie gern reagieren möchten.

Klientin: Es scheint so zu sein, und ich weiß nicht, wie ich ihn überbrücken kann.

Therapeut: Gut, vielleicht haben Sie früher versucht, zu viel in zu kurzer Zeit zu erreichen und deswegen nicht viel Erfolg gehabt. Man kann sich die Situation ganz gut so vorstellen, als stünden Sie unten an einer Treppe und möchten nach oben kommen. Es ist wahrscheinlich zu viel verlangt, mit einem großen Sprung nach oben zu kommen. Wenn Sie daran gehen wollen, Ihr Verhalten in diesen Situationen zu verändern, ist es vielleicht doch besser, immer nur eine Stufe auf einmal zu nehmen.

Klientin: Das erscheint mir sinnvoll, aber ich weiß nicht recht, wie das gehen soll.

Therapeut: Naja, es gibt wahrscheinlich bestimmte Situationen, in denen es Ihnen weniger schwerfällt, selbstsicher aufzutreten; z. B. wenn Sie Ihren Chef darauf aufmerksam machen, daß er vergessen hat, Sie für die letzten vier Wochen zu bezahlen.

Klientin: *(Lacht)* Ich glaube, in dieser Situation würde ich tatsächlich etwas sagen. Ich muß allerdings zugeben, daß ich mich dabei unbehaglich fühlen würde.

Therapeut: Aber nicht so unbehaglich, als wenn Sie hingehen und ihn um eine Gehaltserhöhung bitten würden.

Klientin: Nein, ganz bestimmt nicht.

Therapeut: Die erste Situation wäre also ganz unten auf der Treppe, während die zweite schon weiter oben läge. Wenn Sie lernen können, die leichteren Situationen zu bewältigen, werden auch die schwierigeren weniger problematisch. Die einzige Art und Weise, wie Sie Ihr Verhalten wirklich verändern lernen können, ist durch Übung.

Klientin: Mit anderen Worten, ich soll wirklich hinausgehen und mich zwingen, mehr den Mund aufzumachen, aber immer nur ein bißchen auf einmal?

Therapeut: *[Das scheint ein guter Zeitpunkt zu sein, die Funktion der Verhaltensübung zu erklären. Ich werde noch nichts über das spezielle Vorgehen sagen, aber in allgemeinen Begriffen darüber reden und es ihr vielleicht dadurch attraktiver machen, daß ich erkläre, daß Mißerfolge dabei ja nicht wirklich „zählen". Wenn die Klientin nach der allgemeinen Beschreibung der Strategie keine Einwände hat, wird sie auch die Details, die ich ihr dann erklären werde, eher akzeptieren können]* Genau. Und damit Sie das in realen Lebenssituationen auch können, ist es wohl ganz gut, wenn wir uns ein paar solcher Situationen und die Art, wie Sie darauf reagieren, erst einmal anschauen. Wir machen gewissermaßen einen Trockenlauf. Es ist sicherer, hier ein paar solche Situationen durchzugehen, weil es ja nicht wirklich „zählt", wenn Sie nicht ganz so mit ihnen zurechtkommen, wie Sie es gerne möchten. Gleichzeitig haben Sie damit eine ausgezeichnete Möglichkeit, verschiedene Reaktionsweisen in diesen Situationen durchzuspielen, bis Sie schließlich eine finden, die Sie für die beste halten.

Klientin: Das klingt ganz vernünftig.

Therapeut: Wir können es tatsächlich so arrangieren, daß Sie genau das üben, was Sie sagen möchten und wie Sie es sagen möchten.

Klientin: Wirklich eine gute Idee.

Manche Klienten sehen zwar ein, daß Verhaltensübung ihnen helfen könnte, doch geben sie oft zu bedenken, daß sie ja nur lernen würden, „eine Rolle zu spielen", ohne sich dabei **wirklich** zu ändern. Der Therapeut kann dem ohne weiteres zustimmen; tatsächlich sollte er sogar von sich aus diese Frage anschneiden, wenn er bei einem Klienten solche Bedenken vermutet. Der Klient sollte aber darauf hingewiesen werden, daß wahrscheinlich beim Erlernen jeder neuen Rolle die Anfangsphasen des Lernprozesses von einem gewissen Gefühl der Künstlichkeit begleitet sein können. Dieser Punkt läßt sich noch überzeugender erhärten, wenn man den Klienten auf irgendwelche neuen Rollen hinweisen kann, die er erst vor einiger Zeit eingenommen hat, z. B. die Rolle der Ehefrau, des Vaters oder der Mutter, des Studenten usw.

Das Rollenspielverfahren als solches scheint schon etwas an sich zu haben, das ein bißchen Unbehagen verursacht. Der Klient fühlt sich vielleicht etwas gehemmt, oder er glaubt, daß er nicht gut schauspielern kann. Es kann sein, daß der Klient sich zu diesem Zeitpunkt des Verhaltensübungsverfahrens über das Gefühl der Peinlichkeit ausspricht, oder er äußert es während der Verhaltensübung selbst. Man kann ihm helfen, dieses Gefühl des Unbehagens zu überwinden, indem man über eine Diskussion einer hypothetischen Situation allmählich ins Rollenspiel hineinrutscht und den Klienten ausführlich und im einzelnen beschreiben läßt, was er in dieser Situation sagen und tun würde, und vielleicht weiter dadurch, daß der Therapeut beiläufig demonstriert, wie diese Reaktion im Rollenspiel aussehen würde. Der Therapeut könnte etwas sagen: „Anstatt mir zu *erzählen,* was Sie in einer solchen Situation tun würden (getan haben), wäre es vielleicht besser, wenn Sie mir *zeigen* würden, was geschähe (geschah), damit ich einen besseren Einblick bekomme. Manche Klienten werden es trotz all dieser Bemühungen strikt ablehnen, Verhaltensübungen durchzuführen. Ein annehmbarer Kompromiß wäre es dann, mit dem Klienten eine *in vivo*-Hierarchie auszuarbeiten, wobei in den Therapiestunden durch Übung in der Vorstellung und/oder ausführliche Diskussionen, wie die Situation besser bewältigt werden kann, die Übungen draußen vorbereitet werden können.

Die Auswahl von Zielsituationen

Außer, wenn die Klienten nur in einigen wenigen speziellen Situationen Schwierigkeiten haben, kann der Therapeut eine Hierarchie für die Übungen aufstellen. Hier gelten viele der für die Hierarchiekonstruktion bei der systematischen Desensibilisierung gültigen Richtlinien (vergleiche Kap. 6). Die Items sollten eine gute Stichprobe der Situationen darstellen, in denen sich das Defizit des Klienten manifestiert. Wenn überhaupt möglich, sollte man vorzugsweise solche Situationen verwenden, die der Klient selber herbeiführen kann, weil sich damit die Wahrscheinlichkeit erhöht, daß er auch künftig in solche Situationen kommt. Im Falle eines Mannes, dem bei heterosexuellen Begegnungen unbehaglich zumute ist, sollte man z. B. eher die Situation heranziehen, in der er auf eine Frau zugeht und sie anspricht, als eine Situation, in der die Frau die Initiative ergreift.

Die Anordnung der Items in einer hierarchischen Ordnung kann bei der Verhaltensübung einige Probleme aufwerfen, denen man bei der Desensibilisierung nicht begegnet. Das Hauptproblem ist hier, wie die Items in eine Rangordnung gebracht werden sollten. Bei der Desensibilisierungshierarchie ist das Ausmaß der vom Klienten subjektiv empfundenen Angst für die Rangfolge ausreichend. Bei der Verhaltensübung dagegen sollten die Items nach der Komplexität der erforderlichen Verhaltensfertigkeit angeordnet werden. Obwohl es sicherlich Korrelationen zwischen der Komplexität sozialer Fertigkeiten und dem Ausmaß an erlebter Angst gibt, sollte der Therapeut sich auf sein eigenes Wissen darüber verlassen, welches Verhalten bestimmte Situationen erfordern. Die folgende Hierarchie beschäftigt sich mit den interpersonalen Fertigkeiten eines sozial selbstunsicheren Klienten.

1. Sie halten an einer Tankstelle und fragen nach einer Landkarte.
2. Ein Mann, den Sie nicht kennen, steht beim Anschlagbrett im Postamt. Sie gehen zu ihm hinüber und beginnen eine Unterhaltung.
3. Eine Frau, die Sie nicht kennen, steht beim Anschlagbrett im Postamt. Sie gehen zu ihr hinüber und beginnen eine Unterhaltung.
4. Sie sind in einer überfüllten Cafeteria, und Sie setzen sich neben einen Mann, den Sie nicht kennen und beginnen eine Unterhaltung.
5. Jemand führt mit Ihnen ein Einstellungsgespräch.
6. Sie unterhalten sich mit einem Bekannten, den Sie flüchtig kennen.
7. Sie sprechen mit Ihrem Abteilungsleiter über einen Bericht, den Sie gerade schreiben; er erscheint freundlich und wohlwollend.
8. Sie unterhalten sich mit Ihrem Abteilungsleiter über einen Bericht, den Sie gerade schreiben; er macht einen sehr kalten und distanzierten Eindruck.
9. Bei Arbeitsschluß gehen Sie zu einer Kollegin und fragen sie etwas im Zusammenhang mit der Arbeit, mit der sie zur Zeit beschäftigt ist.
10. Sie sind in einer überfüllten Cafeteria, und Sie setzen sich neben eine Frau, die Sie nicht kennen und beginnen eine Unterhaltung.
11. Sie unterhalten sich mit einer Frau, die Sie gerade kennengelernt haben.
12. Sie fragen eine Kollegin, ob sie Lust hat, nach der Arbeit mit Ihnen ein Bier trinken zu gehen.
13. Sie unterhalten sich mit einer Frau, die Sie flüchtig kennen, und fragen sie, ob sie Lust hat, mit Ihnen ins Kino zu gehen.

Es gibt viele Möglichkeiten, die Situation, auf die es ankommt, zu erfassen. Meist wird man wohl so vorgehen, daß man den Klienten während des klinischen Interviews einfach befragt, wobei sich der Therapeut sowohl von seinen eigenen klinischen Schlußfolgerungen als auch von seiner Kenntnis leiten läßt. Nur zu oft aber fällt es dem Klienten schwer, konkrete Beispiele anzuführen.

An dieser Stelle stoßen wir wieder auf viele der diagnostischen Probleme, die schon in Kap. 2 und 3 diskutiert wurden. Manchmal kann eine wichtige Bezugsperson des Klienten, wie z. B. die Ehefrau, ein Verwandter oder ein Freund, die Einblicke vermitteln, die der Klient nicht bieten kann. Eine besonders brauchbare diagnostische Hilfe bei verschiedenen Verhaltensdefiziten ist die Selbstbeobachtung, durch die auch eine weitergehende Bewertung des Fortschritts im Verlauf der Verhaltensübungen zu erlangen ist.

Die eigentliche Verhaltensübung

Die Verhaltensübung kann in mancherlei Hinsicht als ein allmählicher Ausformungsprozeß angesehen werden, und zwar nicht nur, weil man eine Hierarchie verwendet, sondern auch, weil komplexe soziale Interaktionen eine Reihe von Einzelfertigkeiten erfordern. Wenn der Klient mit einem anderen Menschen in angemessener Weise interagieren will, ist mehr erforderlich, als daß er nur weiß, *was* er sagen muß. Die Stimmlage, das Sprechtempo, Gesten, Blickkontakt, allgemeine Körperhaltung und eine Menge anderer Faktoren können alle eine bedeutsame Rolle bei der Erlangung kompetenten sozialen Verhaltens spielen. Anstatt den Versuch zu machen, bei dem Klienten eine gleichzeitige Veränderung all dieser Komponenten zu bewirken, sollte der Therapeut lieber nur jeweils ein paar davon auswählen und sich dann beim Durchspielen der Situation auf diese konzentrieren. Vor allem bei Klienten mit schwerwiegenderen Defiziten wäre es wohl recht unrealistisch, all diese Verhaltenskomponenten gleichzeitig zu berücksichtigen, bevor ein fortgeschrittener Trainingsabschnitt erreicht ist.

Wie bei den von Moreno dargestellten Verfahren des Psychodramas ist es am Anfang sehr angebracht – und manchmal sogar wesentlich –, dem Klienten Gelegenheit zu geben, sich erst einmal zu erwärmen („warm-up"), damit man die Verhaltensübungen auch wirklich durchführen kann. Außer daß dem Klienten geholfen wird, für das Rollenspiel in Stimmung zu kommen, dient die „warm-up"-Phase auch dazu, die Art der Situation, die gespielt werden soll, detaillierter zu erfassen. Bis zu diesem Zeitpunkt enthält die Beschreibung des Hierarchie-Items ungefähr ein oder zwei Sätze. Um die Situation im Behandlungszimmer zu rekonstruieren, braucht man Informationen über die physische Umgebung (z. B. Türen, Stuhl, Tisch), andere beteiligte Personen sowie darüber, wie die darzustellende Interaktion genau vor sich geht. Der Therapeut hat gewissermaßen die Funktion eines Regisseurs, der anhand der vom Klienten gelieferten Information hilft, die Bühne aufzubauen und zu dem für die Verhaltensübung erforderlichen Realismus beizutragen. Vielleicht müssen im Behandlungszimmer ein paar Möbel verrückt werden, weil eine veränderte Raumaufteilung eine realistischere Simulation ermöglichen hilft. Weiter kann der Einsatz von Hilfstherapeuten (z. B. Praktikanten) hilfreich sein, die die Rolle anderer in der Situation wichtiger Personen spielen können.

Wenn man mit der eigentlichen Verhaltensübung beginnt, ist es auch sinnvoll, mit einer Situation zu beginnen, die für den Klienten nicht sehr schwierig ist, zumal dies auch dem „warm-up"-Prozeß – für Therapeut wie Klient – zugute kommen mag. Ferner hat der Therapeut dabei die Möglichkeit, erst einmal festzustellen, ob der Klient eine Rolle durchhalten kann; manche Menschen erfassen nämlich die Aufgabenanforderungen einer Verhaltensübung nicht ganz. Wenn ein Klient im Rollenspiel antwortet: „Ich würde den Angestellten bitten, mich zu bedienen", sollte der Therapeut ihn ermutigen, die Szene noch einmal zu spielen und sich dabei so verhalten, als befände er sich jetzt wirklich gerade in dieser Situation.

Wenn klar ist, daß der Klient eine Rolle zu spielen vermag, kann man die eigentliche Übungssituation in Szene setzen. Man beginnt mit der niedrigsten Stufe der Hierarchie und spielt jede Situation durch, wobei der Klient Rückmeldung über seine Darstellung bekommt. Diese Rückmeldung kann auf vielerlei verschiedene Weise gegeben werden, und sie umfaßt sowohl Kommentare des Therapeuten wie die subjektive Bewertung des Klienten selbst – wobei sich beides durch sofortiges Rückspiel von Tonband- oder Videoaufzeichnungen noch beträchtlich unterstützen läßt. Wenn möglich, sollte der Klient am besten selbst bewerten, wie angemessen sein Verhalten war; dies kann ihm helfen, größere Sensibilität für sein Verhalten zu entwickeln und macht es ihm auch leichter, zwischen den Therapiesitzungen, sich selbstbeobachtend und korrigierend, an sich zu arbeiten. Gibt der Klient eine zutreffende Bewertung seiner Darstellung, so sollte der Therapeut diese nur bestätigen und gegebenenfalls noch durch die eine oder andere eigene Beobachtung ergänzen.

Wie schon erwähnt, sollte man darauf achten, daß man den Klienten in den ersten Trainingsabschnitten nicht überfordert. So kann man sich z. B. während eines Abschnitts des Rollenspiels ausschließlich auf den Blickkontakt und das Lächeln konzentrieren und erst dann auch Rückmeldung über weitere Komponenten der Interaktion geben, wenn der Klient die erstgenannten Verhaltensweisen bereits beherrscht. Videorückmeldung ist ganz offensichtlich besonders förderlich bei solchen Verhaltensdefiziten, bei denen nonverbale Hinweisreize eine wichtige Rolle spielen.

Wenn sich das Verhalten des Klienten als in jeder denkbaren Situation extrem unangemessen oder durch Rückmeldung nicht veränderbar erweist, wäre Modeling angezeigt. Dies läßt sich leicht dadurch bewerkstelligen, daß man entweder einen Hilfstherapeuten mit einsetzt oder daß der Therapeut mit dem Klienten die Rollen tauscht und ihm das angemessenere Verhalten vorspielt. Da Modeling-Verfahren am effektivsten sind, wenn die Diskrepanz zwischen Beobachter und Modell möglichst gering ist (Bandura, 1969), sollte der Therapeut als Modell nicht zu kompetent erscheinen. Diese Gefahr wird allerdings zu einem gewissen Grade schon durch die Verwendung hierarchisch strukturierter Situationen verringert.

Zusätzlich zu Modeling-Verfahren braucht der Klient manchmal *Anleitung*. Anleitung wird hauptsächlich verwendet, um dem Klienten Information über die Angemessenheit seines Verhaltens zu liefern. Bei Klienten mit Schwierigkeiten in sozialen Interaktionen z. B. haben wir festgestellt, daß sich der Einsatz von Hilfstherapeuten bezahlt macht. Dadurch wird nicht nur eine realistischere Simulation der realen Lebenssituation erreicht, sondern der Klient hört auch „Experten"-Meinungen darüber, was andere Leute in bestimmten Situationen erwarten. Die Nützlichkeit von Anleitungen wurde in einer Reihe von Untersuchungen über das Selbstsicherheitstraining (McFall u. Twentyman, 1973) belegt, in denen sich herausstellte, daß die

therapeutische Wirksamkeit von Verhaltensübungen durch Anleitungen erhöht wurde. Bei der gemeinsamen Verwendung mit der Verhaltensübung scheint die Anleitung den Klienten darüber zu informieren, *was* er in einer bestimmten Situation sagen oder tun sollte, während er im Rollenspiel üben kann, *wie* es zu tun ist.

Fast jeder Klient empfindet Angst, wenn er in soziale Situationen gerät, denen er nicht gewachsen ist. Daraus ergibt sich für den Therapeuten oft ein Dilemma, denn es ist u. U. nicht ohne weiteres klar, ob die Angst dem Verhaltensdefizit vorausgeht oder seine Folge ist. Kann der Klient nicht richtig reagieren, weil er Angst hat, oder hat er Angst, weil er nicht richtig reagieren kann? Daten aus der Fallgeschichte über Dauer und Durchgängigkeit des problematischen Verhaltens können diese Frage erhellen. Manche Klienten erklären auch direkt, daß sie wohl wissen, was sie sagen oder tun müßten, aber einfach zu nervös sind, um es wirklich zu tun. Beim Vorliegen eines Verhaltensdefizits kann die übermäßige Angst des Klienten den Trainingsvorgang behindern. Durch hierarchische Stufung der Aufgaben läßt sich die Angst ganz offensichtlich vermindern. Weiterhin kann der Einsatz von Entspannung während der Verhaltensübungssitzungen den störenden Einfluß der Angst reduzieren. In der Praxis haben wir auch beobachtet, daß viele Klienten, die Verhaltensdefizite aufweisen, hinsichtlich der Folgen ihres Verhaltens recht unrealistische Erwartungen hegen. So ist es z. B. nicht ungewöhnlich, daß ein selbstunsicherer Mensch befürchtet, von anderen Leuten abgelehnt zu werden, wenn er nur verlangt, was sein gutes Recht ist. Durch kognitive Umstrukturierung kann der Klient ermutigt werden, sein selbstunsicheres Verhalten aufzugeben. Dabei kann man einmal auf die selbstschädigenden Aspekte seiner Erwartungen hinweisen – wenn man von anderen respektiert werden möchte, dann *sollte* man sich auch durchsetzen –, oder man verwendet detaillierte Verfahren, wie sie in Kap. 8 beschrieben werden. Im Grunde werden sich diese unangemessenen Kognitionen jedoch wahrscheinlich ändern, sobald der Klient den Punkt erreicht, an dem er in der Lage ist, *in vivo* angemessen zu reagieren.

Zwar sind wir bei der Besprechung der Verhaltensübung vom Einsatz offener Rollenspiel-Verfahren ausgegangen, doch können zuweilen auch *kognitive Übungen* notwendig werden. Bei manchen klinischen Problemen ist infolge sachlicher oder ethischer Beschränkungen die Durchführung offener Verhaltensübungen ausgeschlossen. Treten die Schwierigkeiten des Klienten z. B. im Rahmen großer Versammlungen auf oder halten sie über lang ausgedehnte Zeitspannen an, so ist es u. U. nicht möglich, solche Situationen im Behandlungszimmer zu simulieren. Desgleichen läßt sich manchmal bei Verhaltensdefiziten, die vor allem sexueller Natur sind, die Verhaltensübung nicht anwenden. Darüber hinaus sind, wie wir bereits erwähnt haben, manche Klienten einfach zu verlegen, um ihre Probleme darzustellen. In solchen Fällen wird der Klient aufgefordert, sich in die jeweiligen Situationen hineinzuversetzen und dann in seiner Vorstellung zu versuchen, sich in angemessener Weise zu verhalten. Auch wenn diese Vorgehensweise als eine verwässerte Verhaltensübung angesehen werden mag, weisen einige Daten darauf hin, daß die verdeckte Übung genauso effektiv wie offenes Rollenspielen selbstsicheres Verhalten herbeiführen kann (McFall u. Lillesand, 1971; McFall u. Twentyman, 1973). Damit der Therapeut die Angemessenheit der Reaktion erfassen und Rückmeldung geben kann, sollte der Klient laufend verbalisieren, was gerade in seiner Vorstellung abläuft.

Sobald der Klient bei einem bestimmten Item ein gewisses Kriterium für die Angemessenheit erreicht hat, soll er das nächst schwierigere in Angriff nehmen. Obwohl hier deutliche Parallelen zum Verfahren der Desensibilisierung zu erkennen sind, gibt es bei der Verhaltensübung einige zusätzliche Komplikationen. Bei der Desensibilisierung wird die erfolgreiche Bearbeitung eines Items hauptsächlich durch die subjektive Angsteinschätzung des Klienten bestimmt. Bei den komplexeren sozialen Reaktionsmustern, wie sie typischerweise die meisten Verhaltensübungsverfahren komplizieren, fällt dem Therapeuten eine aktivere Rolle zu bei der Entscheidung darüber, was tatsächlich angemessen ist. Das heißt nicht, daß der Klient nicht zu dieser Entscheidung beiträgt. Man sollte aber nicht vergessen, daß die Unfähigkeit des Klienten, die Angemessenheit verschiedener Verhaltensweisen zu bewerten, Teil seiner Störung sein kann. Bei der Bewertung, ob das soziale Verhalten entsprechende Normen erfüllt, sollte der Therapeut mit großer Sorgfalt darauf achten, daß er sich bei seiner Entscheidung eher von der Einschätzung leiten läßt, mit welcher Wahrscheinlichkeit der Klient in seiner eigenen spezifischen Umgebung dafür positives Feedback erhalten wird, als daß er sich danach richtet, was nach seinem persönlichen Gutdünken für den Klienten richtig wäre.[1] Hilfs- oder Kotherapeuten können an diesem Punkt die Beurteilung des Therapeuten sehr sinnvoll validieren helfen.

Die folgende Aufzeichnung einer Interaktion mit einem sozial unangepaßten Klienten veranschaulicht viele der oben aufgeführten Punkte.

Therapeut: Nehmen wir die Situation, in der Sie eine Frau am schwarzen Brett stehen sehen und Sie zu ihr hinübergehen und eine Unterhaltung anfangen. Frau Phillips kann die Rolle der Frau spielen *[Diese Szene spielt sich im Postamt ab, das natürlich keinerlei Ähnlichkeit mit dem Behandlungszimmer hat. Es wird mich etwas Zeit kosten, die Szenerie so zu gestalten, daß wir die Situation realistischer simulieren können]* Erzählen Sie mir mehr über die räumlichen Gegebenheiten. Wo wäre das Anschlagbrett?

Klient: Genau hier *(zeigt an die Wand)*.

Therapeut: Was brauchen wir noch?

Klient: Naja, es ist in der Post und gleich neben dem Schalter, an dem die Briefmarken verkauft werden.

Therapeut: Und wo wäre der?

Klient: *(Zeigt)* Gleich ungefähr hier.

Therapeut: Wo kämen Sie herein?

---

1 Beim Selbstsicherheitstraining für Frauen sind noch besondere Erwägungen anzustellen, weil ihre neue Art zu reagieren auch „negative" Konsequenzen haben kann. Diese Frage wird in Kap. 13 diskutiert.

Klient: Der Seitengang ist da unten *(zeigt)*.

Therapeut: Haben Sie noch Fragen, bevor wir anfangen?

Klient: Nein, ich glaube nicht.

Therapeut: Gut, dann gehen Sie jetzt zum anderen Ende des Ganges, und kommen Sie herein.

Klient: *(Spielt)* Hallo. Ich heiße Bob. Und wie heißt Du?

Therapeutin: *(Spielt)* Ann.

Klient: *(Pause)* Hhm ... und was machst Du gerade?

Kotherapeutin: Ich schaue mir das schwarze Brett an.

Therapeut: *[Er hat offensichtlich Schwierigkeiten mit dieser Situation. Sein soziales Defizit ist anscheinend noch größer, als ich ursprünglich angenommen habe. Ich werde die Interaktion hier abbrechen und ihn sich auf dem Band hören lassen; ich hoffe, daß er hört, wo seine Schwierigkeiten liegen]* Unterbrechen wir hier und hören wir mal zu *(läßt das Tonbandgerät zurücklaufen)*. Was halten Sie davon?

Klient: Ich höre mich ziemlich unbeholfen an.

Therapeut: Wie meinen Sie das?

Klient: Ich wußte nicht, was ich sagen sollte.

Therapeut: Gut. Dann wollen wir jetzt mal ein bißchen darüber sprechen. *[Wenn er von der Kotherapeutin Rückmeldung bekommen würde, würde ihm das vielleicht helfen. Es ist unwahrscheinlich, daß ihm in der realen Interaktion jemand sagen würde, was er von seiner Bemerkung hält]* *(Wendet sich an die Kotherapeutin)* Wie war Ihre Reaktion in der Situation?

Kotherapeutin: Naja, ich wußte einfach nicht, wie ich das auffassen sollte, als er zu mir kam und mich ansprach. Ich hatte ihn noch nie gesehen, und es kam mir schon ein bißchen merkwürdig vor, daß er sich so urplötzlich vorstellte. Ich glaube, viele andere Frauen würden in meiner Situation ähnlich denken.

Therapeut: *[Jetzt ist der Moment gekommen, in dem man ihm eine angemessenere Alternative vorstellen sollte]* Was glauben Sie, wäre in dieser besonderen Situation vielleicht passender?

Kotherapeutin: Ich stelle mir vor, er könnte vielleicht herüberkommen und anfangen, die Anschläge am Brett zu lesen, und dann könnte er irgendeine Bemerkung darüber machen.

Therapeut: *(Wendet sich an den Klienten)* Was meinen Sie dazu?

Klient: Das wäre vermutlich leichter gewesen.

Therapeut: *[Gut. Es ist immer gut, wenn der Klient offen ist für Vorschläge zu anderem Verhalten. Aber in Anbetracht seiner anfänglichen Schwierigkeiten wäre es, glaube ich, ganz gut, wenn ich ihm das ganze mit passendem Inhalt und im angemessenem Verhaltensstil einmal vorspiele]* Ich werde jetzt Ihre Rolle spielen und diese Situation noch einmal durchgehen *(spielt und liest die Anschläge am Schwarzen Brett)*. Die Briefmarken werden immer teurer und teurer.

Kotherapeutin: *(Spielt)* Ich weiß, das ist wirklich fürchterlich.

Therapeut: *(Spielt)* Warum die wohl immer teurer werden?

Kotherapeutin: Zweifellos deshalb, weil eine solch unglaubliche Verschwendung und Untüchtigkeit herrscht.

Therapeut: *(Spielt nicht mehr)* Was haben Sie in dieser Situation bemerkt?

Klient: *(Lächelt)* Es schien besser zu gehen diesmal. Sie haben aber auch selbstsicherer gewirkt.

Therapeut: *[Ich fühle mich geschmeichelt — eine völlig unangemessene Reaktion in dieser Situation! Jetzt muß ich aber wieder Therapeut sein. Mal sehen, ob er in der Lage ist, spezifische Verhaltenskomponenten meiner Darstellung herauszufinden]* Wieso meinen Sie das?

Klient: Na, Sie haben das Gespräch erst einmal mit einer Bemerkung zu den Anschlägen eingeleitet, und dann haben Sie auch nicht beim Sprechen gezögert wie ich vorhin.

Therapeut: Gut. Dann spielen Sie jetzt die Situation nochmal und versuchen, sich diesmal weitgehend so zu verhalten wie ich.

Die Übernahme der neuen Rolle in realen Lebenssituationen

Wenn der Klient ein bestimmtes Verhalten während der Therapiesitzungen gut zeigen kann, dann sollte er dieses Verhalten auch *in vivo* ausprobieren. Dem Klienten sollte klargemacht werden, daß die Übertragung auf die reale Lebenssituation ein wesentlicher Bestandteil des Therapieprozesses ist, und der Klient sollte in diesem Sinne immer wieder daran erinnert werden, was er zwischen den Sitzungen tun soll. Ferner sollte jede Sitzung routinemäßig damit beginnen, daß die „Hausaufgaben" besprochen werden.

Wenn die durchgeübten Items so aufgebaut sind, daß die Interaktion vom Klienten aufgenommen werden kann (z. B. jemanden ansprechen, anstatt darauf zu warten, daß der andere auf ihn zukommt), hat der Klient mehr Möglichkeiten, sich in solche Situationen zu begeben, wie er sie in der Therapie geübt hat. In dieser Hinsicht sind schriftliche Aufzeichnungen der Selbstbeobachtung äußerst nützlich, da sie einen täglichen Bericht über Zielsituationen und die Reaktion des Klienten liefern. Außerdem wird der Klient durch schriftliche Berichte sanft daran erinnert, daß er seine neuen Verhaltensweisen *in vivo* ausprobieren soll. Wir haben es uns zur festen Gewohnheit gemacht, die Klienten zu ersuchen, täglich ihr Verhalten in Zielsituationen zu protokollieren und dabei im einzelnen zu berichten über die vorausgehenden Ereignisse, ihr eigenes tatsächliches Verhalten und die sich daraus ergebenden Konsequenzen. Tatsächlich geben wir unseren Klienten oft die Anweisung, in ihrem Buch für jeden Tag eine Seite zu reservieren, unabhängig davon, ob es zu relevanten sozialen Interaktionen gekommen ist oder nicht. Der Aufforderungscharakter einer weißen Seite ist so stark, daß Klienten sich oft verpflichtet fühlen, etwas zu tun, damit sie die Seite füllen können! Eine andere wirksame Methode besteht darin, eine Seite in zwei Hälften zu teilen, wobei auf der einen Hälfte unangemessene und auf der anderen angemessene Verhaltensweisen zu registrieren sind. Dies gibt uns nicht nur eine gute Übersicht über den Fortschritt des Klienten, sondern wirkt auch als zusätzliche Motivation, das Konto ausgeglichen zu halten. Der Klient sollte jedoch gewarnt werden, nicht zu viel auf einmal zu versuchen, sondern lieber mehr oder weniger im Rahmen der hierarchischen Anordnung vorzugehen.

Beim Durchsprechen der Erfahrungen, die der Klient im Laufe der Woche gemacht hat, sollte man besonders auf die Konsequenzen seines neu erworbenen Verhaltens eingehen. Das gilt vor allem in den Fällen, in denen der Klient zuvor unrealistische Erwartungen hinsichtlich der Reaktionen anderer gehegt hatte, neue Erfahrungen können zu einer Realitätsprüfung seiner Überzeugungen führen. Wenn der Klient zu erkennen beginnt, daß seine neue Interaktionsweise positive Konsequenzen hat, sollte er sich dies künftig beim Eintritt in neue Situationen immer ganz bewußt ins Gedächtnis rufen (z. B. so: „Die Leute denken *nicht* schlecht von mir, wenn ich mich durchsetze; sie werden mich vermutlich sogar respektieren!"). Zusätzlich zu den äußeren Konsequenzen der neuen Verhaltensweisen sollte die eigene Einstellung des Klienten zu seinem Verhalten untersucht werden. Man kann nur hoffen, daß sie positiv ist. Ist sie es nicht, erwartet er vielleicht zu schnell zu viel von sich selbst. Neben der Verstärkung seiner Leistungen sollte der Therapeut den Klienten auch dazu bringen, daß er sich Selbstverstärkung gibt (z. B. so: „Es hat mir wirklich ein gutes Gefühl gegeben, daß ich es in dieser Situation geschafft habe zu sagen, was ich dachte").

Wenn es in der Praxis nicht allzu schwer durchzuführen ist, kann es auch sehr helfen, wenn der Therapeut oder ein Hilfstherapeut den Klienten tatsächlich in einer realen Situation begleitet, um die neuen Verhaltensmuster zu beobachten. Außer, daß man sich dadurch vergewissert, daß der Klient tatsächlich versucht *in vivo* zu üben, vermittelt man ihm dadurch auch eine gewisse Sicherheit in der Interaktion.

Außer in Fällen, in denen der Therapeut – wie in Kap. 13 diskutiert als Vermittler gesellschaftlicher Veränderung wirkt, liegt der Entscheidung über das vom Klienten als angemessen zu lernende Verhalten stets die Erwägung zugrunde, welche Verhaltensweisen sich aller Wahrscheinlichkeit nach für den einzelnen in seiner speziellen Umwelt am besten auszahlen. In diesem Sinne ist es unerläßlich, daß man die aus den Handlungsweisen des Klienten resultierenden Fragen ständig erfaßt und bewertet, um beurteilen zu können, ob diese Entscheidung richtig war oder nicht. Wie reagieren Eltern, Lehrer, Ehefrau, Stubenkamerad oder die Freunde des Klienten tatsächlich auf sein neues Verhalten? Manchmal muß man wichtige Bezugspersonen des Klienten bitten, mit ihm Geduld zu haben, bis er so weit ist, daß er in sozial angemessener Weise auf sie ansprechen kann. Das gilt vor allem für Kinder in der Anfangsphase des Selbstbehauptungstrainings, wenn sie noch nicht ganz gelernt haben, zwischen Selbstbehauptung und Aggressivität zu unterscheiden.

Ähnliche Verfahren

Eine der Verhaltensübung eng verwandte Technik ist Kellys (1955) „fixed-role therapy". Der „fixed-role therapy", die seit Ende der dreißiger Jahre bekannt ist, liegt die verbreitete Auffassung zugrunde, daß Individuen ihr Verhalten in dem Maße verändern können, in dem sie versuchsweise bestimmte Verhaltensmuster „ausprobieren".

Therapeut und Klient entwerfen gemeinsam einen richtigen Rollensketch, der als thematische Vorlage für das zu lernende Verhaltensmuster dient (z. B. Sensibilität für die Gefühle anderer, offenes Ausdrücken von Gefühlen). Der Klient wird gebeten, diese neue Rolle mehrere Wochen lang einzunehmen. Das Einleben in die Rolle wird ihm dabei durch Rollenspiele während der Therapiestunden erleichtert. Der Klient wird zwar aufgefordert, neue Verhaltensweisen in seinem täglichen Leben auszuprobieren, doch ist die Therapie so strukturiert, daß man immer nur so tut „als ob". So wird zwar der stufenweise Fortschritt der Verhaltensänderung nicht durch eine Hierarchiekonstruktion abgesichert, aber das „Als-Ob" und die „experimentelle" Natur der Aufgabe verhindern, daß der Klient das Gefühl bekommt, es würde ihm zu viel in zu kurzer Zeit abverlangt.

Kellys „fixed-role therapy" sehr ähnlich ist die Technik, die Lazarus (1971; Wolpe u. Lazarus, 1966) als „übertriebene Rollenübernahme" bezeichnet hat. Anstatt einen Verhaltenssketch zu schreiben, wird der Klient aufgefordert, an einen bestimmten Menschen zu denken, der die Eigenschaften hat, die ihm fehlen. Filmstars, Angehörige des Hofes und andere ähnlichermaßen bekannte Persönlichkeiten werden herangezogen, da ihr Verhaltensstil wahrscheinlich dem Klienten wie auch dem Therapeuten hinreichend bekannt ist. Der Klient übt diese extreme Rolle während der Sitzungen und wird auch aufgefordert, sich *in vivo* ähnlich zu verhalten. Man vermutet, daß durch die Darstellung des neuen Verhaltensmusters in extremer Form die Erlernung der weniger extremen, angemessenen Art des Verhaltens erleichtert wird.

Anwendung

Wie bereits erwähnt, sind Verhaltensübungsverfahren dann am Platz, wenn Klienten Verhaltensdefizite aufweisen. Diese Techniken sind also wertvolle Hilfen, wenn es darum geht, Verhalten und soziale Fertigkeiten zu schulen. Wir möchten aber gleich hinzufügen, daß eine Verbesserung der Selbstsicherheit und der sozialen Fertigkeiten auch anders als durch Verhaltensübung erlangt werden kann. Wir kennen viele Fälle, in denen durch kognitive Umstrukturierung in Verbindung mit Selbstbeobachtung selbstsicheres Verhalten gefördert werden konnte. Diese Therapiestrategie ist vor allem dann angezeigt, wenn die Unsicherheit des Klienten primär davon herrührt, daß er durch die unrealistische Erwartung negativer Konsequenzen gehemmt ist. Weiterhin mag bei Klienten mit Schwierigkeiten in sozialen Interaktionen das Hauptproblem weniger in einem Verhaltensdefizit begründet sein, sondern eher darin bestehen, daß sie einfach nicht wissen, *was* sie sagen oder tun sollen. Ryle (1949) trifft diese Unterscheidung zwischen Information und Fertigkeiten, die mit einer sozialen Rolle zusammenhängen, wenn er feststellt: Das Lernen, *wie* etwas gemacht wird, oder eine Fähigkeit verbessern, ist nicht das gleiche wie das Lernen, daß etwas so und so ist, oder der Erwerb von Information. Wahrheiten können vermittelt werden, Vorgehensweisen können nur eingeübt werden, und während die Einübung

ein allmählicher Prozeß ist, geschieht die Vermittlung relativ plötzlich ... (S. 59).
Deswegen kann einigen Klienten einfach dadurch geholfen werden, daß man sie darüber informiert, was sie in verschiedenen Situationen sagen oder tun können. Die mit der Auswahl des geeigneten therapeutischen Verfahrens für solche Zielverhaltensweisen verknüpften Faktoren werden in Kap. 11 zur Diskussion gestellt.

Selbstsicherheitstraining

Verhaltensübung wird am häufigsten bei Klienten eingesetzt, die Schwierigkeiten haben, sich selbst zu behaupten. Tatsächlich verwendet man die Begriffe „Selbstsicherheitstraining" und „Verhaltensübung" oft synonym. Unglücklicherweise ist diese Gleichsetzung aber theoretisch ungenau und führt häufig zu Verständigungsschwierigkeiten. Zunächst einmal bezeichnet die Verhaltensübung eine spezifische therapeutische Vorgehensweise (z. B. das Nachspielen realer Situationen im Behandlungszimmer), während das Selbstsicherheitstraining sich mehr mit dem durch die Technik zu erreichenden *Ziel* beschäftigt (z. B. vermehrte Selbstsicherheit). Weiter ist durch die Feststellung, ein Klient habe ein Selbstsicherheitstraining erhalten, wenig darüber ausgesagt, welche spezifischen Verfahren zur Anwendung kamen. Zwar können Verhaltensübungen dafür eingesetzt werden, doch läßt sich eine Erhöhung der Selbstsicherheit auch durch *in vivo*-Entspannung, kognitive Umstrukturierung, Selbstbeobachtung, Desensibilisierung oder eine Kombination dieser Methode erreichen.

Erste Erkenntnisse über das Problem des selbstunsicheren Verhaltens wurden von Salter (1949) vorgestellt. In seinem Buch *Conditioned Reflex Therapy* beschrieb Salter die Eigenschaften der „gehemmten Persönlichkeit", die er im Sinne Pawlows zu erklären versuchte. Wolpe und Lazarus (1966) faßten das Selbstsicherheitstraining, ähnlich wie die Entspannung, als ein weiteres Mittel zur „reziproken Hemmung" der Angst auf. Wir ziehen es vor, in selbstunsicherem Verhalten die Reflexion spezifischer Fertigkeitsdefizite und/

oder Verhaltenshemmungen zu sehen, die wahrscheinlich auf falsche soziale Lernerfahrungen zurückgehen.

Im Gegensatz zu vielen anderen Verhaltensproblemen kann man Selbstunsicherheit relativ leicht diagnostizieren. Selbstunsichere Menschen *wissen* gewöhnlich, daß sie sich nicht durchsetzen können und berichten häufig darüber, wie gern sie doch einmal den Mund aufgemacht hätten und wie sie anschließend bedauerten, es nicht getan zu haben. Ganz allgemein ausgedrückt, bezieht sich Selbstsicherheit auf solches sozial angemessenes Verhalten, durch das Hindernisse, die den Zielen des Individuums im Wege sind, mit großer Wahrscheinlichkeit wirksam überwunden werden können. Diese Definition impliziert, daß ein wirklich selbstsicherer Mensch sowohl positive als auch negative Gefühle ausdrücken kann und also das besitzt, was Lazarus (1971) treffend als „emotionale Freiheit" bezeichnet hat.

An dieser Stelle sollte etwas über die Unterscheidung zwischen Durchsetzung und Aggressivität gesagt werden. Obwohl man denken könnte, daß sie charakteristischerweise Hand in Hand gehen, muß das doch nicht unbedingt zutreffen. So kann man z. B. oft genug Klienten begegnen, die periodische Wutausbrüche haben, sonst aber schüchtern und unsicher sind. In solchen Fällen reflektiert der Ausdruck von Wut häufig den Rückstau unterdrückter Gefühle aus Situationen, in denen das Individuum es nicht fertigbrachte, seine Meinung zu sagen. Umgekehrt sollte das bloße Ausmaß oder die Intensität der Reaktion nicht als bestimmendes Charakteristikum selbstsicheren Verhaltens angesehen werden. Wer die richtige Selbstsicherheit besitzt, kann ganz ruhig – aber dafür sehr wirksam – sein Ziel verfolgen, indem er anderen gegenüber seine Position absteckt und alle Hindernisse, die seinen eigenen persönlichen Zielen im Wege stehen, erfolgreich beiseite räumt. Wer mit einem unvernünftigen Beamten zurechtkommt, indem er ruhig darauf besteht, daß er mit seinem Vorgesetzten sprechen möchte, kann eher als angemessen selbstsicher angesehen werden als jemand, der mit einem Wutausbruch reagiert. Man braucht seine Klienten nur auf Alberti und Emmons (1974) Paperbackausgabe mit dem Titel *Your Perfect Right* zu verweisen, um ihnen zahlreiche Erläuterungen über den Unterschied zwischen Durchsetzung und Aggressivität zugänglich zu machen. Darüber hinaus sind in diesem Buch auch die theoretischen Grundlagen des Selbstsicherheitstrainings sowie die dabei zur Anwendung kommenden Methoden sehr schön dargestellt.

Die Technik der Verhaltensübung kann auch als Instrument des Selbstsicherheitstrainings bei Kindern eingesetzt werden. Gittelman (1965) hat den Einsatz eines solchen Verfahrens bei einem dreizehnjährigen Jungen beschrieben, dessen explosives Temperament seine Schullaufbahn gefährdete. Die Verhaltensübungen wurden im Rahmen von Gruppensitzungen durchgeführt, wobei es im wesentlichen darum ging, den Klienten in einer Reihe simulierter Situationen zu provozieren und dabei angemesseneres Verhalten auszuformen. Bei jüngeren Kindern kann man die Verhaltensübung gut in ein Spiel einbauen. Die folgende Aufzeichnung zeigt, wie wir das bei einem schüchternen und stillen sieben Jahre alten Mädchen gemacht haben.

Therapeut: Wir spielen jetzt mit diesen Klötzen; wir werden ein Haus bauen, und ich bin der Arbeiter und Du gibst an, was gemacht werden soll *(spielt die Rolle).* O.K., wo soll ich diese Klötze jetzt hin tun?

Klientin: *(Leise)* Hm ... die können da hinten hin kommen.

Therapeut: *[Obwohl ihre Reaktion noch recht vorsichtig ist, werde ich weitermachen, damit ich auch schon eine Annäherung an selbstsicheres Verhalten verstärke]* (Legt die Klötze hin, wo angegeben.) Gut, ich lege sie also genau da hin. Was soll mit diesen da geschehen?

Klientin: *(Leise)* Du kannst sie auch dazulegen.

Therapeut: *[Mal sehen, ob sie Initiative zeigen kann und entscheidet, was wir als nächstes machen werden]* Was soll ich jetzt machen?

Klientin: *(Pause)* Nimm noch ein paar Klötze und leg sie auf denselben Haufen.

Therapeut: Gut, und jetzt?

Klientin: Leg noch mehr hin.

Therapeut: *[Sie scheint damit ganz gut zurechtzukommen ... Mal sehen, was sie tut, wenn ich ihr ein kleines Hindernis in den Weg lege]* (Leise) Nein, ich möchte sie auf einen anderen Stapel legen.

Klientin: Einverstanden.

Therapeut: *[Sie braucht noch mehr Ermutigung. Vielleicht kann ich ein bißchen nachhelfen, daß sie sich angemessener verhält]* (Bricht die Rolle ab) Warte einen Moment. Denke daran, daß *Du* derjenige bist, der angibt was gemacht wird, und der sagen muß, was *ich* zu tun habe. Du hast das Kommando, auch wenn ich es nicht möchte. *(Wieder im Spiel)* Ich möchte diese Klötze auf einen neuen Stapel legen.

Klientin: Nein, tut mir leid, aber das geht nicht. Wir müssen erst diesen Teil aufbauen.

Therapeut: Einverstanden. Aber kann ich diese Klötze umwerfen und noch mal von vorne anfangen?

Klientin: *(Zögernd)* Nein. Zuerst wollen wir das zu Ende bauen.

Therapeut: *[Sie scheint sich jetzt ganz gut zu behaupten. Jetzt wäre Verstärkung angebracht. Außerdem möchte ich die Situation etwas dahingehend abändern, daß ihr leises Sprechen aufs Korn genommen wird. Mal sehen, ob mir ein Spiel einfällt, bei dem sie vielleicht lauter spricht]* (Bricht die Rolle ab und umarmt die Klientin) Das war wirklich gut. Jetzt wollen wir uns vorstellen, daß Du ganz oben auf diesem hohen Gebäude stehst und ich arbeite unten. Du kannst Dich auf den Stuhl stellen und so tun, als stündest Du auf dem Dach des Hauses *(spielt wieder).* Wie viele Klötze brauchen wir hier?

Klientin: *(Steht auf dem Stuhl)* Noch fünf.

Therapeut: Wie bitte? Ich kann Dich nicht hören. Ich bin zu weit unten.

Klientin: *(Etwas lauter)* Noch fünf.

Therapeut: Was war das gerade?

Klientin: *(Sehr viel lauter) Ich sagte, wir brauchen noch fünf!*

Training sozialer Fertigkeiten

Verhaltensübungen können auch zur Schulung allgemeiner sozialer Fertigkeiten eingesetzt werden wie z. B. des Verhaltens bei Auseinandersetzung mit einem Elternteil, mit einem engen Freund oder in anderen ähnlichen Situationen des zwischenmenschlichen Bereichs.

In Kliniken und Beratungstellen, die Colleges angeschlossen sind, begegnet man z. B. häufig Studenten, deren Schwierigkeit darin besteht, daß sie sich im geselligen Umgang – besonders mit dem anderen Geschlecht – unbehaglich fühlen. Bei diesen und anderen Defiziten an sozialen Fertigkeiten kann die Verhaltensübung sehr effektiv sein, wenn sie zugleich mit einer Diskussion darüber gekoppelt ist, was in sozialen Interaktionen angemessen ist und was nicht. Hilfs- und Kotherapeuten des anderen Geschlechts können hier sehr gute Dienste leisten, und zwar nicht nur für die Durchführung der Verhaltensübung, sondern auch als Informationsquellen für angemessenes Sozialverhalten. Das Training von sozialen Fertigkeiten eignet sich auch für Gruppentherapien, vor allem wenn die Gruppe sich aus Klienten mit ähnlichen Problemen zusammensetzt. Die Durchführung von Verhaltensübungen in der Gruppe hat viele Vorteile: Soziale Interaktionen können realistischer simuliert werden; wenn ein Klient Fortschritte macht, dient er als Modell für die anderen Gruppenmitglieder, und durch den sozialen Druck solcher Gruppen wird möglicherweise jeder einzelne angespornt, seine neuen Verhaltensweisen *in vivo* auszuprobieren.

Andere Anwendungsbereiche

Die Verhaltensübung hilft nicht nur beim Überwinden eines eher allgemeinen Defizits, sondern sie kann darüber hinaus auch als Bewältigungshilfe für ganz bestimmte sich anbahnende Krisen eingesetzt werden. Bei solchen Situationen, die für den Betroffenen wahrscheinlich gleichermaßen neu und von großer Wichtigkeit sind, kann es sich z. B. darum handeln, daß er sich im Gefolge einer Bewerbung einem Einstellungsgespräch unterziehen muß, daß er seinen Chef um Gehaltserhöhung angehen oder seinen Professor dazu bewegen muß, den Ablieferungstermin für eine bestimmte Arbeit zu verlängern. Im klinischen Sektor stellen diese Anwendungs-

möglichkeiten von Übungsverfahren normalerweise die tangentialen Bereiche eines weit umfassenderen Behandlungsprogrammes dar. Eine andere hilfsweise Verwendung der Verhaltensübung im Verlauf einer Therapie kann darin bestehen, Verhaltensweisen, die sonst schwer aufzubauen sind, „hervorzulocken". So kann man z. B. einen Büroangestellten, der dazu neigt, seine Arbeit vor sich herzuschieben, auffordern, den Vorgang der Informationssammlung für die Erstellung eines monatlichen Berichtes in der Vorstellung zu üben.

Bei der Betrachtung der Verhaltensübungsverfahren als eines Mittels zum Training von Fertigkeiten sollte man auch nicht vergessen, daß viele Selbstkontrollverfahren auf dem Wege über die Verhaltensübung vermittelt werden. Wendet man also bei einem Klienten ein Verfahren an, durch das er mittels Entspannung und kognitiver Umstrukturierung in der Selbstkontrolle seiner Angst geschult werden soll, so kann dies durchgeführt werden, indem man ihm seine entsprechenden Fertigkeiten (offen oder verdeckt) in hierarchisch gestuften Situationen üben läßt.

Für die Anwendung der Verhaltensübung sind die Möglichkeiten – über den üblichen Rahmen der Therapie hinaus – fast unbegrenzt. In Wirtschaft und Industrie macht man weithin Gebrauch von Simulationsverfahren (Corsini, Shaw u. Blake, 1961). Bard und Berkowitz (1967) beschrieben auch die Verwendung der Verhaltensübung bei der Ausbildung von Polizeibeamten, die durch sie in erster Linie befähigt werden sollten, bei familiären Krisen wirkungsvoller einzuschreiten. Im Falle kostenaufwendiger und unter Umständen gefährlicher Projekte – wie beim Training von Astronauten für die Raumfahrt – sind Ausbildungsprogramme ohne die Verwendung von Simulation und Verhaltensübungen kaum vorstellbar.

Zusammenfassung

Unter Verhaltensübung versteht man die Simulation von Situationen aus dem wirklichen Leben im Behandlungszimmer. Ihr Hauptverwendungszweck ist das Training des Klienten in neuen und effektiveren Verhaltensweisen. Als Vorbereitung zu der eigentlichen Verhaltensübung sollte der Klient erst jegliches anfängliche Unbehagen, das er beim Schauspielern empfinden mag, überwinden. Wenn das jeweilige Zielverhalten durch ein Defizit in einer ganzen Reihe verschiedener Situationen gekennzeichnet ist, wird die Verwendung einer Hierarchie empfohlen. Rollenspiel, Modeling, Anleitung und Rückmeldung finden allesamt Anwendung bei der Veränderung der Verhaltensmuster eines Klienten, und zwar sowohl was ihren Inhalt als auch den Stil betrifft. Zusätzlich zu offen dargestellten Reaktionen sind manchmal kognitive Übungsverfahren notwendig. Am besten faßt man Verhaltensübungen als Zwischenstufe bei der Veränderung von Verhaltensweisen auf, während die eigentliche Veränderung eintritt, wenn der Klient die neue Rolle *in vivo* übernimmt. Übungsverfahren eignen sich für die Arbeit an Verhaltensdefiziten wie Unsicherheit und mangelhaft ausgebildeten sozialen Fertigkeiten. Weiterhin können sie sinnvoll eingesetzt werden, um einen Menschen auf ganz bestimmte, für ihn neue Situationen vorzubereiten, die so geartet sind, daß es nicht möglich oder nicht ratsam ist, den einzelnen seine Erfahrungen selbst machen zu lassen.

Kapitel 8

Kognitive Umstrukturierung

Wie wir in vorausgegangenen Kapiteln schon angedeutet haben, stellen wir bei der Suche nach den wichtigsten kontrollierenden Variablen oft fest, daß wir auch kognitive Faktoren wie die Erwartungen, Einstellungshaltungen und Überzeugungen des Klienten berücksichtigen müssen. In diesem Kapitel sollen Verfahren beschrieben werden, durch die man bestimmte Aspekte von solchen kognitiven Prozessen in einem Menschen modifizieren kann, die wahrscheinlich mit einer Verhaltensänderung in einem Wirkungszusammenhang stehen. Eines dieser Verfahren der kognitiven Umstrukturierung geht von der Annahme aus, daß bestimmte unangemessene Gefühle und Verhaltensweisen über unrealistische Erwartungen zustandekommen. Wir stützen uns auf die Arbeit von Ellis (1962), wenn wir nun Verfahren beschreiben, die für unsere Klienten eine Hilfe darstellen können, irrationale Überzeugungen rational neu zu überdenken und sie damit in die Lage zu versetzen, gut eingeschliffene, aber unangemessene Einstellungen aufzugeben. Der zweite Aspekt der kognitiven Umstrukturierung gründet sich auf die sozialpsychologische Literatur und befaßt sich mit der möglichen Auswirkung, die die Art, in der der Klient die Dinge ausdeutet, auf den Vorgang der Verhaltensänderung und auf die Aufrechterhaltung eines Verhaltens haben kann.

Rationale Umstrukturierung

In den Grundannahmen, auf denen sich der rational-emotive Therapieansatz – wie von Ellis (1962) beschrieben – aufbaut, gehört die Überzeugung, daß viele der unangepaßten emotionalen Reaktionen und Verhaltensweisen, die uns in der klinischen Praxis begegnen,

zustandekommen auf dem Wege über die Einstellungen des einzelnen zu der Welt, in der er lebt, und über seine Annahmen und Vermutungen, die er dieser Welt gegenüber hegt. In den theoretischen Arbeiten von Kelly (1955) und Rotter (1954) heißt es auch, daß Erwartungen in entscheidender Weise das Verhalten bestimmen. In bezug auf unangepaßte Reaktionen z. B. stellt Rotter fest:

> Relativ hohe Erwartung, bestraft zu werden … ist ein Begriff in der sozialen Lerntheorie, der sich am ehesten – wenigstens teilweise – mit dem überlappt, was in anderen theoretischen Bezugsrahmen als Ängstlichkeit, emotionale Störung oder Zustand der Frustration begriffen wird (Rotter, 1954, S. 237).

In Dollard und Millers (1950) Diskussion der „höheren geistigen Prozesse" des Menschen findet man womöglich noch tiefgründigere theoretische Zusammenhänge, in deren Rahmen sich rationale Umstrukturierung verstehen läßt. Ausgehend von der einzig dem Menschen zur Verfügung stehenden Fähigkeit, sich der Sprache zu bedienen und in Symbolen zu denken, behaupten Dollard und Miller, das Verhalten, das der Mensch in vielen Situationen zeige, sei durch reizerzeugende Reaktionen mitbedingt. Was durch die reizerzeugenden Reaktionen bewirkt wird, ist im wesentlichen eine „Etikettierung". Folglich können emotionale Reaktionen als Reaktionen darauf aufgefaßt werden, wie eine Person die Situation einordnet, und sie erfolgen damit nicht notwendigerweise auf die Situation selbst. Die Beziehung zwischen der theoretischen Betrachtung Dollard und Millers und der rationalen Umstrukturierung wird in dem folgenden Ellis-Zitat offenkundig:

> Es will also scheinen, daß positive menschliche Gefühle wie die der Liebe oder der guten Stimmung, sich aus internalisierten Sentenzen herleiten oder mit ihnen in Verbindung stehen, Sentenzen, die in irgendeiner Form oder Variation die Aussage zum Inhalt haben: „Das ist gut für mich!". Negative menschliche Gefühle dagegen scheinen sich aus solchen Sentenzen herzuleiten oder mit ihnen verknüpft zu sein, die in irgendeiner Form oder Variation die Feststellung treffen: „Das ist schlecht für mich!" (Ellis, 1962, S. 51).

Ellis meint nicht nur, daß emotionale Reaktionen über internalisierte Sentenzen ausgelöst werden, sondern er geht zusätzlich von der Annahme aus, daß das emotional unangemessene reaktive Verhalten eines Menschen seine undifferenzierte und automatische Situationsbewertung widerspiegelt. Das heißt also, daß die emotionale Reaktion zwar der subjektiven Bewertung der Situation entsprechend durchaus angemessen sein mag, aber die Situationsbeurteilung als solche falsch ist. Man kann z. B. in einer bestimmten Situation Angst bekommen, weil man sie – irrtümlicherweise – für gefährlich hält. In diesen Fällen ist die Beurteilung, nicht die Reaktion per se, unangemessen.

Im Laufe des Sozialisationsprozesses entwickeln nach Ellis Meinung viele Menschen in unserer Kultur eine ganze Reihe von Meinungen und Einstellungen, die in Wirklichkeit *irrational* sind. Als irrational sind diese Annahmen deshalb einzustufen, weil es unwahrscheinlich ist, daß man in seiner eigenen Umgebung irgendetwas findet, worauf sie sich stützen könnten (d. h. wodurch sie bestätigt würden). Nach Ellis (1962) handelt es sich bei den zwar allgemein verbreiteten, aber irrationalen Überzeugungen um die folgenden:

1. Die Meinung, es sei für jeden Erwachsenen absolut notwendig, von praktisch jedermann, der in seiner Wohngemeinde irgendwie von Bedeutung ist, geliebt und anerkannt zu werden (S. 61).
2. Die Meinung, man sei nur dann etwas wert, wenn man in jeder Hinsicht kompetent, angemessen und erfolgreich ist (S. 63).
3. Die Meinung, bestimmte Menschen seien böse, gemein und schurkisch und für ihre Schlechtigkeit strengstens zu verurteilen und zu bestrafen (S. 65).
4. Die Meinung, es sei schrecklich und katastrophal, wenn die Dinge nicht so sind, wie man sie gerne hätte (S. 69).
5. Die Meinung, das Unglücklichsein der Menschen habe äußere Ursachen und sie könnten wenig bzw. gar keinen Einfluß auf das, was sie bekümmert und beunruhigt, nehmen (S. 72).
6. Die Meinung, man solle sich schreckliche Sorgen machen über tatsächliche oder mögliche Gefahren, und man solle sich ständig mit der Möglichkeit beschäftigen, daß das Gefürchtete eintrifft (S. 75).
7. Die Meinung, es sei einfacher, im Leben Schwierigkeiten aus dem Wege zu gehen und Eigenverantwortung zu scheuen, statt sich damit auseinanderzusetzen (S. 78).
8. Die Meinung, man solle von anderen abhängig sein und man brauche jemanden, der stärker ist als man selbst und auf den man sich verlassen kann (S. 80).
9. Die Meinung, die eigene Vergangenheit habe absolut entscheidenden Einfluß auf das jetzige Verhalten, und Ereignisse, die sich früher auf unser Leben auswirkten, müßten auch immer weiter diese oder eine ähnliche Wirkung haben (S. 82).
10. Die Meinung, man solle sich über die Probleme und Schwierigkeiten anderer sehr aufregen (S. 85).
11. Die Meinung, es gäbe für jedes menschliche Problem unweigerlich eine richtige, präzise und perfekte Lösung, und es sei eine Katastrophe, wenn man diese richtige Lösung nicht finden könne (S. 87).

In Übereinstimmung mit der Theorie der rationalen Umstrukturierung kann man davon ausgehen, daß der Grad, in dem jemand dazu neigt, sich bei der Situationsbeurteilung von einer oder mehreren irrationalen Vorstellungen leiten zu lassen, weitgehend bestimmend ist für seine unangemessenen Gefühle und sein unwirksames Verhalten. Es sollte allerdings betont werden, daß kaum jemand bewußt oder überlegt eine Feststellung im Sinne der oben angeführten Meinungen trifft, wenn er sich tatsächlich in der Situation befindet. Wahrscheinlich liegt das daran, daß diese Meinungen überlernt worden sind und automatisch und fast unwillkürlich als gut einstudierte Verhaltenskette ablaufen (Woodworth u. Schlosberg, 1954).

Empirische Unterstützung

Bevor wir beschreiben, auf welche Weise die rationale Umstrukturierung durchgeführt werden kann, möchten wir noch etwas zum empirischen Stand der diesem Ansatz zugrundeliegenden theoretischen Annahmen sagen. Velten (1968) ließ in einer Untersuchung, in der er die Wirkung von Selbstaussagen auf Stimmungen untersuchte, Versuchspersonen auf sie selbst bezogene Aussagen unterschiedlichen Inhalts lesen. Einige dieser Äußerungen drückten eine Hochstimmung aus („Das ist großartig – Ich fühle mich sauwohl – Das bringt mich *wirklich* in Stimmung"), andere waren depressiver Art („Es gibt so viel Negatives in meinem Leben"), und wieder andere waren ganz neutral („Utah ist ein Staat der Bienenstöcke"). Indem er sowohl mündliche Angaben als auch verschiedene indirekte Hinweisreaktionen (z. B. Schreibgeschwindigkeit, Reaktionszeit) als Maßstäbe des Stimmungspegels benutzte, fand Velten heraus, daß die Stimmung mit den gelesenen Aussagen wechselte. Spätere Untersuchungen rechtfertigen in ähnlicher Weise die Schlußfolgerung, daß Selbstverbalisationen einen starken Einfluß auf Gefühlsregungen haben können (May u. Johnson, 1973; Rimm u. Litvak, 1969; Russel u. Brandsma, 1974).
Es findet sich auch eine gewisse empirische Bestätigung für die Behauptung, irrationale Selbstaussagen – wenn auch nicht notwendigerweise die elf von Ellis aufgeführten – stünden in einem Wirkungszusammenhang mit schlecht angepaßten Gefühlsreaktionen. Goldfried und Sobocinski (1975) fanden z. B. heraus, daß die Tendenz irrationalen Überzeugungen anzuhängen, mit sozialen Ängsten sowie mit Prüfungs- und Sprechangst positiv korrelierte. Außerdem kamen sie zu dem Ergebnis, daß solche Menschen, die auf die Anerkennung durch andere zählten, sich stärker in ihren Emotionen betroffen fühlten, wenn sie sich eine Situation vorstellten, in der etwas geschah, was man als Ablehnung durch andere interpretieren konnte. Ferner gibt es mehrere Untersuchungsergebnisse, die indirekt die Behauptung bestätigen, irrationale Selbst-Aussagen lägen unangemessenen Gefühlsregungen zugrunde. In diesen Untersuchungen wird gezeigt, wie verschiedene Formen der Angst wesentlich gemindert werden können, indem man die Klienten lehrt, ihre irrationalen Selbst-Aussagen zu modifizieren, und zwar tifft das im einzelnen zu für die Angst vor öffentlichem Reden (Karst u. Trexler, 1970; Meichenbaum, Gilmore u. Fedoravicius, 1971; Trexler u. Karst, 1972), Angst in zwischenmenschlichen Situationen (DiLoreto, 1971; Kanter, 1975), und Prüfungsangst (Meichenbaum, 1972).

Durchführung der rationalen Umstrukturierung

In dem von Dollard und Miller (1950) vorgegebenen Rahmen besteht das Hauptanwendungsziel für traditionelle Umstrukturierung darin, Klienten in einer genaueren Wahrnehmung von Umweltreizen zu schulen, damit wirklich gefährliche Situationen von solchen unterschieden werden können, in denen die Gefahrenquelle nur in der Einbildung besteht. Oder wie Ellis (1962) sich ausgedrückt hat:

> Wenn ... Menschen im wesentlichen deshalb emotional gestört sind, weil sie gedankenlos bestimmte unlogische Annahmen oder irrationale Ideen übernehmen, dann gibt es guten Grund anzunehmen, sie könnten irgendwie überredet werden oder lernen, logischer und rationaler zu denken und somit ihren eigenen Störungen entgegenzuarbeiten (S. 191).

Die entscheidende Frage ist, wie man einen Klienten am besten „überredet" oder ihm „beibringt", Situationen rationaler zu beurteilen.
Abgesehen von den ausführlichen und relativ expliziten theoretischen Begründungen, die Ellis vorgelegt hat, ist bis jetzt verhältnismäßig wenig geschehen, um spezielle Verfahren

zu umreißen, mit denen man die Einstellungsänderung und den Umlernprozeß durchführen kann. Eine typische Strategie ist der verbale Angriff auf die irrationalen Überzeugungen eines Klienten und der Versuch, ihn zu
einer logischeren Denkweise zu überreden.
Wir geben jedoch zu bedenken, daß diese
Vorgehensweise u. U. zu einem Ergebnis führen kann, das dem gewünschten gerade entgegengesetzt ist. Die sozialpsychologische For-
schungsliteratur zeigt, daß gewisse Menschen
sogar dazu neigen, einer Änderung aktiven
Widerstand entgegenzusetzen, wenn man sie
nötigen will, ihre Überzeugungen oder ihr
Verhalten zu ändern (Brehm, 1966; Davison,
1973). Der praktizierende Kliniker, der die
grundlegenden Prinzipien der Verhaltensänderung kennt und über eine gute kreative
Vorstellungsfähigkeit verfügt, ist zweifellos in
der Lage, selbst eine Reihe von Methoden zu
ersinnen, mit deren Hilfe seine Klienten lernen können, Situationen aktiver zu beurteilen. Es liegen zwar bis jetzt keine empirischen
Ergebnisse vor, *aufgrund derer* man sagen
könnte, daß ein bestimmtes Verfahren das
bestgeeignete sei, doch können wir die folgenden Richtlinien anbieten, die sich nach unserer Erfahrung bewährten, wenn es darum
ging, Klienten rationaleres Denken beizubringen und somit ihre emotionalen Schwierigkeiten zu verringern.

Darstellung des Grundprinzips. Die theoretischen Annahmen, die der rationalen Umstrukturierung zugrunde liegen, werden dem
Klienten in verständlicher Form und unter
Verzicht auf Fachausdrücke erklärt. Man erläutert ihm anhand von Beispielen, wie unsere
Gefühle beeinflußt werden können durch das,
was wir uns selber einreden. Der Therapeut
kann dem Klienten z. B. klarmachen, daß
Größe und Form eines Gewehres, das auf ihn
gerichtet ist, an sich nichts Angsterregendes
an sich haben, daß aber die Befürchtung, man
könne durch die Waffe verletzt werden, die
Angst verursacht. Wenn jemand vorher nie
ein Gewehr gesehen oder auch nur davon gehört hat, so würde er auf den Anblick wahrscheinlich eher mit Neugier als mit Angst reagieren.

Man kann dann ein Beispiel anführen, das
mehr in den zwischenmenschlichen Bereich
führt. Wir haben hier immer wieder und mit
gutem Erfolg die erfundene Geschichte von
zwei Menschen gebracht, die sich auf ihre
Teilnahme an einer und derselben Diskus-
sionsgruppe vorbereiten. Der erste sieht dieser Veranstaltung ganz ruhig entgegen und
freut sich schon auf den Abend. Wenn er an
die bevorstehende Situation denkt, mag er
sich etwa sagen: ,,Das wird sicher eine interessante Diskussion heute abend. Wahrscheinlich sind mehrere Leute da, die ich noch nicht
kenne, und ich habe die Gelegenheit, ein paar
neue Freunde zu gewinnen. Es werden aber
auch einige da sein, die ich kenne und sehr
gerne mag; ich kann also die Freundschaft mit
ihnen wieder auffrischen". Der zweite dagegen ist nervös und voll beängstigender Gedanken: ,,Ich weiß nicht, wie gut ich heute
abend abschneiden werde. Es sind bestimmt
viele Leute da, die ich nicht kenne, und ich
weiß nicht, ob ich das Richtige sagen kann.
Ich möchte mich nicht lächerlich machen, vor
allem ... weil auch viele Leute kommen werden, die ich mag". Nun kann der Kliniker darauf zu sprechen kommen, daß sich diese unterschiedlichen gefühlsmäßigen Reaktionen
auf die entsprechenden unterschiedlichen
Selbstaussagen zurückführen lassen.
Zweifellos sind wir nicht in der Lage, handfe-
ste Daten zur Bestätigung der Annahme zu
erbringen, daß *immer* negative Selbstaussagen
vorausgehen und die emotionale Erregung
verursachen. Möglicherweise sind gewisse,
wenn nicht sogar alle Ängste klassisch konditioniert (Wolpe, 1958) und Selbstaussagen
leiten sich sekundär aus diesen Ängsten ab.
Wir haben hier jedoch klinische und pragmatische Ziele vor Augen, und es kann sein, daß
es den Menschen hilft, ihre Gefühle zu ändern, wenn sie *glauben,* daß negative Selbstaussagen den Gefühlsaufruhr herbeiführen.

Bei der Beschreibung und Verdeutlichung des
theoretischen Grundprinzips ist es oft gut,
wenn der Therapeut darauf hinweist, daß es in
vielen Situationen durchaus nicht so zu sein
braucht, daß man sich tatsächlich im *wörtli-*
chen Sinne etwas ,,einredet", was dann zu

emotionaler Erregung führt. Da unsere Assoziationen vielfach schon so eingeschliffen sind, können wir einen Punkt erreicht haben, an dem der Vorgang der Situationsbeurteilung ganz automatisch erfolgt – wie im Beispiel mit dem Gewehr.

Folgendes schriftliche Protokoll verdeutlicht diesen ersten Schritt:

Klient: Meine Hauptschwierigkeit ist, daß ich ganz verkrampft werde, wenn ich vor einer Gruppe von Leuten reden soll. Ich glaube, es liegt halt an meinem Minderwertigkeitsgefühl.

Therapeut: *[Ich möchte mich an dieser Stelle nicht ablenken lassen, indem ich mich mit ihm über seine Auffassung des Problems unterhalte. Ich werde versuchen, das Gespräch davon abzulenken und einen guten Übergang zu etwas anderem zu finden]* Ich weiß nicht, ob ich es ein Minderwertigkeitsgefühl nennen würde, aber ich glaube schon, daß Menschen ihre Erregung und Angst in bestimmten Situationen gewissermaßen selber herbeiführen. Wenn sie sich in einer bestimmten Situation befinden, ist ihre Angst oft nicht das Ergebnis der Situation selbst, sondern der Art und Weise, wie sie sie *interpretieren,* dessen, was sie sich selber über die Situation sagen. Sehen Sie sich z. B. diesen Füller an. Macht der Füller Sie nervös?

Klient: Nein.

Therapeut: Warum nicht?

Klient: Es ist nur ein Gegenstand. Es ist nur ein Füller.

Therapeut: Er kann Ihnen nicht weh tun?

Klient: Nein.

Therapeut: Wenn ich jetzt stattdessen ein Gewehr oder ein Messer in der Hand hielte, würde Sie das dann nervös machen?

Klient: Ja.

Therapeut: Aber ein Gewehr oder ein Messer sind doch auch nur Gegenstände. Im Gegensatz zu einem Füller *können* ein Gewehr oder ein Messer jedoch tatsächlich verletzen. Es ist wirklich nicht das Objekt, das die Menschen aus der Fassung bringt, sondern vielmehr sind es die *Gedanken,* die man sich darüber macht. [Hoffentlich gelangt er durch diesen fast sokratischen Dialog zu dem Schluß,

das Selbstaussagen aufwühlende Gefühle auslösen können.] Wenn Sie nie vorher ein Gewehr oder Messer gesehen hätten, wären Sie dann auch aufgeregt? Was meinen Sie?

Klient: Wahrscheinlich nicht.

Therapeut: *[Jetzt will ich ein Beispiel anführen, das von größerer zwischenmenschlicher Relevanz ist, aber sich noch nicht auf das bestehende Problem bezieht]* Dies gilt auch für eine ganze Reihe anderer Situationen, in denen sich jemand aufregt, weil er sich selbst gegenüber eine bestimmte Aussage über die Situation macht. Nehmen wir beispielsweise zwei Menschen, die zu einer gesellschaftlichen Veranstaltung gehen wollen. Beide kennen vielleicht genau die gleiche Anzahl von Leuten, die auf der Party sein werden, aber der eine sieht dem Ereignis zuversichtlich und entspannt entgegen, während sich der andere darüber den Kopf zerbricht, was für einen Eindruck er machen wird und folglich sehr bange ist *[Ich will versuchen, ihn die grundlegende Annahme selber formulieren zu lassen, daß die Einstellung oder Auffassung der Situation hier von größter Bedeutung ist]* Wenn die beiden nun also am Ort der Festlichkeiten anlangen – stehen dann ihre gefühlsmäßigen Reaktionen in einem echten Zusammenhang mit den tatsächlichen Gegebenheiten?

Klient: Nein, offensichtlich nicht.

Therapeut: Was bestimmt denn ihre Reaktion?

Klient: Sie haben offensichtlich verschiedene Einstellungen zu dem Fest.

Therapeut: Genau, und ihre Einstellung – die Art und Weise, wie sie an die Situation herangehen – beeinflußt ihre Gefühlsreaktionen ganz wesentlich.

Wie oben verdeutlicht, beschreibt der Therapeut die Bedeutung von Selbstaussagen zunächst global und stellt noch keine Beziehung zu dem Bewertungsprozeß bei den speziellen Problemen des Klienten her. Es ist wichtig, bis zu diesem Punkt die Zustimmung des Klienten zu haben, bevor man mit diesem Vorgehen weiter fortfährt. Man kann damit rechnen, daß die Übertragung dieser Analyse auf die Probleme des Klienten – verglichen mit den oben angeführten einfachen Beispielen erheblich komplizierter sein wird. Die Zustimmung des Klienten zu dem grundlegenden Rationale wird Schwierigkeiten im weiteren Verlauf verringern.

Überblick über irrationale Annahmen. Bevor man die für den Klienten spezifischen Probleme in rationalen Begriffen analysiert, tut man gut daran, ihm die verschiedenen irrationalen Auffassungen zu unterbreiten, damit man feststellen kann, wie weit er mit diesen Überzeugungen übereinstimmt. Da die vorher in diesem Kapitel aufgeführten 11 Meinungen extrem formuliert sind, kommt es nicht selten vor, daß die Klienten sie ablehnen. Der Therapeut kann dem Klienten diese irrationalen Überzeugungen zwar selber zur Bewertung vorlegen, nach unserer Erfahrung hat es sich aber auch bewährt, ihn auf die Lektüre von Ellis und Harpers Buch *„A Guide to Rational Living"* (1962) zu verweisen. Dieses Buch bietet eine praxisnahe Auseinandersetzung mit jeder dieser allgemein verbreiteten irrationalen Ideen und enthält viele Beispiele dafür, wie störend sie sich im täglichen Leben auswirken.

Zu diesem Zeitpunkt besteht das Hauptziel darin, dem Klienten zu der Einsicht zu verhelfen, daß seine Überzeugungen unhaltbar sind. Er kann sich zwar sagen, daß es *schön* wäre, wenn jede dieser Erwartungen erfüllt werden könnte, aber er sollte auch erkennen, daß die Überzeugung, sie *sollten* oder *müßten* alle in Erfüllung gehen, zwangsläufig zu Enttäuschungen und Frustrationen führen muß. Die Welt erfüllt unsere Forderungen einfach nicht immer; unser Durcheinander an Gefühlen ist oft ein selbsterzeugtes, da wir uns sagen, es hätte schreckliche Folgen, wenn gewisse Erwartungen nicht erfüllt würden. Anstatt mit dem Klienten zu argumentieren und ihn davon zu überzeugen zu versuchen, wie dumm es ist, auch nur einer dieser Meinungen überhaupt anzuhängen, ist es weit effektiver, den Klienten *selber* Argumente liefern zu lassen, die seine Erwartungen widerlegen. Aus der sozialpsychologischen Literatur wissen wir, daß diese Methode wirksamer ist, um eine Verhaltensänderung in Gang zu setzen (Brehm u. Cohen, 1962).

In der Fortsetzung des protokollierten Therapiegesprächs spiegelt sich jetzt wider, wie der Therapeut – indem er sich selber zum Anwalt einer bestimmten irrationalen Annahme macht – den Klienten dazu bringt, diese offen zu widerlegen.

Therapeut: Ich möchte gerne mit Ihnen zusammen etwas machen. Ich werde Ihnen eine bestimmte Einstellung oder Überzeugung darlegen und Sie bitten, für eine Weile anzunehmen, ich hätte diese Überzeugung wirklich. Ich würde mich freuen, wenn Sie mir so viele Gründe wie möglich angeben könnten, warum es irrational oder unvernünftig von mir ist, an einer solchen Überzeugung festzuhalten. O.K.?

Klient: Gut.

Therapeut: Nehmen wir an, ich hätte folgende Anschauung: Jeder muß mich mögen, und wenn das nicht der Fall ist, bin ich ein wirklich wertloser Mensch. Was halten Sie davon?

Klient: Ich halte das für ziemlich unsinnig.

Therapeut: *[Das ist ein recht guter Anfang. Ein gewisser Prozentsatz von Klienten – Gott sei Dank ein recht geringer – gibt am Anfang zu, diese Anschauung erschiene ihnen nicht irrational. Aber jetzt muß er etwas präziser werden]* Aber warum ist es unsinnig?

Klient: Sie können das von den Menschen wirklich nicht erwarten.

Therapeut: *(Naiv)* Warum nicht?

Klient: Es ist einfach unvernünftig von Ihnen, das zu erwarten.

Therapeut: *[Wir kommen so nicht weiter. Ich kann ihm indirekt eine Hilfestellung geben, indem ich meine Anschauung noch etwas extremer präsentiere und damit hoffentlich Gegenargumente stärker herausfordere]* Ich meine, daß mich jeder, dem ich im Laufe des Tages begegne, anlächeln und mir etwas Nettes sagen muß. Sonst bin ich ganz deprimiert.

Klient: Aber die Welt ist nicht so geschaffen. Es kann doch Leute geben, die nicht positiv auf Sie reagieren, weil sie mit sich selbst zu tun haben.

Therapeut: *[Das ist eine gute Begründung. Aber es muß noch näher erläutert werden]* Welche Gründe könnte es noch geben? Ich neige dazu, die Ursache für alles bei mir zu suchen.

Klient: Aber das ist lächerlich. Sie können möglicherweise jemanden treffen, der die Nacht schlecht geschlafen hat oder mit seiner Frau Krach hatte und nicht in der Stimmung ist, sich mit Ihnen zu beschäftigen.

Therapeut: *[Ich werde ihn für diese Erklärung verstärken, indem ich sie akzeptiere, aber dann ein neues Beispiel meiner Irrationalität anbringen]* Also glauben Sie, daß die unterschiedliche Art und Weise, in der andere im Alltag auf mich reagieren, auf Ereignisse zurückgeführt werden kann, die mit mir gar nichts zu tun haben?

Klient: Natürlich.

Therapeut: O.K., das ist wirklich eine Möglichkeit. Aber was ist, wenn jemand *mich* wirklich mißbilligt? Es könnte z. B. sein, daß ein enger Freund von mir nicht einer Meinung mit mir ist. In diesem Fall fühle ich mich meist im Unrecht, und ich muß ein Nichts sein, wenn er mir nicht zustimmen kann.

Klient: Aber Sie können doch nicht erwarten, daß er allem, was Sie sagen, zustimmt.

Therapeut: Warum nicht?

Klient: Wenn Sie das so haben wollten, müßten Sie unehrlich sein.

Therapeut: Aber ich finde es wichtiger, jedermanns Zustimmung zu erhalten und Anerkennung für alles, was ich sage und tue, zu bekommen, statt meine wirklichen Gefühle auszudrücken. Ich bin wirklich manchmal wie ein Wetterfähnchen, das sich mit dem Winde dreht.

Klient: Aber das ist doch lächerlich! Was geschieht dabei mit *Ihnen* als Mensch?

Therapeut: *[Er vertritt hier seinen Standpunkt recht energisch, deshalb glaube ich, ist es besser, wenn ich meine Meinung ein bißchen abschwäche]* Dies stellt wahrscheinlich ein großes Problem für mich dar, ich weiß oft nicht, wer ich eigentlich bin. Ich bin anscheinend dauernd damit beschäftigt, meinen Selbstwert anhand der Art und Weise zu bestimmen, wie alle anderen auf mich reagieren. Aber wie kann ich stattdessen denken?

Klient: Vielleicht sollten Sie sich einmal überlegen, was *Sie selbst* fühlen, wenn Sie bestimmte Dinge tun. Vorausgesetzt, Sie scha-

den niemandem wirklich und Sie halten es für richtig, so zu handeln wie Sie handeln – vielleicht sollten Sie sich damit zufrieden geben und sich klarmachen, daß eben nicht jeder damit einverstanden sein wird.

Therapeut: *[Ich bin zufrieden damit, daß er die Irrationalität dieser Überzeugung erkennt]* Das erscheint mir recht einleuchtend. Wenn ich diese Einstellung auch nur wirklich übernehmen kann!

Klient: Das müssen Sie, weil alles andere unvernünftig ist.

Therapeut: *(Aus der Rolle heraustretend)* O.K. Sie scheinen aus dem richtigen Blickwinkel heraus zu beurteilen, wie vernunftsgemäß diese Überzeugung ist. Machen wir doch weiter, und wenden wir uns einer anderen Meinung zu.

In den meisten Fällen ist es wahrscheinlich nicht notwendig, alle elf irrationalen Vorstellungen systematisch durchzugehen, da viele von ihnen für die speziellen Probleme des Klienten überhaupt nicht relevant zu sein brauchen. Obwohl es keine Faustregel gibt, welcher irrationale Gedanke für welches Zielverhalten relevant ist, fanden wir doch heraus, daß die beiden ersten Vorstellungen: „Jeder muß mich lieben" und: „Ich muß in allem, was ich tue, perfekt sein" für einen großen Prozentsatz der Klienten zutreffen. Der Therapeut muß letzten Endes jedoch auf sein eigenes praxisgeschultes Urteilsvermögen zurückgreifen bei der Entscheidung, welche irrationalen Gedanken relevant sind.

Analyse der Klientenprobleme im Hinblick auf ihre Rationalität. Bis hierher findet man wahrscheinlich die Zustimmung des Klienten für die Auffassung, emotionale Erregung werde durch interne Zusprache ausgelöst – und sei dies auch ein noch so automatischer Vorgang – und es gäbe ganz bestimmte irrationale Überzeugungen, die dafür verantwortlich sein können. An diesem Punkt nun sollte der Klient seine *eigenen* Probleme unter die Lupe nehmen und versuchen festzustellen, was er selbst sich vielleicht vorredet, wenn er in einen Zustand emotionaler Unbalanciertheit gerät. Eine kritische Durchmusterung der spezifischen Situationen, die ihn aus der Fassung bringen, kann jetzt sehr nützlich sein.

Zur Analyse der irrationalen Selbstaussagen des Klienten kann man auf zweierlei Ebenen ansetzen: 1. bei der *Wahrscheinlichkeit,* mit der der Klient die Situation richtig interpretiert und 2. bei den *Endkonsequenzen,* die sich aus seiner unreflektierten Einstufung des Ereignisses ergeben. Betrachten wir uns doch einmal den Klienten, den es maßlos durcheinanderbringt, wenn er eine bestimmte Frau nicht dazu bewegen kann, sich mit ihm zu treffen. Die Erklärung, die sich ihm zur Ausdeutung der Situation am ehesten anbietet und die dann vermutlich auch seine Bestürzung hervorbringt, lautet: „Sie mag mich nicht". Wieweit eine solche Annahme gerechtfertigt ist, kann man untersuchen, indem man nach anderen möglichen Gründen für ihre Ablehnung fragt (z. B. andere Verpflichtungen, der gewählte Zeitpunkt für die Verabredung). Auf der zweiten Ebene läßt sich die Rationalität seiner Einstellung gegenüber der Ablehnung etwa folgendermaßen analysieren: „Nehmen wir einmal an, Sie mag Sie wirklich nicht. Warum regen Sie sich darüber so auf? Ich überlege mir, ob Sie sich nicht noch irgendetwas anderes sagen, angesichts der Tatsache, daß sie Sie nicht mag?" Diese Überlegung kann den Klienten zu der Erkenntnis führen, daß hier, beim Zustandekommen seiner überschießenden Reaktion, eine oder mehrere der irrationalen Überzeugungen mitbeteiligt sind, von denen er in seiner mündlichen Stellungnahme bereits abgerückt ist (z. B.: „Alle müssen mich lieben"). Manchmal beharrt ein Klient darauf, er mache sich selbst gegenüber in einer angsterregenden Situation wirklich keinerlei Aussagen. An diesem Punkt kann man auf das schon angeführte Beispiel des auf den Klienten gerichteten Gewehrs zurückkommen, wo eine unmittelbare Reaktion erfolgt und die vermittelnden Selbstaussagen überlernt sind und automatisch ablaufen. Manche Klienten können zwar nicht angeben, was sie sich in der Situation selbst sagen, doch grübeln sie häufig vor oder nach einem Ereignis über ihre Befürchtungen nach. Selbst wenn es einem Klienten schwerfällt, sich das Vorhandensein irgend-

welcher irrationaler Selbstaussagen einzugestehen, ist er vielleicht doch bereit, die Interpretation gelten zu lassen, daß es – in Anbetracht seiner überschießenden emotionalen Reaktion auf eine bestimmte Situation – so scheint, *als ob* er das Hereinbrechen einer Katastrophe befürchte.

In diesem Stadium kann es durchaus sein, daß der Klient antwortet: „Alles was Sie sagen, leuchtet mir ein, und ich gestehe auch zu, daß ich meine Aufregung in vielen dieser Situationen selbst verursache. Der springende Punkt ist allerdings, daß ich nicht weiß, wie ich das ändern soll!" Der Klient ist dann für die nächste Phase der rationalen Umstrukturierung vorbereitet.

Unterweisung des Klienten in der Modifikation seiner internen Zusprache. Der Therapeut sollte in Rechnung stellen, daß das Wissen des Klienten allein oft ungenügend ist, um eine wirkliche Verhaltensänderung herbeizuführen. Was er braucht, ist die Anwendung des Gelernten in der Praxis. Um dem Klienten diese Fertigkeit zu vermitteln, sollte der Therapeut damit anfangen, eine typische Lernsequenz zu beschreiben. Wenn der Klient fühlt, daß er sich aufregt, sollte er innehalten und versuchen herauszufinden, was er sich selber über das Ereignis sagt, das möglicherweise seine Erregung verursacht. Im wesentlichen dient seine Gefühlsreaktion jetzt als *Signal* oder *Hinweisreiz* dafür, innezuhalten, und sich zu überlegen: „Was sage ich mir an irrationalen Gedanken?" Jeder Gedanke oder jede Feststellung, die ein „Sollte" oder „Muß" beinhaltet, kann auch als Hinweisreiz dienen, da hinter diesen Sätzen wahrscheinlich irrationale Forderungen stehen. Indem er eine bisher automatische Reaktion in ihre einzelnen Komponenten zerlegt, kann der Klient sich seiner unangemessenen Selbstaussage bewußt werden und im weiteren Verlauf die Überzeugung rational neu bewerten. Damit ersetzt der Klient die irrationale Selbstaussage durch eine realistischere Situationseinschätzung und kann in der Folge ein Nachlassen der emotionalen Erregung beobachten. Man sollte dem Klienten sagen, daß dieses Vorgehen zunächst sehr bewußt und mühsam sein kann. Mit zunehmender Übung darf er jedoch damit rechnen, daß ihm jeder weitere Schritt immer leichter fallen wird, wobei die Endglieder der Kette sich mit der Zeit immer weiter nach vorne verschieben. Klienten berichten von bisher angstauslösenden Situationen, die allmählich ganz bewußt mit einer realistischeren Einstellung angegangen werden und in denen die anfängliche Erregung dadurch verschwindet. Im weiteren Verlauf des Lernprozesses kann man davon ausgehen, daß die vom Klienten geäußerten rationalen Selbstaussagen weniger bewußt und automatischer werden.

Es gibt einige Hilfen, derer man sich bei dem Umlernvorgang bedienen kann – einschließlich der Darbietung emotional erregender Situationen in der Vorstellung, offener Verhaltensübung, *in vivo*-Aufgaben, Modellernen, Gruppeninteraktionen und entsprechende Lektüre.

Darbietung in der Vorstellung. Wie im Fall der systematischen Desensibilisierung können die wirklichen Problemsituationen des Klienten in der Vorstellung während der Beratungssituation aktiviert werden und dem Klienten somit die Möglichkeit geben, alle diejenigen Selbstaussagen rational zu überdenken und zu beurteilen, die seine Erregung hervorrufen. Bei der *systematischen rationalen Umstrukturierung* (Goldfried, Decenteceo u. Weinberg, 1974) stellt man eine Hierarchie von Situationen mit aufsteigendem Schwierigkeitsgrad her, wobei die erfolgreiche Bewältigung einer Stufe Voraussetzung für den Übergang zu nächsten, schwierigeren ist. In vieler Hinsicht ähnelt die systematische rationale Umstrukturierung der Selbstkontroll-Variation der systematischen Desensibilisierung (Goldfried, 1971), die in Kap. 6 dargestellt wurde; nur daß hier die rationale Neubeurteilung anstelle der Entspannung die aktive Bewältigungsstrategie darstellt.

Bei der Darbietung hierarchisch geordneter Items in der Vorstellung gilt vieles von dem, was wir in Kapitel 6 für die systematische Desensibilisierung ausgeführt haben. Da die vom Klienten vorgenommene rationale Neubewertung einen aktiven Bewältigungsversuch

darstellt, sollte der Klient angewiesen werden, sich „der Situation so lange auszusetzen", bis er seine Erregung erfolgreich bewältigt hat. Ist die Reaktion Angst, so kann man die Methode der Klassifikation nach Angstgraden anwenden (s. Kap. 5). Ähnliche Verfahren zur Klassifikation von Erregungsgraden kann man bei anderen Gefühlen (wie Depression und Ärger) einsetzen.

Wie bei der systematischen Desensibilisierung kann man dem Klienten die Anweisung geben, sich eine Situation vorzustellen, die vom Therapeuten beschrieben wird. Dann fordert man ihn auf, darauf zu achten, wie ängstlich (deprimiert oder ärgerlich) er ist. Liegt seine emotionale Reaktion über einer bestimmten Schwelle (z. B. 25), sollte er innehalten und sich fragen: „Was sage ich mir, das mich so aufregt?". Der Klient soll „laut denken" und versuchen, die irrationalen Vorstellungen zu ermitteln, die seine Reaktionen hervorrufen. Aufgabe des Therapeuten ist es, dem Klienten bei seinen Versuchen, die Situation in einer rationaleren Weise zu beurteilen, Hilfestellung zu leisten. Ist eine rationale Neubeurteilung erfolgt, so kann der Klient wahrscheinlich feststellen, daß seine Angst (seine Depression, sein Ärger) sich verringert haben.

Bevor er diese Technik der rationalen Umstrukturierung zur praktischen Anwendung bringt, kann der Therapeut, indem er selbst als Modell fungiert, demonstrieren, wie dies vor sich geht. Das kann anhand des untersten Hierarchie-Items geschehen. Im Falle von Sprechangst z. B. kann das Vorgehen eine Szene beinhalten, in der der Klient – zwei Wochen bevor er eine öffentliche Rede halten muß – an seinem Schreibtisch sitzt und sich Notizen macht. Der Therapeut kann in seiner Funktion als Modell seine Gedanken dazu etwa folgendermaßen formulieren:

> Hier sitze ich also und schaue mir ein paar von meinen Notizen an, und dabei merke ich, wie ich in nervöse Spannung gerate. Ich habe einen Pegel von ungefähr 35 erreicht. Jetzt unterbreche ich also erst einmal meine Arbeit und überlege mir: „Was ist es, das ich mir einsage und was diese Angst hervorruft?". Also, ich glaube,

ich habe Angst davor, keine gute Rede zu halten. Aber warum sollte ich mich darüber aufregen? Die anderen werden vielleicht negativ reagieren. Aber warum rege ich mich darüber auf? Vielleicht haben Sie dann eine schlechte Meinung von mir und machen sich gar über mich lustig. – Aber jetzt warte mal. Das ist ein ziemlich dummer Gedanke. Es ist unwahrscheinlich, daß die Leute mich auslachen werden oder wirklich eine schlechte Meinung von mir haben aufgrund einer Rede. Schließlich bin ich kein Berufsredner. Selbst wenn sie eine schlechte Meinung von mir bekämen – was nicht sehr wahrscheinlich ist – wäre das wirklich auch nicht so schlimm. Ich selbst wäre immer noch der gleiche. Es gibt immer noch andere Dinge, die ich ganz gut kann. Indem ich etwas rationaler über die Situation nachdenke, regt sie mich anscheinend nicht mehr so auf. Ich fühle mich nicht so nervös wie vorhin; mein Pegel liegt jetzt bei ungefähr 20.

Selbst wenn der Therapeut das Vorgehen ganz deutlich ausmalt und als Modell beim Einsatz der Methode dient, können einige Klienten anfänglich Schwierigkeiten haben, den Anweisungen zu folgen. Recht häufig bedarf es eines erheblichen klinischen Einfühlungsvermögens, um dem Klienten dabei zu helfen, die vorhandenen irrationalen Überzeugungen herauszuarbeiten und ihn somit zu einer rationalen Reevaluation hinzuführen. Folgende schriftliche Wiedergabe eines Gesprächs verdeutlicht das:

Therapeut: Ich möchte Sie bitten, sich eine bestimmte Situation vorzustellen und mir zu sagen, wie nervös Sie sich dabei fühlen. Ich fände es gut, wenn Sie dann laut darüber nachdenken würden, was Sie sich möglicherweise sagen, das diese Angst hervorruft, und wenn Sie anschließend versuchen würden, Ihre Erwartungen etwas realistischer einzuschätzen. Ich werde hin und wieder bestimmte Bemerkungen einwerfen und würde mich freuen, wenn Sie diese so behandeln würden, als wären es Ihre eigenen Gedanken. Ja?

Klient: Ist in Ordnung.

Therapeut: Bitte schließen Sie jetzt Ihre Augen und stellen Sie sich folgende Situation vor: Sie sitzen auf der Bühne des Auditoriums zusammen mit anderen Mitgliedern des Schulvorstandes. Es sind nur noch einige Minuten, bis Sie aufstehen und Ihren Bericht vor Ihren Zuhörern geben. Sagen Sie mir, wie nervös Sie sich fühlen bei einer Spannungsskala von 0–100.

Klient: Ungefähr 50.

Therapeut: *[Jetzt muß ich versuchen, mich in ihn hineinzuversetzen]* Also fühle ich mich jetzt recht nervös. Laß mich mal nachdenken: Was sage ich vielleicht zu mir, daß ich so aufgeregt werde?

Klient: Ich bin nervös, weil ich meinen Bericht vor all diesen Menschen vorlesen muß.

Therapeut: Aber warum beunruhigt mich das?

Klient: Naja, ich weiß nicht, ob ich gut ankommen werde ...

Therapeut: *[Er scheint Schwierigkeiten zu haben. Anscheinend muß ich ihm mehr Hilfestellung geben, als ich erst angenommen habe]* Aber warum rege ich mich darüber auf? Es regt mich auf, weil ...

Klient: ... weil ich einen guten Eindruck machen will.

Therapeut: Und wenn ich das nicht mache ...

Klient: ... ja, ich weiß nicht. Ich will nicht, daß die anderen mich für unfähig halten. Ich glaube, ich habe Angst davor, die Achtung der Leute zu verlieren, die dachten, ich kenne mich aus mit dem, was ich tue.

Therapeut: *[Das scheint der Sache näher zu kommen]* Aber warum sollte ich mich darüber so aufregen?

Klient: Ich weiß es nicht. Ich sollte es wahrscheinlich nicht. Vielleicht bin ich *zu* besorgt über die Reaktion der anderen auf mich.

Therapeut: Woran mag es denn liegen, daß ich mir darüber so übermäßig viele Gedanken mache?

Klient: Ich glaube, es handelt sich hier um eine Situation, in der ich es allen recht machen will, und da sind sehr viele Menschen, die zuhören. Es ist wahrscheinlich, daß ich nicht jedermanns Zustimmung finden werde, und vielleicht rege ich mich darüber auf. Ich möchte einfach, daß jeder denkt, ich leiste gute Arbeit.

Therapeut: Ich will überlegen, wie rational das ist.

Klient: Also, zunächst einmal glaube ich,

ich werde nicht total versagen. Schließlich habe ich mich schon darauf vorbereitet und habe das, was ich sagen will, recht klar durchdacht. Ich glaube, ich verhalte mich so, als hätte ich schon versagt, obwohl es sehr unwahrscheinlich ist, daß ich überhaupt versagen werde.

Therapeut: Und selbst wenn ich wirklich alles verderben würde, wie schlimm wäre das?

Klient: Naja, ich glaube, so schrecklich wäre es letzten Endes auch nicht.

Therapeut: *[Ich glaube ihm keine Sekunde lang. Seine Stimme klingt ausgesprochen hohl. Er ist viel zu schnell zu diesem Schluß gelangt und bringt ihn ohne große Überzeugung vor]* Ich sage zwar, daß ich nicht glaube, daß ich mich darüber aufregen werde, aber ich bin nicht wirklich davon überzeugt.

Klient: Das stimmt. Ich würde mich über ein Versagen aufregen. Aber in Wirklichkeit sollte ich das Ganze nicht für ein Versagen halten.

Therapeut: Wie könnte ich die Situation besser beurteilen?

Klient: Nun, es ist bestimmt keine Situation, in der es um Leben oder Tod geht. Es ist nur ein lächerlicher Vorstandsbericht. Unter den Zuhörern gibt es viele, die mich kennen und wissen, was ich leisten kann. Und selbst dann, wenn ich keine erstklassige Leistung erbringe, werden sie wahrscheinlich nicht ihre Meinung über mich ändern aufgrund einer Fünf-Minuten-Rede.

Therapeut: Und was ist, wenn einige es doch tun?

Klient: Sollten einige wirklich anders von mir denken, bedeutet das nicht, daß ich *tatsächlich* ein anderer bin. Ich bleibe der, der ich bin, ganz gleich, was andere von mir denken. Es ist lächerlich, mein Selbstwertgefühl auf der Meinung anderer aufzubauen.

Therapeut: *[Ich glaube, er kann seine Meinung nicht noch mehr ändern. Wir können diese Szene jetzt beenden]* Wie groß ist Ihre Angst prozentual ausgedrückt bei dieser neuen Einstellung zu der Situation?

Klient: Ach, ungefähr 25 Prozent.

Therapeut: O.K. Wir wollen uns nun ein bißchen über die Gedanken unterhalten, die Sie in dieser Situation hatten, bevor wir es noch einmal versuchen.

Im eben aufgezeichneten Gespräch nimmt der Therapeut im Verlauf der rationalen Umstrukturierung eine recht aktive Rolle ein. Der Therapeut muß in jedem einzelnen Fall aufgrund seines in der klinischen Praxis geschulten Urteilsvermögens entscheiden, wie aktiv er zu sein hat. Scheint der Klient erst einmal fähig, gewisse irrationale Überzeugungen als solche zu erkennen und sie zu rationalisieren, kann der Therapeut allmählich die von ihm gegebenen Hilfestellungen ausblenden und dem Klienten somit größere Selbständigkeit bei der Neubeurteilung übertragen.

Es kann geschehen, daß die Erregung *nicht* abnimmt, nachdem eine rationale Neubestimmung durchgeführt worden ist. In dieser Situation kann man auf unterschiedliche Weise verfahren. Eine Möglichkeit wäre es, auf ein leichteres Item in der Hierarchie zurückzugreifen. Man könnte auch so vorgehen, daß man die Darbietungszeit verlängert und den Klienten auffordert, mit der Neubewertung weiter fortzufahren. Manchmal braucht ein Klient auch ein Entspannungstraining. Weiter mag es angezeigt sein, mit dem Klienten zusammen noch einmal die spezifischen irrationalen Selbstaussagen durchzugehen, die er zu reevaluieren versuchte, denn es könnte sein, daß sie gar nicht die Aussagen sind, durch die die Erregung zustandekommt. Schließlich sollte der Therapeut auch noch die Möglichkeit in Erwägung ziehen, seine Analyse habe nicht zugetroffen und es gäbe in der Tat keine internalisierten Sätze, die mit diesem speziellen Problem des Klienten im funktionalen Zusammenhang stehen.

Verhaltensübung. Die rationale Umstrukturierung durch *offene* Verhaltensübung kann anhand der in Kap. 7 angegebenen Richtlinien durchgeführt werden, wobei die Items der Hierarchie allerdings so gestaltet sein müssen, daß sie sich zum Durchspielen im Behandlungszimmer eignen. Hier läßt sich das gleiche Verfahren anwenden, das für die Darbietung von Items in der Vorstellung beschrieben wurde (z. B. den Klienten laut denken lassen, ihm dabei therapeutische Hilfestellung geben).

Aufzeichnung der Versuche rationaler Reevaluation von Angstgefühlen				
Situations-beschreibung	Angstniveau vorher (0–100)	Irrationale Ge-danken	Reationale Reeva-luation	Angstniveau nachher (0–100)

In vivo-Aufgaben. Zusätzlich zu den praktischen Übungen während der Sitzung sollte der Klient ermutigt werden, *in vivo* jeweils in der gleichen Weise vorzugehen, wenn er aufgeregt ist. Mit Hilfe der in diesem Ansatz gezeigten Tabelle kann er darüber Buch führen, mit welchem Ergebnis er diese Aufgaben bewältigt. Da die Situationen, in denen er rationale Reevaluation *in vivo* anwendet, recht willkürlich auftreten, sollte der Klient davor gewarnt werden, bei jedem Versuch Erfolg zu erwarten. Wenn er auch zu Beginn keinen Erfolg erzielen kann, dienen die *in vivo*-Versuche jedenfalls dazu, ihm Bewältigungsstrategien zu vermitteln.

Wir fanden es oft angebracht, gleichzeitig mit der Anwendung der rationalen Umstrukturierung Entspannungsübungen einzuführen, vor allem dann, wenn der Klient generell ängstlich ist oder wenn er versucht, seine internen Sätze in Situationen umzustrukturieren, die hochgradig angstbesetzt sind. Es ist experimentell hinreichend belegt, daß es den Menschen in der Regel schwerfällt, klar zu denken, wenn sie große Angst haben (Gaudry u. Spielberger, 1971; Lazarus, 1966; Spielberger, 1966). Sobald der Klient also erst richtig gelernt hat, sich zu entspannen, wird er darin unterwiesen, diese Fähigkeit einzusetzen, um sich zu beruhigen und dann jegliche unrealistische Bewertung rational zu überprüfen, die die anfängliche Erregung verursacht haben kann. Zwischen der Wahrnehmung seiner Erregtheit und dem Aufspüren seiner irrationalen Überzeugungen setzt der Klient die Selbstentspannung ein. Dies kann er sowohl in Verbindung mit einem Rollenspiel in der Vorstellung als auch bei *in vivo*-Aufgaben tun.

Modell-Lernen. Wahrscheinlich dient der Therapeut dem Klienten nicht nur dann als Modell, wenn er ihm den Vorgang der rationalen Neubewertung demonstriert, sondern darüber hinaus auch – zumindest implizit – wenn er ihm die Überzeugung vermittelt, man könne die Welt auch in einer Art und Weise auffassen, die ihr eher gerecht werde. Wenn man bedenkt, daß sich das Modell-Lernen als wirksame Möglichkeit zur Veränderung der Maßstäbe bei der Selbstbewertung (Bandura u. Kupers, 1964; Liebert u. Allen, 1967; Mischel u. Liebert, 1966) bzw. zur Modifizierung von Selbstaussagen über eine Situation (Meichenbaum, 1971) erwiesen hat, so erscheint es sinnvoll, wenn der Therapeut im Verlauf der rationalen Umstrukturierung von Modeling-Verfahren explizit Gebrauch macht. Der Therapeut kann dem Klienten von jeglicher eigenen Erfahrung berichten, die mit einiger Wahrscheinlichkeit der Therapie zugute kommen könnte. So erzählte z. B. einer von uns einem fünfundvierzigjährigen Manager, der dazu neigte, sich übermäßig aufzuregen und zu ärgern, wenn nicht alles nach Plan ging, von einem im Grunde ärgerlichen Erlebnis, das er kürzlich selber gehabt hatte. Der Therapeut war mit seiner Familie auf der Heimreise aus dem Urlaub, als er am Flughafen erfuhr, daß seine Maschine wahrscheinlich mehrere Stunden Verspätung haben würde. Der Wartesaal des Flughafens war laut und ungemütlich, und viele der betroffenen Passagiere regten sich mehr und mehr auf. Nachdem der Therapeut festgestellt hatte, daß es tatsächlich keine Ausweichmöglichkeit gab, versuchte er ruhig zu bleiben, indem er die Situation realistisch beurteilte. Bei der Situationsbeschreibung betonte der Therapeut dem Klienten gegenüber seine anfängliche Erregung, um den Unterschied zwischen Therapeut und Klient abzuschwächen und auch als Beispiel dafür, wie die Erregung als Hinweisreiz zur Situationsbewältigung dienen kann – und gab dann genau wieder, was er sich selber bei der rationaleren Situationsbewertung sagte. Der Therapeut erzählte sein persönliches Erlebnis nur als Beispiel für die Anwendung der rationalen Neubewertung, aber es ergab sich, daß der Klient einige Wochen später in eine ähnliche Situation geriet. In krassem Gegensatz zu seinem bisher üblichen Verhalten bewahrte er während der ganzen Nervenprobe seine Ruhe, indem er rationale Neubewertung durchführte. Die Bewunderung seines Reisebegleiters über seine souveräne Haltung in der frustrierenden Situation diente ihm dabei als zusätzlicher Verstärker!

Gruppen-Sitzungen. Man kann rationale Umstrukturierung auch im Rahmen von Gruppen durchführen, wo man eine Modellwirkung durch die anderen Gruppenmitglieder erwarten kann, wenn diese von ihren Erfolgserlebnissen berichten (Goldfried u. Goldfried, 1975). Außerdem gibt die Gruppe eine besonders günstige Voraussetzung ab, vor allem, wenn die Klienten unter Angst vor sozialer Bewertung leiden.

Bibliotherapie. Als letztes Verfahren, auf das viele Klienten günstig ansprechen, sei Bibliotherapie genannt. Wie wir schon erwähnten, halten wir Ellis und Harpers *A Guide to Rational Living* (1962) für das bestgeeignete Buch, da hier beschrieben und anhand von Beispielen veranschaulicht wird, wie unrealistisches Denken zu einer Vielzahl von Problemen führen kann. Es kommt wirklich oft genug vor, daß Klienten angeben, Fallbeispiele in dem Buch seien von direkter Bedeutung für sie selbst. Ein weiterer Vorteil ist, daß die Lektüre des preisgünstigen Taschenbuchs viel kostbare Therapiezeit sparen kann.[1]

---

1 Eine Überarbeitung dieses Führers ist vor kurzem bei Prentice-Hall (1975) erschienen. Ellis und Harper verdeutlichen u. a., welchen Wert sie der Einbettung kognitiver Verhaltensänderungen im Rahmen der hier beschriebenen Breitbandverhaltenstherapie beimessen.

Anwendungsmöglichkeiten rationaler Umstrukturierung

Gehen wir von den der rationalen Umstrukturierung zugrundeliegenden Annahmen aus, will es scheinen, daß sie bei vielen Formen angemessener Gefühle anwendbar ist (z. B. Angst, Depression, Ärger). Ellis (1962) legt Fallberichte vor, die den erfolgreichen Einsatz der rational-emotiven Therapie zur Behandlung von Frigidität, Impotenz, Eheproblemen und Psychopathie zeigen. Kontrollierte Experimente lieferten den Nachweis für die Wirksamkeit der Methode für solche Zielverhaltensweisen, in denen Bewertung durch andere wesentlich ist, wie Sprechangst (Karst u. Trexler, 1970; Meichenbaum et al. 1971; Trexler u. Karst, 1972), Prüfungsangst (Meichenbaum, 1972) und Angst im Umgang mit anderen Menschen (DiLoreto, 1971; Kanter, 1975).

Rationale Umstrukturierung hat sich vor allem dann als nützlich erwiesen, wenn zwischen den Problemen des Klienten und seinen unrealistisch hohen Maßstäben zur Selbstverstärkung ein funktionaler Zusammenhang besteht. Obwohl jemand objektiv gesehen durchaus kompetent sein mag, kann er trotzdem unglücklich sein, weil er den hohen Erwartungen an sich selbst nicht genügt. Bandura (1969) hat sich ausführlich mit diesem Thema beschäftigt und äußert sich wie folgt:

> Zweifellos erfahren viele tüchtige Menschen ein gerütteltes Maß an selbstverursachtem Leid und zahlreiche selbstauferlegte Beschränkungen, weil sie an Maßstäben zur Selbstverstärkung festhalten, die unvernünftig oder extrem hoch sind. In dem Maße, in dem ein Helfer bei der Veränderung realistischeren Maßstäben entsprechendes Verhalten differenziert verstärkt und durch seine Äußerungen und durch sein Handeln dem Klienten großzügigere Maßstäbe zur Selbstverstärkung vorgibt, erhöht sich die Wahrscheinlichkeit, daß die gewohnheitsmäßigen Einstellungen des Klienten einen Wandel erfahren (S. 614).

Zusätzlich zu diesem Einsatz der rationalen Umstrukturierung als Schwerpunkt der Therapie, kann sie auch da eine gute Hilfe sein, wenn es darum geht, unrealistisch hohe Maßstäbe des Klienten zu verändern, wenn diese für die Durchführung anderer verhaltenstherapeutischer Verfahren ein Hindernis darstellen. So mag z. B. ein Klient, bei dem eine Desensibilisierung durchgeführt wird, das Gefühl haben, er *müsse* schneller vorankommen, und kann sich – wenn ihm das nicht gelingt – entmutigt fühlen und sogar der weiteren Behandlung widerstrebend gegenüberstehen. In solchen Fällen ist die rationale Umstrukturierung vielleicht das einzige Mittel, mit dessen Hilfe der Therapeut seine Bemühung, einen anderen problematischen Bereich des Klienten zu modifizieren, weiter fortsetzen kann.

Das Fehlen assertiven Verhaltens wird in der verhaltenstherapeutischen Literatur üblicherweise als Nebenresultat eines Verhaltensdefizits dargestellt (d. h. der Betroffene verfügt in seinem Verhaltensrepertoire nicht über angemessene Verhaltensweisen), wir haben jedoch in der Praxis oft die Erfahrung gemacht, daß Klienten nach der Durchführung rationaler Umstrukturierung eine drastische Zunahme assertiven Verhaltens zeigten. Die Klienten können rationale Umstrukturierung ganz gezielt in solchen Situationen einsetzen, in denen sie bisher selbstunsicher waren. In solchen Fällen war der Klient offensichtlich in seiner Selbstsicherheit gehemmt aufgrund unrealistischer Befürchtungen über mögliche Reaktionen der anderen (z. B. daß er nicht ihre Zustimmung fände) und nicht durch die Unfähigkeit, selbstsicher zu handeln.

Es ist für den Therapeuten häufig schwierig festzustellen, ob der Einsatz der rationalen Umstrukturierung das bestgeeignete Therapiemittel ist, vor allem wenn Angst bei dem Problem eine Rolle spielt. Eine sehr brauchbare theoretische Richtlinie gibt Bandura (1969), indem er schreibt:

> Das Gesamtergebnis scheint darauf hinzudeuten, daß emotional bedingtes Verhalten von zwei unterschiedlichen Reizquellen gespeist wird. Eine dieser Quellen ist die Gefühlserregung, die man selbst bewirkt durch symbolische Aktivitäten in Form von gefühlsauslösenden Gedanken über erschreckende oder angenehme Ereignisse. Die zweite ist die Reaktion, die direkt durch konditionierte aversive Reize hervorgerufen wird. Erstere Komponente ist einer

> Löschung mit Hilfe der kognitiven Umstrukturierung von möglichen Verhaltenskonsequenzen leicht zugänglich, während letztere nur dann wirkungslos werden kann, wenn eine wiederholte nichtverstärkte Darbietung der bedrohlichen Ereignisse entweder direkt oder stellvertretend erfolgt (S. 363).

Die folgende Fallstudie soll eine Situation verdeutlichen, in der sich rationale Umstrukturierung sinnvoller erwies als systematische Desensibilisierung.

Fallbeispiel. Der Klient war ein siebenundzwanzigjähriger Student, dessen Hauptproblem in seiner Prüfungsangst bestand; aber auch in anderen Situationen, in denen seine akademischen Leistungen bewertet wurden, war er ängstlich. Er war zuvor schon an drei verschiedenen Colleges immatrikuliert gewesen, war aber jeweils nach ein oder zwei Semestern wieder abgesprungen. Er hatte schon einen anderen Verhaltenstherapeuten aufgesucht, der seine Beurteilungsangst mit Hilfe von systematischer Desensibilisierung zu mindern versucht hatte. Als er darauf zum vierten Mal an ein College ging, mußte er jedoch feststellen, daß sich an seinen Schwierigkeiten nichts geändert hatte; zu diesem Zeitpunkt suchte er den jetzigen Therapeuten auf.

Der Therapeut, der über die Probleme des Klienten schon im vorhinein informiert war, erwartete einen schüchternen und zurückhaltenden Menschen; das war aber überhaupt nicht der Fall. Der Klient war ein großer, gutgebauter und gutaussehender junger Mann, der sich während des ersten Therapiegesprächs assertiv und selbstbewußt verhielt. Er erzählte von seinen augenblicklichen Schwierigkeiten im akademischen Bereich und berichtete, seine Angst im Unterrichtsraum sei mittlerweile so groß, daß ihm die Stimme versage, wenn eine bestimmte Lehrperson ihn nur nach seinem Namen frage. Am Ende seiner vorausgegangener Behandlung schien die Desensibilisierung erfolgreich gewesen zu sein (d. h. er konnte sich allmählich Szenen vorstellen, ohne Angst zu verspüren), doch hielt die Wirkung der Behandlung aus unerfindlichen Gründen nicht lange an. Vielleicht war die aufgestellte Hierarchie nicht relevant für seine jetzige Studiensituation, oder vielleicht konnte er das während der Behandlung Erreichte, nicht richtig auf die reale Situation übertragen, da er zur Zeit der Desensibilisierung nicht zur Schule ging. Auf jeden Fall begann der neue Therapeut mit der Aufstellung einer revidierten Hierarchie.

Vor dem Einsatz der systematischen Desensibilisierung legte jedoch eine Reihe von Vorkommnissen die Vermutung nahe, daß rationale Umstrukturierung möglicherweise vorzuziehen sei. Es gab Zeiten, in denen der Klient das *völlige Fehlen* von Angst in Prüfungssituationen berichtete. Ein Beispiel dafür war eine überraschende Arbeit, die der Übungsleiter schreiben ließ, und auf die niemand vorbereitet war, einschließlich dem Klienten. Obwohl das Ergebnis der Arbeit in die Endnote miteinging, war seine Einstellung dazu eher lässig und entspannt; was ihn anging, „zählte die Arbeit nicht". Er berichtete außerdem von einem Fall, bei dem er keine Schwierigkeiten hatte, sich mündlich am Unterricht zu beteiligen. Dies ereignete sich während einer Grippewelle; der Klient war selbst erkrankt gewesen und hatte während dieser Zeit nicht am Unterricht teilgenommen, und der Übungsleiter erkundigte sich daher vor Seminarbeginn nach seinem Gesundheitszustand. Daraufhin ging der Klient immer mit dem Gefühl in das Seminar, der Leiter mache sich Gedanken über sein Wohlbefinden und müsse ihn daher mögen.

Der Klient berichtete von großer Angst, wenn er an seinem Schreibtisch saß und sich auf die Prüfungen vorbereitete; *in vivo*-Entspannung half ihm zwar, sich wieder zu beruhigen, doch hielt dieser Erfolg nicht lange an. Auf die Frage, wie er sich denn im einzelnen auf die Prüfungen vorbereite, gab er an, meist sechs oder sieben andere Standardwerke zu lesen als das eine, das für den bestimmten Kurs angegeben war. In der Tat hielt er die Pflichtlektüre für zu elementar, um sie zu benutzen! Je länger er lernte, desto mehr nahm die Aufregung des Klienten zu, da er das vor ihm ausgebreitete Material nicht „vollständig erfassen konnte"; dies veranlaßte ihn, die Nacht vor der Prüfung durchzuarbeiten, bis kurz vor Prüfungsbe-

ginn. Es wurde schnell klar, daß seiner Bewertungsangst die unrealistisch hohen Maßstäbe an seine eigenen Leistungen zugrunde lagen.

Der in diesem Fall eingeschlagene Therapieweg schloß viele der oben ausgeführten Verfahren ein. Das Hauptziel war, dem Klienten die Erkenntnis zu vermitteln, daß er seine augenblickliche Situation auf eine äußerst unrealistische Art und Weise anging; hier lag der Grund für seine Angst und sein unrealistisches Verhalten, was die Sachlage noch mehr komplizierte. Im Verlaufe der Therapie begann der Klient, seine Maßstäbe der Realität seiner gegenwärtigen Situation anzupassen, er entwickelte außerdem eine angemessenere Lernstrategie für Prüfungen. Am Ende des Semesters erhielt er durchschnittliche Noten und stimmte dem Vorschlag zu, im nächsten Semester weniger Übungen zu belegen. Während seines letzten Collegejahres kam der Klient noch ab und an zu Therapiesitzungen und gab an, er fühle sich jetzt weniger unter Leistungsdruck als je zuvor. Trotz seiner lässigeren Lerneinstellung schloß er schließlich sein Studium mit gutem Erfolg ab.

Ein Jahr nach den Abschlußprüfungen kam der Klient zur Katamnese und berichtete, daß das Training in rationaler Umstrukturierung zweifelsohne zu seiner Angstreduktion beigetragen habe. Obwohl er sich recht gut hatte entspannen können, half ihm die Entspannung doch immer nur vorübergehend, weil er mit seinen unrealistischen Selbstaussagen ständig weiter Angst erzeugte. Mit solchen Klienten scheint rationale Umstrukturierung die Methode der Wahl zu sein im Gegensatz zu Entspannungsübungen oder systematischer Desensibilisierung.

Attribution

Eine interessante Entwicklung der letzten Jahre stellt der Versuch dar, Ergebnisse der experimentellen Sozialpsychologie auf die Verhaltensänderungen in der therapeutischen Praxis zu übertragen. Ein solcher Versuch wurde im Bereich der sogenannten „Attributionstheorie" unternommen (Davison u. Valins), 1969; Valins u. Nisbett, 1971). Ganz allgemein richtet sich diese Theorie – die man eigentlich eher als eine Reihe lose aneinandergereihte Hypothesen bezeichnen sollte – auf die mögliche Bedeutung, die gewisse Überzeugungen für eine Veränderung des Verhaltens wie für seine Aufrechterhaltung haben können. Nisbett und Schachter (1966) haben z. B. gezeigt, daß normale Versuchspersonen eher einen elektrischen Schock leichter ertragen, wenn sie das, was sie dabei erlebten, teilweise auch auf die Wirkung einer eingenommenen Pille zurückführen konnten und nicht nur dem Schock selbst zuschreiben mußten. Valins und Ray (1967) zeigten in einer ähnlichen Untersuchung, daß Versuchspersonen mit Schlangenangst eher dazu gebracht werden konnten, sich Schlangen zu nähern, wenn man sie täuschen und davon überzeugen konnte, beim Anblick von Schlangenbildern nicht emotional erregt zu sein.

Wir haben an dieser Stelle jedoch schon darauf hingewiesen, daß die *klinische* Verwertbarkeit solcher Ergebnisse sehr angezweifelt werden muß (Davison u. Wilson, 1973b; Davison, Tsujimoto u. Glaros, 1973; Goldfried u. Merbaum, 1973). Nisbett und Schachter selbst haben diese Überlegungen als erste angestellt, als sie folgendes feststellten:

> Da wir nicht erwarten können, daß jemand, der *ganz extreme* Angst oder Wut erlebt, leicht dazu zu überreden ist, die gleichzeitig auftretende physiologische Erregung einem anderen, künstlichen Grund zuzuschreiben, sind der Verallgemeinerung dieser Ideen Grenzen gesetzt (1966, S. 228).

Außerdem liegen einige erfolglose Versuche vor, die Ergebnisse der Originalarbeit von Valins und Ray zu replizieren (Suchinsky u. Bootzin, 1970; Kent, Wilson u. Nelson, 1972; Rosen, Rosen u. Reid, 1972). Aus diesen Gründen fällt es uns schwer, der Attribution so viel Gültigkeit zuzuschreiben, wie einigen anderen der in diesem Kapitel beschriebenen Konzepte und Verfahren. Es wäre allerdings verfrüht, den klinischen Nutzen der Attribution für die Verhaltenstherapie gänzlich zu bestreiten.

Empirische Unterstützung

Die Literatur über klinische Psychopharmakologie legt nahe, daß mit psychoaktiven Medikamenten, wie etwa Tranquilizer, behandelte Patienten dazu neigen, nach Absetzen des Medikaments auf das Vorbehandlungsniveau zurückzufallen (Kamano, 1966). Davison und Valins (1969) führten ein Analogieexperiment über dieses Problem durch, in dem sie Versuchspersonen glauben machten, sie hielten unangenehme elektrische Schocks viel besser aus, wenn sie zuvor ein „schnellwirkendes Vitaminpräparat" eingenommen hatten. In Wirklichkeit hatte man die Stromstärke der Schocks nach der Einnahme des „Medikamentes" ganz erheblich reduziert. Dann teilte man der Hälfte der Versuchspersonen mit, sie hätten ein Placebo erhalten, während die andere Hälfte weiterhin in dem Glauben gelassen wurde, das Medikament habe bei ihnen offensichtlich eine bessere Schockbelastbarkeit bewirkt. Im weiteren Verlauf bestätigte sich die Hypothese, daß die Versuchspersonen, denen man den Glauben an das Medikament als Ursache für die Verbesserung genommen hatte, eine größere Schockbelastbarkeit zeigten als diejenigen, die man in dem Glauben ließ, das Präparat habe etwas bewirkt.

Bei einer Gruppe von unter Schlaflosigkeit leidenden Versuchspersonen ging man mit diesem Attributionseffekt noch einen Schritt weiter (Davison, Tsujimoto u. Glaros, 1973). In diesem Experiment bot man den Versuchspersonen ein Behandlungspaket an, das sich aus folgenden Einzelelementen zusammensetzte: 1000 mg Chloralhydrat (Schlafmittel), vom Klienten zu sprechende Entspannungsformeln sowie Regeln zur Zeiteinteilung (z. B. Festsetzung bestimmter Zeiten zum Schlafengehen). Nach der Behandlung sagte man der Hälfte der Versuchspersonen, sie hätten das Medikament in optimaler Dosierung erhalten, während man die anderen dahingehend informierte, die eingenommene Dosis sei eigentlich zu schwach gewesen, als daß man irgendeine Verbesserung auf sie zurückführen könne. Alle Versuchspersonen wurden angewiesen, das Medikament abzusetzen, aber in der folgenden Woche mit der Entspannung fortzufahren und den Zeitplan weiter einzuhalten. Genau wie in der Untersuchung von Davison und Valins konnten die Versuchspersonen, die die Ursachen für die Veränderung nicht dem Medikament zuschrieben, die Therapiefortschritte eher aufrechterhalten als die anderen.

Faßt man die Ergebnisse der beiden Experimente zusammen, so liegt die Vermutung nahe, der Glaube an die Wirksamkeit eigener Bemühungen trage zur Aufrechterhaltung von Therapiefortschritten bei. Davison und seine Kollegen bedeuten allerdings, daß es unklug wäre, diese experimentellen Ergebnisse zu sehr zu verallgemeinern, da die erzielten Besserungen insgesamt klinisch nicht signifikant waren. Weiterhin steht der Therapeut im Rahmen solcher Untersuchungen vor dem Dilemma, einen signifikanten Behandlungseffekt zu erzielen, der andererseits vage genug ist, damit der Kliniker den Klienten später davon überzeugen kann, er habe das Wesentliche zu seiner Verbesserung selber beigetragen.

Behalten wir die Vorläufigkeit dieser Ergebnisse im Auge, wenn wir einige Anwendungsmöglichkeiten nennen. Einiges von dem, was wir vorschlagen werden, gehört sicher zum Rüstzeug vieler Verhaltenstherapeuten, doch wird es vielleicht nicht systematisch oder bewußt eingesetzt. Das folgende kann man am besten als heuristische Überlegungen ansehen, die in der Praxis zu überprüfen sind.

Anwendungsmöglichkeiten der Attribution

Verhaltensanalyse als Therapie. Wir haben schon im zweiten Kapitel erwähnt, wie sich die Verhaltensanalyse von traditionellen diagnostischen Verfahren unter anderem durch ihren engen Bezug zur therapeutischen Intervention unterscheidet. In unserer Praxis konnten wir feststellen, daß viele Klienten recht erleichtert sind, wenn man ihnen während der Verhaltensanalyse die Vorstellung vermittelt, ihre Schwierigkeiten seien eher ihren Lernerfahrungen als einer sogenannten „psychischen Krankheit" zuzuschreiben, und wenn sie außerdem erfahren, daß für sie die

Möglichkeit besteht, eine gewisse Kontrolle über ihr Verhalten zu erlangen.

Dies läßt sich vielleicht durch ein Fallbeispiel besser verdeutlichen. Davison (1968) behandelte einen Klienten, dessen Problem darin bestand, daß er nur aufgrund sadistischer Phantasien sexuelle Befriedigung erreichen konnte. Seit seinem elften Lebensjahr hatte er sexuelle Befriedigung nur erlangen können, indem er onanierte und sich dabei vorstellte, wie er junge Mädchen quälte. Bevor er damit begann, irgendeine spezifische verhaltenstherapeutische Intervention einzuleiten, versuchte der Therapeut zunächst einmal, die Beunruhigung des Klienten über dieses Problem etwas zu mildern. Er schilderte ihm zu diesem Zweck, wie man bei normalen Menschen durch psychologische Manipulation mannigfacher Art ungewöhnliche Erlebnisse hervorrufen kann und führte als Beispiel die sensorische Deprivation an. Weiter gab er zu verstehen, die der Therapie zugrundeliegende Arbeitshypothese laute dahingehend, daß die seltsame Abhängigkeit des Klienten von sadistischen Phantasien durch irgendeine ganz normale Form des sozialen Lernens zustandegekommen sei und in einer Art angegangen werde, die dieser Sicht des Problems entspreche. Damit wurde der Patient in die Lage versetzt, seine Schwierigkeiten nicht mehr so sehr als Ergebnis unbewußter Konflikte aufzufassen, sondern in einem weniger erschreckenden Sinn neu zu verstehen, wodurch er schon in der ersten Sitzung eine erliche Erleichterung erfuhr, die er so ausdrückte: „Mann bin ich froh, *das* zu hören!"

Man darf demnach vermuten, daß Verhaltenstherapeuten mit ihrer theoretischen Orientierung und ihren diagnostischen Verfahren zugleich ein potentiell sehr wirksames therapeutisches Instrument zur Hand haben, mit dem sie unangebrachte Befürchtungen des Klienten hinsichtlich der Schwere seiner Störungen abbauen können. Wir müssen gleichzeitig betonen, daß das lerntheoretische Konzept keinen Anspruch auf Allgemeingültigkeit erheben kann, denn es kann ja tatsächlich sein, daß ein bestimmtes Problem nicht lerngeschichtlich bedingt, sondern Folgeerscheinung einer organischen Erkrankung ist.

Das Wissen über die Ethiologie menschlicher Pathologie ist bruchstückhaft (Davison u. Neale, 1974).

Attribution pyhsischer Symptome. Wir haben mehrere Klienten behandelt, die Angst vor einem Herzanfall hatten. Der Klient kommt in diesem Fall gewöhnlich zu uns aufgrund der Überweisung durch einen Arzt, der bei seinem Patienten keine organischen Ursachen finden konnte, die dessen Kurzatmigkeit hätten erklären können. Oft ist es so, daß sich ein Mensch in bestimmten Situationen übermäßig ängstigt, wobei er dann physische Symptome an sich beobachten kann, die denen bei einem Herzanfall ähnlich sind; und diese spürbaren physischen Reaktionen auf seinen nervösen Spannungszustand interpretiert er dann als Anzeichen für eine bevorstehende Herzattacke. Im Rahmen einer Symptomattribution kann der Therapeut diese Symptome für den Klienten neu definieren und mit der Durchführung eines Angstreduktionsverfahrens beginnen, um der Hypothese der nichtorganischen Verursachung weiter Gewicht zu verleihen. In diesem Sinne haben wir einen unserer Klienten ganz einfach darin geschult, sich bei Angst zu entspannen, und diese Behandlung verringerte das Herzklopfen und somit die Angst vor dem Herzinfarkt.

Als weiteres Beispiel mag eine Falldarstellung Davisons (1966) dienen. Hier wurde ein Klient mit der Diagnose „paranoide Schizophrenie" in die Lage versetzt, „Druckpunkte" oberhalb seiner Stirn auf natürliche Weise zu erklären, wodurch seine Vorstellungen und Äußerungen ihre paranoide Note verloren. Dieser Mann war zu der Überzeugung gelangt, Geister beeinflußten ihn, indem sie auf seine rechte Schläfe Druck ausübten. Der Therapeut erklärte dem Klienten diese Körpersensationen als mögliche Nebenwirkung einer Angstreaktion auf bestimmte Situationen, in denen er Entscheidungen treffen mußte. Es wurde *in vivo*-Desensibilisierung durchgeführt, die darauf abzielte, diese Angstreaktionen zu vermindern. Als der Klient nun erlebte, wie er seine Spannungen, d. h. „Druckpunkte" selbst beeinflussen konnte, revidierte er seine Interpretation dieser Körpersensationen, die er nun eher einer Angstreaktion als Geistern zuschrieb. Der Vorteil dieser Interpretation lag nicht nur darin, daß er das Problem der Verhaltenstherapie zugänglich machte, sondern sie hatte auch zur Folge, daß der Klient, zumindest für kurze Zeit, sein paranoides Verhalten einstellte.

Selbstkontroll-Attribution. Die im Vorangegangenen erfolgte kritische Durchsicht der Literatur zur Attribution legt die Vermutung nahe, daß ein Klient in der Therapie Erreichtes eher aufrechterhalten wird, wenn er die erzielten Fortschritte weitgehend als das Resultat seiner eigenen Bemühungen ansieht. Diese Überlegung ist von besonderer Wichtigkeit bei operanten Konditionierungsverfahren (s. Kap. 10), bei denen die Generalisierungs- und Aufrechterhaltungsschwierigkeiten eine Herausforderung an die Verhaltenstherapie darstellen. Wahrscheinlich schreiben Menschen, deren Verhalten durch externe Verstärker geformt wird, die im Verlauf der Behandlung erreichten Veränderungen eher externen Einflüssen zu und generalisieren ihr verändertes Verhalten daher nicht auf die Situation nach der Behandlung oder im follow-up. Vielleicht sollten Therapeuten es mit entsprechendem Einfühlungsvermögen fördern, wenn Klienten in dieser Weise attribuieren und ihnen, nachdem im Gefolge der Therapie eine Veränderung zustande gekommen ist, die Vorstellung vermitteln, ihr neues Verhalten sei weniger externen Verstärkern als vielmehr ihrem eigenen Bemühen um eine Verhaltensänderung zuzuschreiben.

Auch was andere Aspekte der Therapie betrifft, mag es angezeigt sein, miteinzukalkulieren, wie der Klient seine eigene Rolle auffaßt. Während des Entspannungstrainings z. B. sagen wir den Klienten normalerweise, unser Beitrag sei der eines Führers oder Lehrers, während die Erreichung des eigentlich Wichtigen, nämlich der Kontrolle über die Muskelspannungen, dem Bemühen des Klienten zuzuschreiben sei. Beim Einsatz von Psychopharmaka kann der Kliniker die Bedeutung des Medikaments als solchem herunterspielen, indem er eine nachdrückliche Betonung auf des Klienten eigene Anstrengungen zur Bewältigung der Situation legt. Am Ende einer erfolgreichen Behandlung stehen die meisten Therapeuten vor der Frage, wie sie auf die Dankbarkeit reagieren sollen, die ihnen von den Klienten entgegengebracht wird. Zweifellos stärkt es das eigene Ego, wenn man in sich die Überzeugung nähren kann, ganz entscheidend an der Besserung eines anderen mitgewirkt zu haben, doch kann es nichtsdestotrotz besser sein, wenn der Therapeut sich *nicht* so sehr selbst das Verdienst anrechnet, sondern in den Vordergrund rückt, welchen wesentlichen Beitrag der Klient zu den Therapiefortschritten geleistet hat.

Zusammenfassung

In diesem Kapitel wurden einige Möglichkeiten beschrieben, welche wesentliche Rolle kognitive Faktoren bei der Verhaltenskontrolle und -modifikation spielen können. Eine Anwendungsmöglichkeit der kognitiven Umstrukturierung ist dann gegeben, wenn die emotionalen Reaktionen eines Klienten durch automatische irrationale Selbstaussagen bestimmt werden. Ausgehend von Ellis rational-emotiver Therapie haben wir die rationale Umstrukturierung in einem eher lerntheoretischen Rahmen eingebettet und Verfahren zur Modifikation eingeschliffener, aber unangemessener „situativer Einstellungen" systematisch dargestellt. Es wurde ein Fall beschrieben, in dem sich rationale Umstrukturierung zur Angstreduktion gegenüber systematischer Desensibilisierung als die wirkungsvollere Behandlungsmethode erwies. Bei einer weiteren Anwendungsmöglichkeit kognitiver Umstrukturierung liegt der Schwerpunkt auf den Erklärungen, die der Klient für seine eigenen Gefühle oder Verhaltensweisen oder gar den Prozeß der Verhaltensänderung selber findet. Einige klinische Anwendungsmöglichkeiten der Attributionstheorie wurden beschrieben.

Kapitel 9

Problemlösung

Die Mitglieder unserer pluralistischen und in unaufhörlichem Wandel begriffenen Gesellschaft sehen sich ständig wieder aufs Neue vor die Aufgabe gestellt, Problemlösungen zu finden. Dabei hängt es davon ab, wie kompliziert die jeweilige Situation ist und wie negativ sich ein mögliches Fehlverhalten auswirken kann, ob die anstehenden Probleme alltäglicher Natur oder von geradezu lebenswichtiger Bedeutung sind. In unserem täglichen Leben begegnen wir einer Fülle von Fragen und Problemen, die einer Beantwortung und Lösung bedürfen. Das fängt an mit der relativ unwichtigen Überlegung, welche Schuhe man am Morgen anziehen soll und erstreckt sich auf wesentlichere Fragen wie etwa die, wie man mit einem uneinsichtigen Angestellten oder einem von Kummer geplagten Partner umgehen soll. Für alles aber muß eine Lösung gefunden werden, wenn wir uns in unserem Lebensablauf nicht festfahren wollen.

Offenbar ist die Fähigkeit der Menschen, mit Problemen umzugehen, individuell sehr verschieden, und zwar unabhängig von der Komplexität oder Schwere der Probleme als solcher. Im klinischen Bereich wird oft als „abnormes Verhalten" oder „emotionale Störung" klassifiziert, was sich sinnvoller als *ineffektives Verhalten* begreifen ließe und was mit solch negativen Konsequenzen wie Angst, Depression und der Entstehung von Problemen zweiter Ordnung verbunden ist. Eine entsprechende Problemlösungsstrategie könnte sich bei der Bewältigung so mancher situationsbedingter Schwierigkeiten als sinnvolle Hilfe erweisen. Unter *Problemlösung* verstehen wir in diesem Kontext einen – offenen oder verdeckten – Verhaltensablauf, der 1. eine Auswahl an potentiell brauchbaren Lösungen für die Problemlage anbietet und 2.

bewirkt, daß mit größerer Wahrscheinlichkeit unter all diesen verschiedenen Möglichkeiten die wirkungsvollste Lösung ausgesucht wird. Für die Therapie erhält die Problemlösung ihre besondere Relevanz aufgrund von zwei Annahmen: 1. Die Unfähigkeit zur Problembewältigung hat persönliche und soziale Konsequenzen und führt zu behandlungsbedürftigen Emotionen und Verhaltensstörungen; 2. Der Mensch wird insgesamt zu wirkungsvollerem Handeln befähigt, wenn man seine allgemeine Fähigkeit schult, mit den Anforderungen des täglichen Lebens allein fertig zu werden.

Wenn man einen Menschen darin schult, seine Probleme zu lösen, so kann man das in gewisser Hinsicht so ansehen, daß man ihm hilft, eine Lerneinstellung zu entwickeln (Harlow, 1949), mit deren Hilfe er dann viele unterschiedliche Situationen besser bewältigen kann. In diesem Zusammenhang kann man das Problemlösungstraining als eine Form des Selbstkontroll- oder Unabhängigkeitstrainings auffassen. Der wesentliche Unterschied besteht darin, daß man beim Problemlösen vorher nicht weiß, was am effektivsten ist, während beim typischen Fall der Selbstkontrolle das zu kontrollierende Verhalten vorher festgelegt wird (Goldfried u. Merbaum, 1973). Das wichtigste Ziel bei der Problemlösung ist das *Herausfinden* der lösungswirksamsten Möglichkeit; dann kann mit Hilfe anderer Selbstkontrollvorgänge darauf hingearbeitet werden, daß der eingeschlagene Weg fortgesetzt wird. So gesehen stellt das Problemlösen die erste und entscheidende Phase eines umfassenderen Selbstkontrollprozesses dar, der oft mit Begriffen wie „Unabhängigkeit", „Kompetenz" und „Selbstgenügsamkeit" umschrieben wird.

Theorie und Forschung

Wie die Forschung aufgedeckt hat, bestehen zwar große individuelle Unterschiede hinsichtlich der Art und Weise, wie Menschen ihre Probleme lösen, doch herrscht unter Theoretikern und Forschern bemerkenswerte Übereinstimmung darin, welche Vorgehensweisen zu einer erfolgreichen Problemlösung führen (D'Zurilla u. Goldfried, 1971). Nach einhelliger Auffassung gliedert sich der Prozeß in die folgenden fünf Schritte: 1. allgemeine Orientierung, 2. Definition und Formulierung des Problems, 3. Entwicklung von Lösungsmöglichkeiten, 4. Treffen einer Entscheidung und 5. Verifikation der Entscheidung.

Mit der Festlegung einer solchen stufenweisen Gliederung des Vorgehens zur Problemlösung soll nicht gesagt sein, daß dieser Prozeß in der Realität in genau dieser Weise abläuft oder ablaufen sollte. Man kann sich zwischen den einzelnen Stufen hin und her bewegen und beispielsweise, wenn man dabei ist, eine Entscheidung zu erarbeiten, wieder auf die Ebene der Problemdefinition zurückgehen, um erst noch mehr Information heranzuziehen. Ferner kann man bei komplexen Problemen an mehreren Unterproblemen gleichzeitig arbeiten und sich bei jedem auf einem unterschiedlichen Stand befinden. Die folgenden Überlegungen sind denn auch *nicht* als Ablaufsbeschreibung des tatsächlichen Problemlösungsprozesses anzusehen, sondern als heuristisches Modell für therapeutische Verfahren.

Allgemeine Orientierung

Seit langem wissen wir, daß die Einstellung eines Menschen zu einer Situation weitgehend dafür verantwortlich sein kann, wie er auf sie reagiert. Die allgemeine Haltung, die als fördernde Voraussetzung zur selbständigen Lösung von Problemen angesehen werden kann, beinhaltet unter anderem folgende Einstellungen: 1. Schwierige Problemlagen sind ein ganz normaler Bestandteil des Lebens und man kann mit vielen dieser Schwierigkeiten durchaus fertig werden; 2. schwierige Situationen müssen als solche anerkannt werden;

3. die Tendenz, sofort impulsiv zu reagieren, muß gehemmt werden.

In dem Maße, in dem ein Mensch sich für fähig hält, seine Probleme allein zu bewältigen – auch wenn er nicht gleich den richtigen Weg sieht – wächst die Wahrscheinlichkeit, daß er auch eine adäquate Lösung findet (Bloom u. Broder, 1950). In ähnliche Richtung weisen Forschungsergebnisse, die besagen, daß ein Mensch, der sich zutraut, auf seine Umwelt Kontrolle auszuüben, auch mit größerer Wahrscheinlichkeit Anstrengungen zur Bewältigung seiner Schwierigkeiten unternimmt, wenn diese wirklich eintreten (Lefcourt, 1966; Rotter, 1966). Die ausschlaggebende Bedeutung des Gefühls bei dieser Kontrolle wurde in einer Vielzahl von Versuchen nachgewiesen (Geer, Davison u. Gatchel, 1970; Glass u. Singer, 1972).

Auch wenn man glaubt, eine Situation effektiv bewältigen zu können, ist es nicht immer leicht, auftretende Probleme zu *identifizieren*. Miller, Galanter und Pribram (1960) haben sehr lebendig geschildert, wie der Vorgang der Problemerkennung in der Regel abläuft:

> Normalerweise wurschteln wir uns durchs Leben und tun das, was man eben so üblicherweise und gewohnheitsmäßig tut; wenn wir einmal nicht den gewünschten Erfolg haben, sind wir etwas verwundert, machen uns aber darüber nicht allzu viele Gedanken, weil es doch noch so vielerlei andere Dinge zu tun gibt. Dann geraten wir auf einmal in eine Situation, in der sich alles gegen uns verschwört, in der uns nichts gelingt, obwohl wir doch eigentlich Erfolg haben müßten. Wir können weder einfach das Feld räumen, noch unsere selbstgesetzten Maßstäbe herunterschrauben, noch um Hilfe bitten oder uns einen Wutanfall leisten. Vielleicht kommt uns nun der Verdacht, daß wir wirklich vor einem Problem stehen (S. 171).

Wie aus dem Zitat deutlich wird, läßt sich das Vorhandensein einer Problemlage am ehesten aus der Gefühlsreaktion des betroffenen Individuums selbst ablesen. Anstatt sich immer mehr in die Aufregung hineinzusteigern, kann man sie konstruktiv als *Hinweisreiz* auffassen, um sich der Problemsituation zuzuwenden, die diese Gefühle hervorruft.

Wichtig ist nicht nur, daß man auftretende Probleme als solche erkennen kann, sondern auch, daß man sich zunächst jeglicher sichtbaren Reaktion enthält (Dewey, 1910; Dollard u. Miller, 1950; Osborn, 1963; Parnes, 1967; Simon, 1957). Bloom und Broder (1950) fanden heraus, daß Menschen mit geringen Problemlösefähigkeiten die Neigung haben, impulsiv zu handeln und schnell aufzugeben, wenn sich nicht gleich eine Lösung anbietet. Ähnlich äußern sich Dollard und Miller (1950), wenn sie die Auffassung vertreten, der erste Schritt, um zu einer Schlußfolgerung zu gelangen, bestehe – außer in ganz eindeutigen Fällen – zunächst einmal darin, „innezuhalten und nachzudenken". Sie führen aus, daß einem Menschen, der auf ein Problem unmittelbar reagiert, nicht genügend Zeit bleibt, die Hinweisreaktionen (d. h. kognitive Reaktionen) aufkommen zu lassen, die ihm vielleicht helfen könnten, in der wirksamsten Weise vorzugehen. Wenn man sofort und unmittelbar reagiert, sobald man sich einem Problem gegenüber sieht, läuft man ihrer Meinung nach Gefahr, nicht mehr als die Hinweisreaktionen (z. B. kognitive Reaktionen) aufkommen zu lassen, die mitbestimmend sein könnten bei der Wahl eines effektiven Vorgehens.

Diese allgemeine Ausrichtung oder Grundhaltung ist wichtig für eine erfolgreiche Problemlösung, doch stellt sie nur einen kleinen Ausschnitt eines Gesamtprozesses dar, dessen Hauptetappen im folgenden beschrieben werden.

Definition und Ausformulierung des Problems

Problemlösung im Laboratoriumsrahmen kann man nicht mit wirklichen Problemsituationen vergleichen, denn diese stellen oft ein „heilloses Wirrwarr" dar; sie sind zweideutig, und es fehlen wichtige Fakten und Informationen. In der Realität muß man daher 1. alle Teilaspekte der Situation operational *definieren* und 2. die Einzelfaktoren angemessen und klar *formulieren* oder klassifizieren.

Skinner (1953) sieht den wesentlichen Vorteil einer operationalen Problem-*Definition* darin, daß dabei Stimuli ins Blickfeld rücken, die ganz entscheidend dazu beitragen können,

dem Problem in effektiver Weise zu begegnen. Indem man ein Problem konkret darlegt, zwingt man sich, auch dem Relevanz zu verleihen, was auf den ersten Blick bedeutungslos erschienen sein mag. Gagné (1959) und Mowrer (1960) haben die Wichtigkeit der *Ausformulierung* von Problemen besonders betont; sie vertreten die Überzeugung, das Individuum reagiere in einer problematischen Situation *nicht* unmittelbar auf externe Reize, sondern vielmehr auf vermittelnde Stichworte. Eine Problemsituation läßt sich z. B. formulieren als Konflikt zwischen einem Ziel und einem Hindernis, das seiner Erreichung im Wege steht, oder als einen Konflikt zwischen zwei oder mehreren Zielen (Osborne, 1963; Parnes, 1967). Wenn das Problem definiert und umschrieben worden ist, kann man mit der Entwicklung von Alternativen beginnen.

Aufstellung von Lösungsmöglichkeiten

Das Herausarbeiten von Alternativlösungen wird im allgemeinen als das Kernstück des Problemlösungsprozesses angesehen. Die Hauptaufgabe besteht dabei darin, eine ganze Palette möglicher reaktiver Verhaltensweisen zu ersinnen, von denen einige sich als wirksam erweisen können.

Die Forschung auf diesem Gebiet beruht gewöhnlich auf Osborns Methode des „brainstorming". Das brainstorming, das 1938 entwickelt wurde und ursprünglich als Methode gedacht war, die in Gruppensitzungen Einfälle anregen sollte, hat vier Grundregeln:

1. **Kritik ist verboten.** Der Äußerung von Gegenmeinungen muß man sich bis zu einem späteren Zeitpunkt enthalten.
2. **Es ist gut, den Gedanken freien Lauf zu lassen.** Je wilder die Phantasie wuchert desto besser; es ist leichter, sich in seinen Gedanken zu zügeln als diese weiterzuspinnen.
3. **Quantität ist gefragt.** Je mehr Ideen man hat, desto höher steigt die Wahrscheinlichkeit, daß auch brauchbare darunter sind.
4. **Kombinationen und Verbesserungen sind erwünscht.** Die Teilnehmer können nicht

nur eigene Einfälle äußern, sondern auch Vorschläge machen, wie die Gedanken anderer in noch bessere Ideen *umgewandelt* werden können, oder sie dürfen mehrere Einfälle zu einem neuen zusammenfassen (Osborn 1963, S. 156).

Es liegen mehrere Berichte vor, die aufgrund von durchgeführten unkontrollierten Trainingsprogrammen und experimentellen Studien die Wirksamkeit des brainstorming bestätigen (D'Zurilla u. Goldfried, 1971). Die Ergebnisse weisen darauf hin, daß sich durch brainstorming eher geeignete Verhaltensalternativen finden lassen, als wenn man sich in dem Versuch, Alternativlösungen zu finden, von vornherein darauf beschränkt, *nur* nach qualitativ hochwertigen Ideen zu suchen.

Die definitive Beurteilung des Wertes einer Verhaltensalternative setzt voraus, daß diese sich als möglichst problemspezifisch darbietet. Um vom Allgemeinen zum Besonderen zu gelangen, sollte der Problemlöser zunächst ruhig so viele allgemeine Möglichkeiten (d. h. Strategien) aufstellen, wie er nur kann. Dann mag er in das Stadium der Entscheidungsfindung eintreten und die Strategie (oder die Strategien) auswählen, die als die besten erscheinen. Am Ende kann er dann noch einmal zu der Stufe zurückkehren, auf der die Aufstellung von Alternativmöglichkeiten geschieht, und sich nun so viele spezifische Verhaltensalternativen (d. h. Taktiken) wie nur möglich einfallen lassen, um damit die Strategie, für die er sich entschieden hat, durchzuführen.

Treffen einer Entscheidung

Durch die Herausarbeitung von vielen alternativen Verhaltensmöglichkeiten tauscht der Problemlösende im gewissen Sinne eigentlich nur ein altes Problem gegen ein neues ein. Wenn sich für ein Problem nur eine einzige Lösung anbietet, so bedarf es keines weiteren Entscheidungsprozesses. Auf der anderen Seite bedeutet die Beschränkung der Wahlfreiheit auf nur eine Alternative aber auch die Herabminderung der Wahrscheinlichkeit, die wirklich effektivste Lösung zu finden. Wenn auch Forschungsergebnisse darauf hindeuten,

daß sich durch die Anwendung des brainstorming eine größere Zahl an wirklich brauchbaren Alternativen finden läßt, so geben Johnson, Parott und Stratton (1968) doch zu bedenken, daß die Menschen dann vielleicht doch nicht immer in der Lage sind, unter all den von ihnen ersonnenen Möglichkeiten auch wirklich die beste herauszufinden.

Bei der „Güte"-Bestimmung von Verhaltensmöglichkeiten hat man in der Vergangenheit extensiv vom Konzept der „Nutzbarmachung" Gebrauch gemacht. Dieses sieht vor, daß dann, wenn eine Wahl getroffen werden muß, 1. eine Vorhersage über die wahrscheinlichen Konsequenzen der einzelnen Verhaltensweisen erfolgt und 2. die praktische Nutzbarmachung dieser Konsequenzen für den Umgang mit dem definierten Problem in Betracht gezogen wird (D'Zurilla u. Goldfried, 1971).

Bei der Aufstellung von Lösungsmöglichkeiten haben wir eine Unterscheidung getroffen zwischen „Strategien" – oder allgemeinen Handlungsanweisungen – und „Taktiken" – als den spezifischen Anwendungsmöglichkeiten dieser Handlungsalternativen. Beim Auswählen der besten Strategie liegt das Augenmerk auf dem Grad der Wahrscheinlichkeit, mit dem der einzuschlagende Weg zur *Lösung der Hauptproblempunkte* geeignet erscheint; die Auswahl geeigneter Taktiken wird bestimmt durch die Erwägung, mit welcher Wahrscheinlichkeit sie zur *wirkungsvollen Durchführung der Strategie beitragen.* Wenn zum Beispiel jemand zur Unterstützung seiner Familie Geld braucht, so wird die Beurteilung der Strategie („zusätzliche Arbeit finden") davon ausgehen, wie weitgehend man sie für geeignet hält, den Konflikt zu lösen. Die Taktik („eine Zeitungsannonce aufgeben") dagegen würde bewertet nach Maßgabe der Wahrscheinlichkeit, mit der sie die Beschaffung zusätzlicher Arbeit bewirken kann.

Bis zu diesem Punkt der Problemlösung sind alle Operationen primär kognitiv. Sofern der Betreffende jedoch keine konkreten Schritte unternimmt, kann er zwanghaft „gedankenverloren" bleiben und versäumen, die letzte Stufe zu nehmen, die der Verifikation.

Verifikation

Die vielleicht beste Beschreibung dieser Problemlösungsstufe stammt von Miller, Galanter und Pribram (1960). Sie konzipierten eine Beziehung zwischen Planen und Handeln und schlagen vor, diese als TOTE-Einheit (Test-Operate-Test-Exit unit) aufzufassen, womit gemeint ist, daß der Gesamtablauf aus den Einzelschritten Prüfen – Handeln – Überprüfen – Beenden besteht. Dabei ist für den einzelnen zur Lösung seines Problems bestimmend, wieweit das Ergebnis seines Handelns mit einem vorgegebenen Maßstab übereinstimmt oder davon abweicht. Wenn man nach der Ausführung bestimmter kognitiver Verhaltensoperationen den gemachten Fortschritt „überprüft" oder vergleicht und zu dem Ergebnis kommt, daß das Erzielte mit dem entsprechenden anzulegenden Maßstab übereinstimmt, so wird man die Aktion „beenden". Ergibt der Vergleich jedoch eine Abweichung, so wird man seine Operationen fortsetzen, bis der Vergleich zufriedenstellend ausfällt.

Um das Problem nicht nur rein hypothetisch zu behandeln, muß man die gewählte Handlungsweise auch tatsächlich zur Anwendung bringen, die Konsequenzen seines Verhaltens beobachten und das wirkliche Ergebnis dem erwarteten vergleichend gegenüberstellen. Fällt der Vergleich zur Zufriedenheit aus, kann man den Prozeß des Problemlösens abschließen und den Vorgang „beenden". Im andern Fall setzt man seine „Operationen" fort (d. h. kehrt zurück zur Problemdefinition und -ausformulierung, zur Aufstellung von Alternativen und/oder zum Vorgang des Entscheidungtreffens und zwar so lange, bis schließlich doch eine zufriedenstellende Übereinstimmung erreicht und damit der Prozeß zum Abschluß gekommen ist. Dieser gesamte Problemlösungsprozeß ist in Abb. 1 schematisch dargestellt.

Die Durchführung des Problemlösungsprozesses

Vielleicht fühlt sich der Leser jetzt von der Komplexität des oben beschriebenen Modells geradezu erdrückt. Wir haben uns um eine

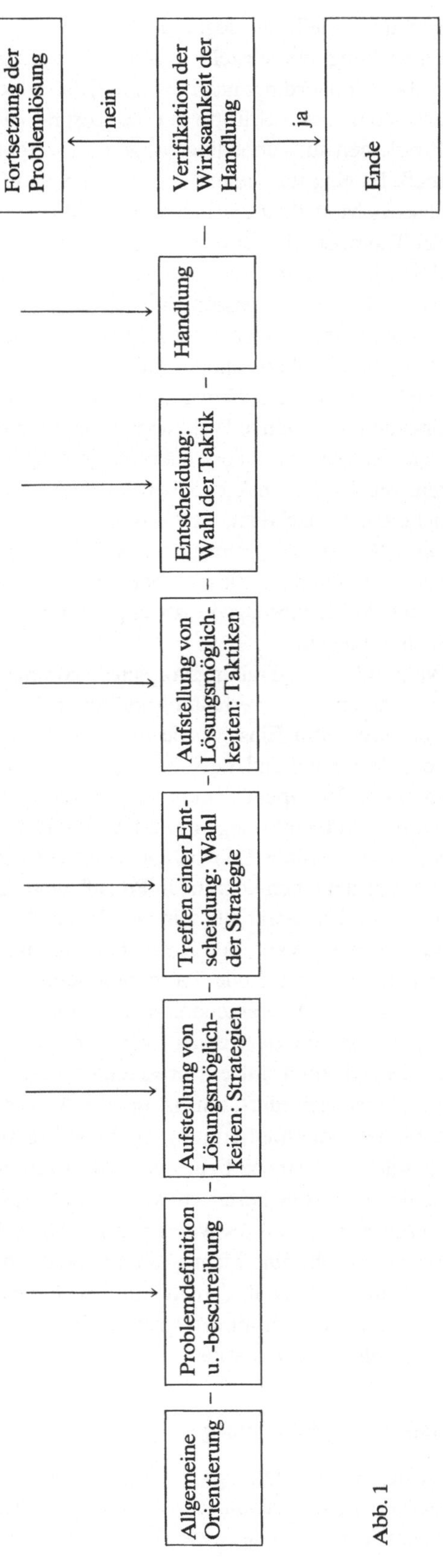

genaue – vielleicht sogar peinlich genaue – Darstellung der einzelnen Schritte bemüht, wobei wir allerdings nicht erwarten, daß wirklich jeder dieser Schritte bei der Lösung von Problemen auch unbedingt ausgeführt werden muß. Es ging uns vielmehr darum, ein heuristisches Modell zu erarbeiten, anhand dessen der Therapeut das Übungsverfahren praktisch durchführen kann. Aus unserer eigenen klinischen Erfahrung wissen wir, daß manche Klienten ihre Probleme nur sehr vage und abstrakt beschreiben; andere haben eine recht eng begrenzte Perspektive und daher Schwierigkeiten, alternative Wahlmöglichkeiten aufzustellen; wieder andere haben Schwierigkeiten, die Verhaltenskonsequenzen vorwegzunehmen. Je nachdem, welchen dieser besonderen Schwächen wir im einzelnen Fall begegnen, wäre dann auf die eine oder andere Phase des Problemlösungsprozesses größeres Gewicht zu legen.

Während des Trainingsvorgangs kommen verschiedene verhaltensmodifikatorische Verfahren zum Einsatz, wie etwa Modellernen, Prompting und Verstärkung. Zu Beginn kann der Therapeut demonstrieren, wie man bei der Problemlösung vorgeht, während der Klient den stillen Beobachter spielt. Da es sich hier um einen kognitiven Prozeß handelt, sollte der Therapeut alle seine Gedanken laut aussprechen. Wenn der Klient dann allmählich eine aktivere Rolle übernimmt, kann der Therapeut dazu übergehen, in erster Linie als Supervisor und Berater zu fungieren, indem er den Klienten mit entsprechenden Fragen und Antworten führt, ihn zur *in vivo*-Anwendung des Gelernten ermutigt und das Ergebnis solcher Versuche beurteilt, und indem er weiter jedes annähernd effektive Problemlösungsverhalten sukzessive verstärkt. Da die Selbstkontrolle eine wichtige Komponente ist, erscheint es sinnvoll, den Klienten auch dazu zu ermutigen, sich für erfolgreiches Problemlösen selber zu verstärken.

Allgemeine Orientierung

Zu Beginn des Trainings werden zunächst die theoretischen Grundlagen erörtert und der Ablauf der Therapie sowie ihre zu erwarten-

den positiven Ergebnisse besprochen. Man kann dem Klienten begreiflich machen, warum man immer mit dem Eintreten problematischer Situationen rechnen muß (z. B. infolge eines Rollen- oder Umgebungswechsels), und ihm die Zuversicht vermitteln, daß er lernen kann, mit den meisten dieser Schwierigkeiten allein fertig zu werden. Bei manchem Klienten mag auch ein gewisses Maß an kognitiver Umstrukturierung angebracht sein (s. Kap. 8). Auch sollte betont werden, wie wichtig es ist, daß man problematische Situationen gleich bei ihrem Auftreten als solche erkennt und daß man seine Neigung unterdrückt, „automatischen" Reaktionen zu folgen, denen kein gründliches Durchdenken der Situation vorausgegangen ist. Das Gespür des Klienten für Problemkonstellationen in seinem Leben läßt sich schärfen durch die Erörterung der allgemeinen Bereiche, die das Alltagsleben ausmachen und in denen Schwierigkeiten auftreten könnten (z. B. die Beziehung der Familienmitglieder zueinander, berufliche Situation, Gesundheit). Als Hausarbeit kann man dem Klienten erst einmal die Aufgabe stellen, die problematischen Umstände konkret zu beobachten und zu registrieren. Da die Problemsituation, solange sie einer Lösung noch nicht zugänglich ist, wahrscheinlich emotionale Reaktionen (wie etwa Unsicherheit, Verwirrung und Frustration) auslösen wird, kann der Therapeut dem Klienten diese Gefühle als nützliche Signale ausdeuten, nach den problematischen Umständen (kognitiver und externer Natur) zu suchen, die für sie verantwortlich sein mögen.

Ziel dieser allgemeinen Orientierung ist es, dem Klienten *Ausgangs*-Erwartungen zu vermitteln. Sobald er dann beginnt, mit den Problemlösungsstrategien praktisch zu arbeiten und echte Probleme erfolgreich zu bewältigen, sollten diese Erwartungen noch mehr betont werden.

Problemdefinition und -beschreibung

Viele Klienten neigen dazu, ihre Probleme in abstrakten Begriffen zu beschreiben, und man muß ihnen zunächst einmal beibringen, wie sie an die zu einer operationalen Problemdefinition erforderlichen Einzelheiten herankommen können. Vielfach sind nicht nur *externe*, sondern auch *interne* Geschehnisse (z. B. Gedanken, Gefühle) wichtig für eine umfassende Situationsbeschreibung. Manchmal muß der Klient auch zusätzliche Tatsachen und Informationen aufspüren, die nicht sofort verfügbar sind. Dieser Vorgang läßt sich in vieler Hinsicht mit dem der Verhaltensanalyse vergleichen, jedoch mit dem wesentlichen Unterschied, daß der Therapeut den Klienten bei der Problemlösung dahingehend schult, die Analyse selbst auf seine Probleme anzuwenden.

Folgendes klinisches Interview verdeutlicht, wie eine allgemeine Problembeschreibung in operationale Begriffe umformuliert wird.

Klientin: In letzter Zeit bin ich deprimiert und unglücklich.

Therapeut: Wie lange geht Ihnen das schon so?

Klientin: Ach, seit ungefähr einem Monat. Ich glaube, es liegt mit daran, daß mein Mann seit neuestem Überstunden macht. Eigentlich sollte ich ja sehr dankbar sein, weil wir das Geld wirklich brauchen.

Therapeut: Wie hängen diese beiden Dinge ihrer Meinung nach zusammen – ihr Gefühl unglücklich zu sein und die längere Arbeitszeit ihres Mannes?

Klientin: Naja, ich habe angefangen, mich immer einsamer, nervöser und ganz allgemein unglücklich zu fühlen, wenn ich abends so dagesessen und darauf gewartet habe, daß er nach Hause kommt. Ich bin abends nicht gerne allein. Wenn mein Mann dann tatsächlich heimkommt, ist er außerdem meist so erschöpft, daß er gleich ins Bett geht.

Therapeut: D. h. also, daß ihre gegenseitigen Beziehungen jetzt etwas eingeschränkt sind.

Klientin: Genau. Mir fehlt jetzt wirklich etwas, weil ich keine Gelegenheit mehr habe, mich mit ihm zusammenzusetzen und durchzusprechen, was im Laufe des Tages so alles passiert ist. Er empfindet das ganz ähnlich. Außerdem sind wir beide nicht sehr glücklich darüber, daß unsere sexuelle Beziehung jetzt so zu kurz kommt.

Therapeut: Und woran liegt das Ihrer Meinung nach?

Klientin: Er ist einfach total erschöpft. Unser Sexualleben war bis jetzt immer gut.

Therapeut: Ihre Beunruhigung rührt also zum großen Teil daher, daß Sie mit Ihrem Mann in der letzten Zeit – sexuell und anderweitig – nur so wenig Kontakt haben.

Klientin: Es liegt daran, daß ich überhaupt nicht gern jeden Abend allein bin; ich wäre lieber mit jemandem zusammen. Eigentlich habe ich eine Menge Freunde und bin gerne mit ihnen zusammen.

Therapeut: Sie vermissen also nicht nur ihren Mann, sondern Sie fühlen sich auch ganz allgemein einsam.

Klientin: Ich glaube ja. Aber wissen Sie, mich stört, glaube ich, noch etwas anderes daran, daß ich spätabends allein zu Hause sitze; und zwar ist es die Tatsache, daß wir in einer dunklen und einsamen Straße wohnen. Wahrscheinlich habe ich Angst davor, jemand könnte herausbekommen, daß ich jeden Abend allein bin und versuchen einzubrechen.

Therapeut: Kennen Sie denn Fälle, in denen das vorgekommen ist?

Klientin: Ich habe in der Zeitung gelesen, daß in einer Gegend, die nicht allzuweit von unserer Wohnung entfernt ist, schon viele Raubüberfälle vorgekommen sind.

Therapeut: Haben Sie sich darüber auch schon Gedanken gemacht, bevor ihr Mann anfing, abends zu arbeiten?

Klientin: Nicht direkt. Ich glaube, die meisten Schwierigkeiten kommen daher, daß ich jetzt in einer so unglücklichen Lage bin. Ich weiß einfach nicht, was ich dagegen tun soll.

Ist erst einmal eine operationale Definition der Lage erfolgt, so sollte die Klientin ihr Gesamtproblem *ausformulieren,* indem sie erst ihre wichtigsten Ziele und anschließend diejenigen Punkte und Konfliktstoffe herausarbeiten, durch die die Situation problematisch wird. Im obigen Bereich waren für die Ziele u. a. kennzeichnend: das Bedürfnis nach sozialer Interaktion während der Abendstunden, mehr Kommunikation mit dem Ehemann, das Gefühl der Sicherheit am Abend und mehr sexuellen Kontakt unter der Woche. In diesem Fall berühren die Hauptprobleme bestimmte Ziele und Hindernisse, die deren Verwirklichung im Wege stehen: Wunsch nach Gesellschaft versus Alleinsein; Wunsch nach Gesprächen versus Müdigkeit des Ehemannes; Wunsch nach Sicherheit versus Alleinsein und Angst vor Einbrechern; Wunsch nach Sex versus Schlafbedürfnis des Ehemannes.

Bei dieser Behandlung kommt dem ersten Schritt, nämlich der Spezifizierung von Zielen und Problempunkten, so, wie sie sich in dieser Phase darstellen, ganz entscheidende Bedeutung zu: Er allein mag nämlich schon dazu führen, daß sich dem Klienten mögliche Lösungen für sein Problem eröffnen. Bietet sich jetzt noch keine offenkundige Lösung an, so kann der Klient zur nächsten Phase übergehen und lernen, mögliche alternative Verhaltensweisen herauszufinden.

Aufstellung von Lösungsmöglichkeiten

Bei der Herausarbeitung von Verhaltensalternativen läßt sich eine Unterscheidung treffen zwischen „Strategien" und „Taktiken". Es hängt vom jeweiligen Klienten ab, welche begriffliche Fassung man wählt, um ihm bei dieser Differenzierung zu helfen (z. B. *was* zu tun ist versus *wie* es getan werden soll, allgemeines Vorgehen versus spezifisches Vorgehen). Der Klient wird während dieser Phase dazu angehalten, sich alle bedenklichen Lösungen auf der strategischen Ebene durch „brainstorming" einfallen zu lassen. Folgende Aufzeichnung verdeutlicht dieses Vorgehen:

Therapeut: O.K. Wir haben jetzt wohl schon eine bessere Vorstellung davon, was Ihnen das Leben schwer macht. Mal sehen, ob Sie auf einige mögliche Lösungen kommen können. Können Sie sich an die Regeln erinnern, die ich ihnen zum brainstorming genannt habe?

Klientin: Ich glaube schon. Schauen wir doch mal: Ich soll so viele Möglichkeiten nennen, wie ich kann, ganz egal, wie unsinnig oder undurchführbar sie zunächst erscheinen.

Therapeut: Genau. Lassen Sie Ihren Gedanken freien Lauf. Wenn Ihnen irgendeine Möglichkeit einfällt, heißt das ja noch nicht, daß Sie die Idee auch gleich in die Tat umsetzen.

Klientin: In Ordnung.

Therapeut: Im Augenblick brauchen Sie sich auch keine Sorgen um besondere Genauigkeit zu machen. Versuchen Sie ganz allgemein, Möglichkeiten zur Situationsbewältigung zu finden; später können wir uns dann damit beschäftigen, ob und wie sich Ihre Ideen durchführen ließen.

Klientin: Ich weiß nicht, ob ich Sie genau verstanden habe.

Therapeut: Naja, nehmen wir doch mal an, eine mögliche Lösungsidee wäre: „Ich suche mir einen Babysitter". Das hieße, einen möglichen Weg auf sehr allgemeiner Ebene zu umschreiben; damit gäben Sie nämlich an, *was* Sie tun wollen, aber nicht *wie* Sie es tun wollen. Um einen Babysitter zu bekommen, können Sie sich z. B. an eine Verwandte wenden, die entsprechenden Anzeigen in Ihrem Lokalblatt lesen, ein paar Freunde anrufen und fragen, ob sie jemanden kennen, der in Frage kommt, oder indem Sie auf irgendeine andere bestimmte Art und Weise die allgemeine Vorstellung, „sich einen Babysitter nehmen", in die Tat umsetzen.

Klientin: Jetzt weiß ich, was Sie meinen.

Therapeut: *[Ich sollte die vier Problembereiche, die wir vorher beschrieben haben, noch einmal rekapitulieren, bevor wir mit dem Aufstellen von Lösungsmöglichkeiten beginnen. Da sie ja keineswegs voneinander unabhängig sind, werde ich ihr nicht zumuten, zu jedem einzelnen ein brainstorming zu machen, sondern gebe stattdessen alle auf einmal vor]* Gut. Versuchen Sie sich jetzt also so viele Möglichkeiten auszudenken, wie Sie nur können, und zwar auf diesem allgemeinen Niveau; ich schreibe mir Ihre Ideen dann in der Reihenfolge auf, in der Sie sie nennen. Denken Sie daran, die Gedanken gar nicht erst zu bewerten. Beim Ausdenken von Lösungsmöglichkeiten können Sie von mir aus so kreativ oder sogar lächerlich sein wie Sie wollen, doch behalten Sie dabei bitte Ihre vier augenblicklichen Hauptanliegen im Auge: abends Gesellschaft haben, mehr Kommunikation mit Ihrem Mann, das Gefühl der Sicherheit am Abend und häufigere sexuelle Beziehungen.

Klientin: Mal sehen … Ich kann jemand einladen, mich unter der Woche zu besuchen. Ich kann abends allein ausgehen. Ich könnte mir ein stärkeres Türschloß besorgen oder vielleicht gar eine Alarmanlage einbauen lassen. Vielleicht kann ich meinen Mann bitten, um das Haus herum ein paar neue Lampen anzubringen. Was könnte ich noch tun …

Therapeut: *[Die Pause und ihr Gesichtsausdruck machen auf mich den Eindruck, als ob sie Schwierigkeiten hat. Vielleicht macht sie doch schon vorzeitig Bewertungen; zumindest sind alle bis jetzt vorgebrachten Alternativen recht vernünftig. Vielleicht sollte ich sie noch einmal daran erinnern, daß sie jede kritische Beurteilung bis auf weiteres zurückstellen muß]* Versuchen Sie nicht, etwas zurückzuhalten. Sagen Sie einfach alles, was Ihnen einfällt, ganz egal, wie verrückt es Ihnen erscheinen mag.

Klientin: Na ja, ich könnte ja immer ein Gewehr im Hause haben *(lacht)*. Oder vielleicht könnte ich mich bei der Polizei beschweren und mich erkundigen, ob sie in unserer Gegend nicht öfter Streife fahren können. Mir haben auch schon viele andere Leute in der Straße gesagt, sie seien über die vielen Überfälle der letzten Zeit beunruhigt. D. h. wir könnten vielleicht gemeinsam etwas unternehmen und eine Eingabe oder so etwas machen. Ich glaube, es wäre viel wirksamer, wenn sich alle beschweren.

Therapeut: *[Das hört sich nach einer sehr guten Idee an. Auf der anderen Seite wird sie jetzt zu spezifisch; ich fände es besser, wenn sie noch auf der strategischen Ebene bliebe]* Das klingt auf jeden Fall sehr vernünftig. Aber warum lassen Sie sich nicht noch ein bißchen Zeit mit den Einzelheiten; darauf können wir später eingehen. Bleiben wir im Augenblick ruhig noch auf der allgemeinen Ebene.

Klientin: Gut. Ich glaube, ich habe mich einfach mitreißen lassen. Bezüglich des Problems, daß mein Mann nach der Arbeit zu wenig Lust auf Sex hat, kann ich wahrscheinlich etwas unternehmen, um ihn in Stimmung zu bringen. Vielleicht könnten wir zu anderen Zeiten miteinander schlafen, z. B. frühmor-

gens oder am Wochenende. Obwohl ich es wahrscheinlich nie tun würde, könnte ich auch ein Verhältnis anfangen. Mein Mann und ich könnten auch zu anderen Zeiten miteinander reden, z. B. per Telefon tagsüber oder frühmorgens … Ich glaube, jetzt fällt mir nichts mehr ein.

Therapeut: *[Ich glaube, sie braucht jetzt wieder jemanden, der sie anregt. Vielleicht kann ich ihr eine Alternative anbieten, die mir selber gerade eingefallen ist]* Bleiben wir noch etwas beim Thema. Wie steht es mit der Möglichkeit, daß Ihr Mann sich nach einer besser bezahlten Arbeit umsieht?

Klientin: Ich bezweifle, daß er eine andere Arbeit finden kann. Oh, aber ich soll über so etwas nicht nachdenken, nicht wahr?

Therapeut: Richtig.

Klientin: Vielleicht kann er samstagabends arbeiten anstatt unter der Woche.

Sobald es scheint, daß der Klient die meisten der zur Lösung überhaupt in Frage kommenden Möglichkeiten herausgefunden hat, kann er eine Entscheidung treffen über die beste zu wählende Strategie. Für den Abschluß dieser Phase gibt es, abgesehen von dem Urteil des Therapeuten, daß die meisten möglichen Handlungsweisen erfaßt wurden, keine weiteren Kriterien.

Treffen einer Entscheidung

Wenn wir jetzt zur Entscheidungsphase übergehen, muß der Klient eine Voraussage darüber treffen, welche der möglichen strategischen Alternativen es wert sind, sie weiterzuverfolgen. Dabei gilt als allgemeine Richtlinie, daß der Klient die möglichen Konsequenzen jeder Strategie gedanklich vorwegnehmen und beurteilen soll, ob und wie weitgehend sie zur Lösung des Problems beitragen. Bevor der Klient die Konsequenzen jedoch in allen Einzelheiten durchdenkt, sollte er zunächst alle offensichtlich schlechten Alternativen streichen – denn die Befolgung der Anweisung, jegliche Beurteilung zunächst hintenanzustellen, kann es mit sich gebracht haben, daß manche der ersonnenen Lösungsansätze wirklich völlig unbrauchbar sind.

Bei der Entscheidung über die Brauchbarkeit der gefundenen Alternativen sollte der Klient jede einzelne Lösungsmöglichkeit noch einmal überdenken und sich fragen: „Mit welchen Konsequenzen hätte ich zu rechnen, wenn ich diese theoretische Lösung in die Tat umsetzen würde?". Um ihm die Voraussicht möglicher Folgen zu erleichtern, kann der Therapeut ihn auffordern, sowohl die persönlichen wie auch die sozialen Konsequenzen in Erwägung zu ziehen, und das ebenso auf langfristiger wie auch auf kurzfristiger Basis.

Es liegt auf der Hand, daß der Problemlösende nicht alle denkbaren Konsequenzen vorhersehen kann. Hinsichtlich der Auftrittswahrscheinlichkeit jedes Folgeereignisses kann man ebenfalls Schätzungen anstellen (z. B. sehr wahrscheinlich, wahrscheinlich oder unwahrscheinlich). Auch was den praktischen Wert einer Alternative anbelangt, sollte man den Klienten bitten, eine grobe Schätzung vorzunehmen (z. B. sehr gut, gut, neutral, schlecht und sehr schlecht). Es hängt von der Differenzierungsfähigkeit des jeweiligen Klienten ab, ob eine genaue Bewertung möglich ist. In solchen Fällen kann man eine Checkliste benutzen (s. weiter oben in diesem Kapitel). Nachdem er die einzelnen Alternativen gegeneinander abgewogen hat, sollte der Klient die Strategie auswählen, die den größten Erfolg verspricht, d. h. die Strategie, von der er erwarten kann, daß sie die wichtigsten Probleme löst und zugleich möglichst viele weitere positive Konsequenzen bewirkt. Das nun folgende Exzerpt aus der Praxis verdeutlicht einige dieser Punkte.

Therapeut: *[Warum sollte die Klientin nicht erst alle die Alternativen ausschließen, die sie offensichtlich sowieso nicht weiter verfolgen will, bevor wir auf die Einzelheiten der Entscheidungsfindung eingehen?]* Nun wollen wir uns doch mal die Alternativen anschauen, die Sie entwickelt haben; vielleicht können Sie dann schon eine Entscheidung treffen, welche von ihnen es wert ist, weiter ernsthaft berücksichtigt zu werden. Gibt es Alternativen, die Sie gleich von vornherein und ohne großes Nachdenken verwerfen würden?

Klientin: Na, ich glaube kaum, daß ich ein

Verhältnis anfangen will. Wie ich schon sagte, kommen mein Mann und ich gut miteinander aus. Nur ist unsere gegenwärtige Lage gerade recht mies. Ich möchte aber nichts tun, was unsere Ehe gefährden könnte.

Therapeut: Müßten noch andere Alternativen gestrichen werden?

Klientin: Ich glaube nicht.

Therapeut: *[Dadurch, daß ich sie ihre bis hierher aufgestellten Strategien beurteilen lasse, kann sie nun davon ausgehen, daß sie auch eine gute Taktik für deren Ausführung finden wird]* O.K. Sehen wir uns jetzt mal die Möglichkeiten der Reihe nach daraufhin an, welche Konsequenzen sich ergeben könnten, *falls es Ihnen gelänge, sie zu verwirklichen.* Beim Einschätzen der möglichen Konsequenzen denken Sie an folgendes: Welche Folgen können sich ergeben, und zwar für Sie persönlich sowohl als auch für alle diejenigen, an denen ihnen etwas liegt, wie z. B. Ehemann, Kinder, Freunde, Verwandte – ziehen Sie dabei die unmittelbaren Folgen genauso in Betracht wie eventuelle Langzeit-Konsequenzen. *(Nimmt die schriftlichen Notizen zu Hilfe.)* Überdenken wir zuerst einmal die Möglichkeit, abends auszugehen.

Klientin: Gut. Ich glaube, es würde mir Spaß machen, aus dem Haus herauszukommen und mit Freunden zusammen zu sein. Auch meinen Mann würde das, glaube ich, in keiner Weise stören, ich müßte nur für einen Babysitter sorgen, und das könnte ins Geld gehen, wenn ich es regelmäßig mache. Wenn ich abends ausginge, würde ich mir wahrscheinlich auch um die Sicherheit der Kinder Sorgen machen; Sie wissen ja, die Sache mit den Einbrüchen in unserer Nachbarschaft! Es hängt also davon ab, ob dieses Problem gelöst werden kann oder nicht.

Therapeut: *[Hm. Daran hätte ich eher denken müssen. Wir müssen uns zuerst mit dieser Einbruchsgeschichte beschäftigen, bevor wir dazu übergehen, die Effektivität der anderen Problemlösungen unter die Lupe zu nehmen]* O.K., das ist ein wichtiger Punkt. Vielleicht sollten wir uns erst einmal durch den Kopf gehen lassen, was hinsichtlich dieser Situation getan werden könnte. Warum beschäftigen wir uns nicht erst einmal eine Weile damit, bevor wir uns wieder mit den anderen Möglichkeiten befassen?

Klientin: Gut. Lassen Sie mich mal überlegen. Ich glaube, ich habe schon gesagt, daß ich daran gedacht habe, mich mit anderen Anliegern unserer Straße in Verbindung zu setzen und uns dann gemeinsam an die Polizei zu wenden, damit etwas getan wird. Es ist schwer zu sagen, was dabei herauskommen wird. Ich glaube, es hängt viel davon ab, wie wir es anpacken. Aber angenommen, wir gehen die Sache richtig an, so kann meines Erachtens nur etwas Gutes dabei herauskommen.

Therapeut: *[Ich glaube, sie zieht nicht in Betracht, daß dies mit einem ziemlichen Aufwand an Zeit und Mühe – als negative Konsequenz – verbunden sein kann. Ich werde sie darauf hinweisen und hören, was sie dazu sagt]* Denken Sie auch an die Zeit und Mühe, die damit verbunden sind?

Klientin: Was mich angeht, so wäre das kein Hinderungsgrund.

Therapeut: Nehmen wir an, sie sollten diese Alternative bewerten. Würden Sie sagen, sie ist sehr gut, gut, neutral, schlecht oder sehr schlecht?

Klientin: So spontan halte ich das für eine sehr gute Möglichkeit.

Therapeut: O.K. Prima. Wenden wir uns also der nächsten Möglichkeit zu.

Wenn mehrere gravierende Probleme nebeneinander bestehen, wird sich die Lösung kaum durch eine Einzelstrategie bewerkstelligen lassen. Viel wahrscheinlicher muß man mehrere Wege parallel beschreiten, um zu einer Gesamtlösung zu kommen. Der Therapeut sollte auch immer daran denken, daß es gewisse Problemlagen gibt, für die sich tatsächlich überhaupt keine „gute" Lösung finden läßt. Dies gilt vor allem in Krisensituationen (z. B. bei Partnerverlust), wo alternative Lösungen relativ statt absolut bewertet werden müssen.

Problemlösungs-Checkliste

1. Definition und Ausformulierung der Probleme

a) Definition der Situation, einschließlich wichtiger Einzelheiten:
Hintergrund: Die meisten meiner Kurse am College finden in den Nachmittagsstunden statt, aber ich habe einen Pflichtkurs um 8.00 Uhr früh. Ein paar Wochen nach Semesterbeginn fing ich an, immer unregelmäßiger zu diesem Kurs zu gehen. Ich habe es mir abgewöhnt, bis spät in die Nacht zu lernen und es fällt mir sehr schwer, morgens so rechtzeitig aufzustehen, daß ich an diesem Kurs teilnehmen kann.
Spezifische problematische Situation: Die Hälfte des Semesters ist verstrichen, und ich habe zwei Wochen des 8.00 Uhr-Kurses versäumt – ungefähr sechs aufeinanderfolgende Übungsstunden. Ich habe wirklich Angst davor, wieder hinzugehen, weil ich befürchte, zu viel versäumt zu haben und nicht mehr mitzukommen.

b) Ausformulierung der Konflikte oder Probleme:

Sollte in den Kurs zurückgehen	vs	*Komme vielleicht nicht mehr mit*
Bis in die Nacht lernen	vs	*Muß wegen des Frühkurses zeitig aufstehen*

2. Brainstorming nach allgemeinen Handlungsmöglichkeiten (Strategie)

3. Entscheidung für eine Strategie (oder Strategien)
(+ + = sehr gut; + = gut; ○ = neutral; — = schlecht; — — = sehr schlecht)

	Konsequenzen der Strategie		
	für mich selbst	*für andere*	*endgültige Wahl.*
a) Wieder in den Kurs gehen und versuchen, die Lücken allein aufzuarbeiten	*a)* − −	○	
b) Wieder in den Kurs gehen und mit fremder Hilfe die Lücken aufarbeiten	*b)* +	○	√
c) Weiter machen wie bisher und mich durch die Prüfung mogeln	*c)* −	○	
d) Freunde um Rat fragen	*d)* −	○	
e) Wieder in den Kurs gehen und alles tun, um keine weiteren Stunden zu versäumen	*e)* +	○	√
f) Den Kurs fallenlassen	*f)* − −	−	
g) Versuchen, den Kursanforderungen entsprechend zu arbeiten und an der Schlußprüfung teilnehmen, aber den Kurs selbst nicht mehr besuchen	*g)* − −	−	
h)	*h)*		

4. Brainstorming nach spezifischen Möglichkeiten, um Strategie „b" durchzuführen

5. Entscheidung über die spezifischen Möglichkeiten zur Durchführung der Strategie (+ + = sehr gut; + = gut; ○ = neutral; − = schlecht; − − = sehr schlecht) Konsequenzen spezifischer Verhaltensweisen

	für mich selbst	*für andere*	*endgültige Wahl*
a) Einen Nachhilfelehrer suchen	*a)* +	○	
b) Den Kursleiter um zusätzliche Hilfe bitten	*b)* ○	−	
c) Den Kursleiter fragen, wie ich den versäumten Stoff am besten nachholen kann	*c)* + +	○	√
d) Freunde bitten, mir das Versäumte zu erklären	*d)* +	−	
e) Mir die Unterlagen von einem Freund besorgen und das Versäumte nachholen, bevor ich wieder in den Kurs gehe	*e)* −	−	
f) Mir die Unterlagen von einem Freund besorgen und sofort wieder in den Kurs gehen	*f)* +	−	
g) Mich in das Zimmer des Kursleiters schleichen und dessen Kursunterlagen stehlen	*g)* − −	−	
h) Jemanden finden, der schon mal in dem Kurs war und mir seine Unterlagen leihen kann	*h)* +	○	
i)	*i)*		

<table>
<tr><td>

6. Brainstorming nach spezifischen Möglichkeiten, um Strategie „e" durchzuführen

</td><td colspan="3">

7. Entscheidung über die spezifischen Möglichkeiten zur Durchführung der Strategie (+ + = sehr gut; + = gut; ○ = neutral; − = schlecht; − − = sehr schlecht) Konsequenzen spezifischer Verhaltensweisen

</td></tr>
<tr><td></td><td>

für mich selbst

</td><td>

für andere

</td><td>

endgültige Wahl

</td></tr>
<tr><td>

a) Meine Studiengewohnheiten völlig umstellen und früher ins Bett gehen

</td><td>*a)* +</td><td>○</td><td></td></tr>
<tr><td>

b) An den Abenden vor dem Frühkurs zeitiger schlafengehen

</td><td>*b)* + +</td><td>○</td><td>√</td></tr>
<tr><td>

c) In einen Parallelkurs gehen, der später am Tag stattfindet

</td><td>*c)* ○</td><td>○</td><td></td></tr>
<tr><td>

d) Meinen Wecker in die andere Ecke des Zimmers stellen, um sicherzugehen, daß ich rechtzeitig aufstehe

</td><td>*d)* +</td><td>−</td><td></td></tr>
<tr><td>

e) Einen Freund bitten, mich rechtzeitig für den Kurs zu wecken

</td><td>*e)* +</td><td>−</td><td></td></tr>
<tr><td>

f) Die ganze Nacht durcharbeiten, um sicherzustellen, daß ich dann frühmorgens wach bin

</td><td>*f)* − −</td><td>−</td><td></td></tr>
<tr><td>

g) Einen Freund bitten, die Vorlesung für mich auf Band aufzunehmen

</td><td>*g)* +</td><td>−</td><td></td></tr>
<tr><td>*h)*</td><td>*h)*</td><td></td><td></td></tr>
<tr><td>*i)*</td><td>*i)*</td><td></td><td></td></tr>
</table>

Ist die Entscheidung für eine oder mehrere Strategien gefallen, so bittet man den Klienten, sich noch einmal auf die Stufe zurückzubegeben, auf der das Entwickeln von Alternativen stattfindet, damit er zur Durchführung jeder Strategie spezifische Verhaltensweisen oder Taktiken ersinnen kann. Hier geht man jetzt wieder in der gleichen Weise vor wie beim Entwickeln von Strategien. Für die Strategie „nur für die Wochenabende Besuch einladen" z. B. fielen der Klientin folgende Taktiken ein: „meine Mutter für den Abend einladen"; „einmal die Woche einen Kartenspielabend organisieren"; „einen Kochkurs veranstalten"; „gelegentlich Freunde zum Abendessen bitten". Wenn der Klient eine ganze Reihe spezifischer Verhaltens-Alternativen aufgestellt hat, kann er entscheiden, welche Taktik sich jeweils am besten zur

Durchführung der entsprechenden Strategie eignet.

Während der Entwicklung und Bewertung von Alternativen fällt dem Klienten manchmal eine Lösung ein, die noch viel effektiver ist als alle bisher erwogenen. Bei ihren Überlegungen, wie sie dem abendlichen Alleinsein zu Hause entgehen könne, stieß die Klientin auf eine Lösung, die alle vorher ins Auge gefaßten zu übertreffen schien. Sie kam darauf, als sie zu entscheiden versuchte, welche Taktik die beste sei, um die Strategie „abends öfter ausgehen" zu verwirklichen. Es ergab sich folgende Interaktion:

Klientin: Wenn ich an Kursen der Volkshochschule teilnehmen könnte, könnte ich mich mit Keramik und ähnlichen Arbeiten beschäftigen. Das habe ich früher mal gemacht und weiß, daß ich viel Spaß daran hätte. Das würde nur einen oder allenfalls zwei Abende der Woche in Anspruch nehmen. Öfter könnte ich das auch nicht machen wegen der hohen Kosten für die Babysitter, die wir uns im Moment einfach nicht leisten können. Aber vielleicht ließe sich da auch ein Weg finden, möglicherweise indem ich mir für ein paar Abende der Woche eine Teilzeitarbeit suche. Das hätte mehrere positive Konsequenzen: Ich könnte nicht nur öfter ausgehen, sondern auch noch etwas Geld verdienen.

Therapeut: *[Warum ist mir das bloß nicht eingefallen? Sie scheint zufällig auf eine Alternative gestoßen zu sein, die auch einen direkten Bezug zu dem ganzen Ausgangsproblem hat: Der Grund, warum ihr Mann Überstunden macht, ist schließlich ihre finanzielle Lage. Sollte ich sie darauf aufmerksam machen oder nicht? Vielleicht sollte ich noch ein bißchen zuwarten und sehen, ob sie die Gedankenverbindung selber herstellt. Es kann nichts schaden, wenn ich sie jetzt anlächele und ihr ein ganz klein wenig verbale Zustimmung gebe]* Mhm.

Klientin: Je mehr ich darüber nachdenke, desto besser gefällt mir die Idee. Ich glaube, es wäre sogar noch besser, mich nach einer Arbeit am Tag umzusehen. Das wäre wirklich aus mehreren Gründen noch besser. Sollte ich einen Job finden, und sei es nur eine Teilzeitbeschäftigung, so müßte mein Mann abends nicht mehr arbeiten. Er macht es nur des Geldes wegen, und ich weiß, ihm mißfällt die Situation genauso wie mir. Eine Teilzeitbeschäftigung wäre wahrscheinlich besser, vor allem wenn ich etwas für die Zeit finden könnte, in der die Kinder in der Schule sind.

Therapeut: *[Bin ich froh, daß ich nichts gesagt habe! Ich halte das Ganze für eine großartige Idee. Hoffentlich sieht sie es genauso an]* Wie schneidet diese Lösung im Vergleich zu den anderen ab?

Klientin: Mir gefällt sie viel besser. Sie ändert zwar nichts an den Einbrüchen in unserer Nachbarschaft, aber das könnte man ja unabhängig davon angehen. Je mehr ich darüber nachdenke, je mehr merke ich, daß eine Arbeit für mich die beste Lösung des Problems wäre. Ich wundere mich nur, daß mir das nicht schon früher eingefallen ist. Wenn ich aus ir-

gendeinem Grund keine Arbeit finden sollte, kann ich wahrscheinlich immer noch auf die eine oder andere Möglichkeit zurückkommen, die wir zuvor besprochen haben.

Therapeut: *[Unser vorangegangenes Arbeiten an einer Problemlösung war, glaube ich, trotzdem nicht ganz für die Katz. Sie hat jetzt immerhin einige Ausweich-Pläne zur Hand für den Fall, daß sie nicht so leicht eine Arbeit finden kann, die die finanzielle Situation befriedigend löst. Aber jetzt ist es an der Zeit für ein Brainstorming nach möglichen Taktiken bei der Arbeitssuche]* Das stimmt. Warum überlegen wir uns nicht, wie Sie vorgehen könnten, um eine Arbeit zu finden.

Verifikation

Bis jetzt hat der Klient versucht, seine Probleme auf einer rein kognitiven Ebene zu lösen. Das Nachdenken über das Problem ist zwar sehr wichtig, doch besteht das Hauptziel in der Förderung praktischen Handelns. Nachdem der Klient also den für sich besten Weg gefunden zu haben glaubt, sollte ihn der Therapeut dazu ermutigen, seine Entscheidung auch in die Tat umzusetzen und dann zu *überprüfen* (verifizieren), ob die gewählte Vorgehensweise auch wirklich richtig und effektiv ist. Verifikation bedeutet im wesentlichen die Beobachtung der Konsequenzen eigener Handlungen. Ist der Klient mit diesen Konsequenzen zufrieden, kann man den Problemlösungsprozeß als abgeschlossen betrachten. Ist die Lösung nicht zufriedenstellend, muß der Klient den Prozeß wieder aufnehmen und ihn fortsetzen, bis er zu einem besseren Ergebnis kommt.

Manchmal kann man von einem Klienten allerdings nicht erwarten, daß er den bestgeeigneten Weg einschlägt, weil ihn dies überfordern würde. Das trifft besonders dann zu, wenn es sich um einen ängstlichen Menschen handelt, der vor bestimmten Verhaltensweisen zurückschreckt, oder wenn wir jemand vor uns haben, dem einfach die Fähigkeit fehlt, so vorzugehen. Offensichtlich müßte der Therapeut in einem solchen Fall bei dem Klienten eine genaue Analyse seiner Reaktionshemmungen und -möglichkeiten vornehmen und anschließend entscheiden, ob der Klient bestimmte Verhaltensweisen ausführen kann, ohne eine zusätzliche Behandlung zu erfahren, wie etwa Desensibilisierung, kognitive Umstrukturierung oder Rollenspielübungen.

Ähnlich wie bei den in den vorausgegangenen Kapiteln beschriebenen Therapieverfahren werden dem Klienten Aufgaben gestellt, d. h. er wird dazu angeregt, sich zwischen den einzelnen Sitzungen mit Problemlösen zu beschäftigen. Als praktische Hilfe für das Durchführen von Problemlösungsprozessen *in vivo* können Aufzeichnungsblätter, wie vorhin beschrieben, von einigem Nutzen sein.

Anwendungsmöglichkeiten

Die Schulung im Problemlösen bietet sich vor allem dann als sinnvolles therapeutisches Vorgehen an, wenn man es mit einem sogenannten abhängigen Klienten zu tun hat, der zwar mit schwierigen Situationen nicht allein fertig werden, aber präzise Anweisungen des Therapeuten recht wirksam in die Tat umsetzen kann. Solche Klienten mögen zwar über ein hinreichendes Repertoire an üblichen Verhaltensweisen verfügen, doch mangelt es ihnen an der Fähigkeit zur selbständigen Lösung von Problemen. Das Hauptbehandlungsziel besteht in diesem Fall darin, dem Klienten neue Fertigkeiten zum effektiven Umgang mit Problemen zu vermitteln, d. h. man darf sich nicht etwa darin erschöpfen, ihm eine Vielzahl von fertigen „Lösungen" anzubieten. Andere Klienten haben vielleicht ausreichende Problemlösefähigkeiten, sind aber unfähig, sie in die Tat umzusetzen aufgrund emotionaler Hemmungen. Hier läßt sich durch die sukzessive Bewältigung von im Schwierigkeitsgrad ansteigenden Aufgaben zur Problemlösung – im Training wie in der effektiven Durchführung – allmählich eine Abnahme der Hemmungen erzielen. Der Prozeß gleicht dem der *in vivo*-Desensibilisierung. Viele Leute haben in mehr als einer Hinsicht Schwierigkeiten (es bestehen z. B. gleichzeitig Defizite und Hemmungen), die sich wiederum nicht nur auf das Problemlösen selbst, sondern auch auf die Lösungsdurchführung negativ auswirken. In solchen Fällen besteht das übliche Vorgehen darin, das Problemlösungstraining mit anderen verhaltenstherapeutischen Verfahren – wie Rollenspiel oder systematische Desensibilisierung – zu kombinieren.

Als Beispiel sei der Fall einer 18-jährigen Studentin angeführt, die mit großen Eingewöhnungsschwierigkeiten am College zu kämpfen hatte. Sie hatte bis dahin immer zu Hause gewohnt und war von ihrer Familie als „Nesthäkchen" behandelt worden. Als sie schließlich in der Universitätsklinik Rat suchte, geschah dies auf Betreiben ihrer Zimmergenossin, die sich allmählich durch ihre ständige Hilfebedürftigkeit überfordert sah. Die Klientin beschrieb ihre Anpassungsschwierigkeiten und zählte eine Reihe von Situationen auf, in denen sie hilflos war – sie wußte nicht, für welche Übungen sie sich eintragen, wann und wo sie lernen, wie sie ihre Freizeit verbringen sollte und kam mit vielen ganz gewöhnlichen Alltagsdingen nicht zurecht. Wenn sie vor solchen Entscheidungen stand, war ihre erste Reaktion, ihre Zimmernachbarin um Rat zu fragen oder zu Hause anzurufen und sich beraten zu lassen. Unter den Faktoren, die sich am störendsten auswirkten, spielte die Angst vor dem Alleinsein eine große Rolle. Deshalb war klar, daß man nicht gleich zu Beginn der Behandlung ein Problemlösungstraining durchführen konnte. Sie hatte zuviel Angst, um allein in ihrem Zimmer bleiben zu können, und es fiel ihr sogar schwer, sich ohne Begleitung auf dem Collegegelände zu bewegen. Daher wurde ein Entspannungstraining und *in vivo*-Desensibilisierung durchgeführt, bevor man mit dem Problemlösungstraining anfangen konnte. Außerdem mußte die Klientin lernen, ihren Eltern gegenüber selbstsicherer zu werden, da diese ihr Bemühen um Unabhängigkeit ständig untergruben. Derartige Schwierigkeiten sind bei abhängigen Personen durchaus nicht ungewöhnlich.

Weiter kann das Problemlösungstraining sinnvoll Anwendung finden bei psychiatrischen Patienten, die vor der Entlassung ste-

hen. Vor allem wenn jemand über einen langen Zeitraum hinweg hospitalisiert war, stellt
der Übergang von der Krankenrolle zu der
des Gesunden ihn vor Anpassungsschwierigkeiten. Das gilt auch, wenn der zur Entlassung
kommende Patient die Schwierigkeiten und
Störungen, die ursprünglich zu seiner Einweisung geführt hatten, weitgehend überwunden
hat. Die Anpassung wird für ihn schon allein
aus dem Grund schwierig sein, weil sich die
Umgebung, in die er nun zurückkehrt, während seiner langen Abwesenheit wahrscheinlich beträchtlich verändert hat. Ein Problemlösungstraining ist also angezeigt, will man
ihm helfen, selbständig die ganze situative
Problematik zu bewältigen, vor die er sich gestellt sehen wird. Für sein Überleben draußen
ist es ja entscheidend, daß er all die – seine
Arbeit, sein Wohnen, seine Sozialkontakte
und viele weitere Lebensumstände betreffenden – schwierigen Fragen in befriedigender
Weise lösen kann. Ein Einüben dieser Fertigkeiten scheint auch bei anderen Gruppen
sinnvoll, bei denen sich eine dramatische Veränderung in ihrer Umgebung oder ihrer Rolle
vollzogen hat – z. B. bei begnadigten Häftlin-
gen und ehemaligen Drogenabhängigen (Copemann, 1973).

Man setzt das Problemlösungstraining auch
ein, um Kinder und Jugendliche zum besseren
Umgehen mit Konfliktsituationen zu befähigen. Kifer, Lewis, Green und Phillips (1973)
haben den Einsatz von Problemlösungsstrategien beschrieben, mit deren Hilfe vorbestrafte
Jugendliche und ihre Eltern zu gemeinsamen
Lösungen finden sollen. Auch um Führungs-
verhalten bei Jugendlichen zu fördern (Almedina u. Rubin, 1974) und um die Kooperation
unter Gleichaltrigen in Kindergarten- und
Volksschulalter zu verbessern (Schneider u.
Robin, 1975; Shaftel u. Shaftel, 1967; Spivak
u. Shure, 1974) bedient man sich dieses Verfahrens.

Die Unterweisung im Problemelösen ist vor
allem dann angebracht, wenn eine wirksame
Reaktion schwerwiegende oder gar verhee-
rende Konsequenzen nach sich ziehen kann.
Unter solchen Umständen zielt der Therapeut
weniger darauf ab, mit dem Klienten ein Problemlösungstraining durchzuführen, sondern

diese Strategie dient ihm eher als Leitfaden
für seine Intervention. Dies gilt für Fragen
wie Scheidung, Heirat, Berufswechsel und
ähnliche lebenswichtige Entscheidungen und
ganz besonders angesichts von Suizidabsich-
ten, wo diese Vorgehensweise der betreffenden Personen helfen kann, eine scheinbar un-
lösbare Krise zu durchdenken und alternative
Lösungen aufzustellen.

Schließlich sei noch erwähnt, daß sich das
Training auch im Rahmen einer Breitband-
therapie anwenden läßt, und zwar um dem
Klienten gegen Therapieende größere Unabhängigkeit und Selbständigkeit zu vermitteln.
Zu diesem Zeitpunkt kann es nämlich durchaus sein, daß es einem Klienten schwerfällt,
sich mehr auf sich selbst als auf die Ratschläge
und Führung des Therapeuten zu verlassen.
Innerhalb der Verhaltenstherapie nimmt die
Bedeutung von Selbstkontrollverfahren ständig zu (Goldfried u. Merbaum, 1973), und die
Anwendung von Problemlösungsprinzipien
bietet die einzigartige Möglichkeit, den Klienten tatsächlich zu seinem eigenen Therapeuten auszubilden.

Zusammenfassung

Manchen Klienten kann man wirkungsvolle
Hilfe geben, indem man sie lehrt, wie man
Probleme löst. Die in diesem Kapitel abge-
handelten fünf Problemlösungsstufen sind:
1. allgemeine Orientierung, 2. Problemdefinition und -beschreibung, 3. Aufstellen von
Alternativen, 4. Treffen einer Entscheidung,
und 5. Verifikation. Dieser therapeutische
Ansatz kann als eine Art Selbstkontrolltrai-
ning aufgefaßt werden, da er zum Ziel hat,
den Klienten zu selbständigem Denken anzu-
leiten. Insofern scheint Problemlösungstraining wichtig bei sehr abhängigen Klienten, die
sich zu sehr auf Führung durch andere und
deren Ratschläge verlassen, sowie bei Kindern und Jugendlichen, die sich ihre Unabhängigkeit erarbeiten müssen. Man kann von
folgender Annahme ausgehen: Problematische Situationen ergeben sich im allgemeinen
dann, wenn ein Mensch einen radikalen Rol-
len- und/oder Ortswechsel vollziehen muß.

Von daher gewinnt der Problemlösungsansatz seine besondere Bedeutung z. B. für entlassene psychiatrische Patienten, entlassene Strafgefangene und ehemalige Drogenabhängige, um ihnen den Übergang in ihre neue Rolle zu erleichtern. Zusätzliche Anwendungsmöglichkeiten sind gegeben bei Kriseninterventionen und bei Klienten vor Beendigung einer Therapie, um sie vom Rat und der Hilfestellung durch den Therapeuten unabhängiger zu machen und sie mehr auf sich selbst zu verweisen.

Kapitel 10

Verstärkungsverfahren

Dieses Kapitel befaßt sich eingehend mit Verfahren, deren Ziel es ist, Verhalten durch die Manipulation seiner Konsequenzen zu verändern. Daher werden wir uns näher mit dem sogenannten operanten Ansatz befassen. Bevor wir die therapeutischen Verfahren selbst beschreiben, werden wir eine kurze Zusammenfassung der Grundgedanken geben, die diesem allgemeinen Ansatz zur Verhaltensänderung zugrundeliegen.

Verstärkung

Technisch gesehen wird ein Ereignis dann als Verstärker aufgefaßt, wenn es die Auftrittswahrscheinlichkeit des Verhaltens erhöht, auf das es folgt. Ein *positiver* Verstärker ist ein Ereignis, das das Auftreten des betreffenden Verhaltens erhöht, wenn es einem Individuum dargeboten wird. Ein Ereignis, das den gleichen Effekt dadurch bewirkt, daß es ausgeschaltet wird, ist ein *negativer* Verstärker.

In der klinischen Praxis unterstellt der Therapeut aufgrund von Schlußfolgerungen, daß der Klient etwas gerne mag und sieht dann darin einen potentiellen positiven Verstärker. Wir nehmen z. B. im allgemeinen an, daß ein Klient, der seinen Therapeuten schätzt, ein Lob von ihm als etwas Positives erachtet, als etwas, wofür man gern arbeitet – mit anderen Worten, daß das Lob des Therapeuten einen positiven Verstärker darstellt. Bei einem Kind kann man gewöhnlich davon ausgehen, daß Lob von einer erwachsenen Erziehungsperson positiv verstärkend wirkt. Um negative Verstärkung handelt es sich z. B. dann, wenn Eltern das weinende Kind auf den Arm nehmen; die negative Verstärkung des elterlichen Verhaltens geschähe in diesem Fall durch das Aufhören des Weinens. Die Wahl des wirksamen Verstärkers zum jeweils entsprechenden Zeitpunkt verlangt einiges Feingefühl und eine Portion Scharfsinn, auf die wir weiter unten noch zu sprechen kommen werden.

Bestrafung

Bei der Diskussion des Begriffes der Strafe ist es wichtig, zwischen Bestrafung und negativer Verstärkung – wie oben beschrieben – zu unterscheiden. Im Falle der negativen Verstärkung *entfernen* wir ein negatives Ereignis kontingent auf die Anwesenheit irgendeines erwünschten Verhaltens, dessen Auftrittshäufigkeit wir erhöhen wollen. Im Falle der Bestrafung andererseits bieten wir ein negatives Ereignis kontingent auf ein bestimmtes unangepaßtes Verhalten dar. Anders ausgedrückt, der Zweck der negativen Verstärkung besteht in der Erhöhung der Häufigkeit eines bestimmten erwünschten Verhaltens; der Zweck der Bestrafung besteht in der Reduktion der Häufigkeit von unerwünschtem Verhalten.

Die Auftrittshäufigkeit eines Verhaltens kann durch jede der drei Grundverfahrensweisen der Bestrafung reduziert werden: 1. durch die Darbietung eines aversiven Ereignisses, 2. indem man das Individuum aus einer Situation herausnimmt, die normalerweise Verstärker bereithält (Auszeit, time-out), oder 3. indem man ihm – aus der Gesamtauswahl von verfügbaren Verstärkern – eine gewisse Anzahl entzieht (Verstärkerrückgabe, response cost).

Ein klinisches Beispiel der Bestrafung als aversiven Ereignisses ist das Stirnrunzeln des Therapeuten, wenn der Klient etwas tut oder berichtet, das als unangepaßt oder unerwünscht angesehen wird. Bei einem Kind könnte diese Strafe auch die Form des Schimpfens oder sogar einer Ohrfeige vom Betreuer annehmen. Ein Beispiel für Auszeit wäre es, ein Kind in einem vom Klassenzimmer getrennten Raum zu isolieren, wo ihm positive Verstärkung nicht mehr zugänglich ist. Das Kind kann – solange es isoliert ist – nicht an positiv verstärkenden Aktivitäten teilnehmen. Ein Beispiel für Verstärkerrückgabe ist es, wenn einem Kind – kontingent auf das Verhalten, das geschwächt werden soll – von den Bonbons, die es angesammelt hat, eine bestimmte Menge weggenommen wird.

Löschung

Ein Löschungsverfahren reduziert die Auftrittswahrscheinlichkeit von Verhalten, indem es Verstärker vorenthält, die gewöhnlich dargeboten werden. Haben wir zum Beispiel festgestellt, daß das Störverhalten eines Grundschülers im Klassenzimmer durch die Zuwendungen seitens eines Lehrers aufrechterhalten wird, so könnten wir dem Lehrer die Instruktion geben, derartiges Verhalten nicht länger zu beachten, und wir dürfen dann hoffen, daß es dadurch gelöscht wird. Löschung wird oft begünstigt, indem man gleichzeitig das Auftreten einer inkompatiblen Reaktion verstärkt. So kann der Lehrer, der das unangemessene Verhalten eines Kindes ignoriert, angewiesen werden, das Kind zu loben, wenn es z. B. auf dem Stuhl sitzen bleibt und arbeitet. Nebenbei gesagt, ist es interessant zu sehen, daß die meisten disziplinarischen Maßnahmen in der Schule unbeabsichtigterweise darauf hinauslaufen können, unerwünschtes Verhalten zu verstärken; manche Lehrer neigen nämlich dazu, einem Kind, das in angemessener Weise arbeitet, weniger Beachtung zu schenken als einem Kind, das sich ausagiert. Es sollte jedoch auch erwähnt werden, daß die Zuwendung des Lehrers unter Umständen auf ein Kind auch als *strafendes* Ereignis wirken kann, was zu einer Reduktion des Verhaltens führt; für ein anderes Kind oder für dasselbe Kind in einer anderen Situation kann die Zuwendung wiederum unbeabsichtigt das Verhalten verstärken. So muß der praktisch tätige Kliniker also jeweils beurteilen, wie der Klient auf eine bestimmte Intervention reagieren wird.

Andere operante Konzepte

In der operanten Literatur werden gewöhnlich noch weitere Begriffe verwendet. Mit *shaping* (graduelle Formung) bezeichnet man die schrittweise Einübung einer komplexen Verhaltenseinheit, wobei man das zunehmend genauere Annähern an dieses Verhalten verstärkt. Ein retardiertes Kind kann z. B. lernen, sein Bett zu machen, indem man es erst für das Aufschütteln des Kopfkissens verstärkt, dann für das Glattzupfen der Überdecke usw. Jedes Segment des komplexen Verhaltens stellt eine *sukzessive Annäherung* an das anvisierte Endverhalten dar. Als das Wesentliche des operanten Ansatzes kann in der Tat die Analyse komplexen Verhaltens in handliche Einheiten verketteter Reaktionen angesehen werden. Verwandte Konzepte sind *fading* (Ausblenden) und *prompting* (Hilfestellung geben). Beim Sprachtraining mit einem autistischen Kind ist es z. B. oft zweckmäßig, damit zu beginnen, daß man ein Wort laut vorspricht und das Kind dazu ermutigt, es nachzusprechen. Diese verbale Lernhilfe wird dann im Laufe der Versuche ausgeblendet oder graduell abgesetzt in dem Maße, wie das Kind Fortschritte im Sprechen macht.
Der theoretische Rahmen des operanten Ansatzes in der Verhaltenstherapie ist frappierend einfach. Die Durchführung aber stellt eine Herausforderung an die Phantasie und Persistenz des Klinikers oder Lehrers dar. Dieses Kapitel beschäftigt sich im folgenden mit theoretischen und praktischen Fragen, die sonst im Rahmen der klinischen Verhaltenstherapie nur selten ausführlich diskutiert werden.

Operantes Konditionieren bei Erwachsenen

Ambulant behandelte Patienten

Da das operante Konditionieren von Umwelt-kontigenzen abhängt, könnte man sich fragen, ob dieser Ansatz überhaupt von praktischer Bedeutung ist für die ambulante Behandlung erwachsener Patienten, bei der der Therapeut ja nur während der Therapiesitzung direkten Einfluß ausüben kann. Wir sind der Überzeugung, daß auch in diesem Fall eine sinnvolle Anwendung möglich ist. Oft wird der Therapeut dem Klienten die Anregung geben, zwischen den einzelnen Sitzungen bestimmte Verhaltensweisen auszuprobieren. Die Berichte über einigermaßen erfolgreiche Bemühungen nimmt er dann jeweils beifällig zur Kenntnis. Dies alles geschieht in der Hoffnung, damit das Verhalten des Klienten außerhalb der Sitzungen zu verstärken, und es ist wichtig, daß man den Klienten dazu bringt, soviel wie möglich und in allen Einzelheiten über sein neues Verhalten außerhalb der Sitzungen zu erzählen, so daß die verschiedenen im Rahmen der Verhaltenskette unternommenen Schritte positiv kommentiert werden können.

Das wirft eine interessante Frage auf: Was genau ist es eigentlich, was verstärkt wird? Im strengen Sinne operanten Konditionierens müßten wir sagen, daß der Therapeut mündliche Angaben des Klienten verstärkt. Ist es jedoch nur der mündliche Bericht, den wir als das wichtige, zu verstärkende Verhalten ansehen? Keineswegs, denn das eigentliche Ziel ist ja das Verhalten, das nach außen gezeigt wird, wenn z. B. ein gehemmter Klient es fertigbringt, sein zu schwach gebratenes Steak zurückgehen zu lassen. Also zielen wir eigentlich auf die Verhaltensweisen ab, die während der Therapiestunde *symbolisch* dargestellt werden, so daß diese symbolischen Repräsentationen vom Therapeuten beobachtet und – wenn sie angemessen erscheinen – verstärkt werden können. In diesem Sinne macht sich jede Verstärkung, die nicht unter den echten Bedingungen, unter denen ein Verhalten wirklich auftritt, erfolgt, die nur dem Men-

schen eigene Fähigkeit zunutze, mit Symbolen zu operieren und die Vergangenheit (oder in diesem Fall die Zukunft) als etwas in der Gegenwart Geschehendes zu behandeln.

Außerdem kann der Therapeut den Klienten anleiten, sein Ausprobieren neuer Verhaltensweisen *zwischen* den Sitzungen so zu gestalten, daß er dabei von anderen verstärkt werden kann. Dadurch wird der Therapeut mehr zum Berater des Klienten, als daß er die Rolle des direkten „Modifikators" spielt, so wie wir ihn in Kliniken und Heimen und bei der Arbeit mit Kindern kennen.

Eine weitere, der Klärung bedürftige Frage betrifft die der jeweiligen Sachlage entsprechend sinnvolle Anwendung des Verstärkers: Wie sollte der Verstärker zu einem bestimmten Zeitpunkt für einen bestimmten Klienten beschaffen sein (Topographie)? An welche Richtlinien kann sich der Therapeut halten, um einen Klienten zur entsprechenden Zeit auf ganz bestimmte Weise zu verstärken? Soll die Verstärkung in einem Kopfnicken bestehen, soll sie darin bestehen, daß man die Gefühle des Klienten widerspiegelt (Truax, 1966), oder in einem Lächeln oder vielleicht sogar in einem aufmerksamen Schweigen? Hier wird wieder einmal deutlich, daß der Theraeut ein *Menschenkenner* sein muß, d. h., er muß Menschen und besonders den betreffenden Klienten verstehen, um erahnen zu können, was bei dem Klienten wahrscheinlich am besten als Verstärker wirkt. Wir haben schon erlebt, daß unser wohlgemeintes Lächeln vom Klienten als sarkastisches Grinsen interpretiert wurde, wenn dieser beim Bericht über erfolgreiches Verhalten zwischen den Therapiesitzungen zufällig in einer schlechten Stimmung war.

Das alles ist aber weder geheimnisvoll noch außergewöhnlich. Bedenken wir doch nur, daß auch, wer in der experimentellen Forschung tätig ist, Entscheidungen – wenn auch einfacherer Art – zu treffen hat hinsichtlich der sinnvollerweise anzuwendenden Verstärker. Wer zum Beispiel mit Ratten arbeitet, wird nie eine Farbe als Hinweisreiz verwenden, aus dem einfachen Grund, weil Laborratten farbenblind sind. In Untersuchungen zur Verbalkonditionierung erwies sich, daß es auf eine Versuchsperson unter gewissen Bedingungen selbst verstärkend wirkte, wenn man ihr widersprach (Davis, 1971).

Welche Rückwirkung hat es auf die Therapeut-Klient-Beziehung, wenn der Therapeut sich veranlaßt fühlt, in der Therapiesitzung ein bestimmtes Verhalten des Klienten – sei es nun die Art und Weise, wie er das eigentliche Zielverhalten verbalisierend symbolisch darstellt, oder sei es ein im Verlauf der Sitzung echt gezeigtes Verhalten – zu bestrafen. Der Therapeut kann durchaus seiner Mißbilligung Ausdruck verleihen, ohne dem Klienten dabei Ablehnung oder Verachtung zu zeigen. Im günstigsten Falle gestaltet sich die Beziehung so, daß der Klient bereit und gewillt ist, das Verhalten des Therapeuten als etwas aufzufassen, was in seinem eigenen Interesse geschieht, auch wenn es eine bittere Medizin sein sollte.

Ein weiteres wichtiges Gebiet bei der Durchführung operanter Verfahren in der ambulanten Praxis ist der Aufbau der Selbstverstärkung über die Fremdverstärkung durch den Therapeuten. Zunächst ist es wichtig, daß der Klient sich generell den Bedingungen eines bestimmten therapeutischen Behandlungsverfahrens unterwirft. Der Klient wird dann angewiesen, sich immer dann selbst zu loben, wenn er sich zwischen den Sitzungen auf eine bestimmte Art und Weise verhalten hat. Ob der Klient dann wirklich den Kontrakt in allen Fällen erfüllt, indem er 1. sein Verhalten zwar lässig beurteilt und 2. sich für die Äußerung des erwünschten Verhaltens verstärkt, hängt weitgehend davon ab, wieweit er sich zur Mitarbeit an der Therapie verpflichtet fühlt. Gegebenenfalls muß der Therapeut mit dem Klienten Selbstverstärkung einüben, z. B. indem er ihn fragt, welches Gefühl es ihm bereitet, wenn er sich in bestimmter Weise verhalten hatte, und indem er ihm klarmacht, daß es durchaus richtig und angemessen ist, sich selbst gegenüber Feststellungen zu treffen wie: „Ich war ziemlich zufrieden mit mir". Es gibt Klienten, die sich nur sehr selten verstärken; in diesem Falle ist möglicherweise rationale Umstrukturierung erforderlich, um ihnen die Überzeugung zu vermitteln, daß eine vollbrachte Anstrengung tatsächlich Lob verdient. Verstärkung kann natürlich auch darin bestehen, daß man sich erst dann ein Stück leckeren Schokoladekuchen gönnt oder irgend etwas anderes Angenehmes zu tun erlaubt, wenn man eine Manuskriptseite fertiggestellt hat (eine Strategie, die die Autoren mehr als einmal an sich selbst praktiziert haben).

In einer Ehetherapie mit beiden Partnern muß der Therapeut möglicherweise viel Zeit aufbringen, um die Paare zu lehren, sich zwischen den Sitzungen für spezifische Verhaltensänderungen gegenseitig zu verstärken. Man kann sich z. B. vom Ehemann das Versprechen geben lassen, auf die Äußerungen der Fürsorglichkeit, die seine Ehefrau zeigt, dankbar einzugehen, während man gleichzeitig der Ehefrau dringend nahelegt, mit physischer Zuneigung zu reagieren.

Kontrollierte Umgebungen

Es ist viel über die heterogene Zusammensetzung der in psychiatrischen Einrichtungen untergebrachten Patienten geschrieben worden (zum Beispiel Davison, 1969). Müßten wir eine strenge Unterscheidung treffen, welche Personen grundsätzlich stationär und welche ambulant zu behandeln seien, so würden wir Gefahr laufen, uns selbst in unserer Wirkungsmöglichkeit zu beschränken, denn wir könnten leicht Verfahren übersehen, die für ambulante Patienten nützlich wären. Es wäre z. B. denkbar, daß jemand, der unter großen Ängsten leidet, nur deshalb den Aufenthalt in der psychiatrischen Station eines Veteranenkrankenhauses einer ambulanten Behandlung vorzöge, weil er nur im Falle seiner Hospitalisierung ein Anrecht auf gewisse Vergünstigungen hat. Natürlich wären bei der Entscheidung über einen Klinikaufenthalt noch zahlreiche andere Faktoren zu berücksichtigen, und diese Faktoren können sehr wohl von größerer Bedeutung sein als das spezifische Verhalten des Klienten. Wir sollten uns deshalb besser davor hüten, eine qualifikative Unterscheidung zu treffen zwischen Patienten, die wir in der psychiatrischen Abteilung eines Krankenhauses antreffen und solchen, die wir in ambulanter Behandlung sehen. Man könnte z. B. systematische Desensibilisierung für einen Anstalts-Patienten in Betracht ziehen, selbst wenn er als schizophren diagnostiziert wurde. In diesem Sinne mag vieles, was in diesem Buch behandelt wird, auch für therapeutisches Vorgehen bei der Behandlung von erwachsenen Patienten psychiatrischer Einrichtungen von Bedeutung sein.

Wir möchten behaupten – auch wenn dieses Urteil recht hart erscheint –, daß alle operanten Behandlungsvorgänge, die bis heute bei der großen Masse der hospitalisierten Patienten angewandt werden, eher ein tüchtiges Krankenhaus-Management widerspiegeln, als daß sie einen tiefgehenderen therapeutischen Ansatz für Problemverhalten darstellen. So kann z. B. das morgendliche Bettmachen im Falle eines regredierten Schizophrenen eine deutliche Besserung darstellen, aber er kann trotzdem weiter in der Anstalt bleiben müssen. Darüber hinaus sollte der Aufbau von Verhaltensweisen bei einem Patienten in der Klinik den Erfordernissen der realen Außenwelt entsprechen. Wie wir an anderer Stelle diskutiert haben (Gagnon u. Davison, 1976), können Münzökonomien sehr wohl die falschen Dinge verstärken, denn sie lehren die Menschen, daß Wohlverhalten sich normalerweise bezahlt macht, und daß man das bekommt, was man verdient. Aber vielleicht verlangt gerade der Zustand der Normalität, so wie ihn die Gesellschaft versteht, ein gutes Maß an Toleranz hinsichtlich der Ungerechtigkeit, die zwischen dem, was wir durch unser Verhalten eigentlich verdient hätten und dem, was wir an Verstärkung tatsächlich bekommen, besteht. Das heißt, die Funktionstüchtigkeit eines Menschen außerhalb des Anstalts-Rahmens kann sehr wohl von seiner Fähigkeit abhängen, sich frei zu machen von der Erwartung, er müsse das bekommen, was er glaubt, verdient zu haben.

Die vollständige Darstellung der Verfahren, die in Münzökonomie-Programmen angewandt werden, würde weit über den Rahmen dieses Buches hinausgehen, und erfreulicherweise gibt es auch schon detaillierte Beschreibungen der Münzökonomie (Áyllon u. Azrin, 1965; Kazdin u. Bootzin, 1972; Schaefer u. Martin, 1969). Eine Münzökonomie besteht im wesentlichen zumindest aus folgenden Elementen: 1. einer sorgfältigen Spezifizierung des Verhaltens, das verstärkt werden soll, z. B. Bettmachen vor acht Uhr am Morgen; 2. einem genau definierten Verstärker, z. B. einer grünen Münze (Symbolverstärkung), die fünf Punkte wert ist; 3. einer Reihe von natürlichen Verstärkern (back-up Verstärker), die durch die Münzen repräsentiert werden, z. B. einem Besuch in der Kantine, der 30 Münzen kostet; 4. trainiertem Verwaltungspersonal, das das Verhalten des Patienten beobachten und das Verstärkungskontingenzen unmittelbar und korrekt darbieten kann. Eine gut durchgeführte Münzökonomie ist auch noch 5. gekennzeichnet durch eine sorgfältige Berichtführung über jeden Patienten, so daß das Personal weiß, ob ein gegebenes Verhalten bei einem bestimmten Patienten einen Verstärker verdient. Wenn es z. B. darum geht, die Patienten zum Bettenmachen zu ermutigen, könnte ein Pfleger einen stärker regredierten Patienten schon dann loben, wenn er nur seine Bettdecke ein bißchen glattstreicht, während man bei einem fortgeschrittenen Patienten erwarten würde, daß er auch die Decken richtig einsteckt und das Kopfkissen ordentlich aufschüttelt und an den richtigen Platz legt

Operantes Konditionieren bei Kindern

Allgemeine Überlegungen

Unsere Ausführungen in diesem Abschnitt sollen nicht als Generalempfehlung des operanten Ansatzes bei allen Kindheitsproblemen verstanden werden. Bei Kindern mit einer Vielfalt von Ängsten z. B. wäre Gegenkonditionierung angemessener. Es scheint allerdings, daß viele Kindheitsprobleme einer Analyse nach dem operanten Konditionierungsmodell zugänglich sind.

Bei Kindern haben wir im allgemeinen stärkere potentielle Kontrolle über die Umwelt, da sie die meiste Zeit über von Erwachsenen beaufsichtigt werden. Außerdem tritt das Verhalten von Kindern im allgemeinen viel häufiger dort auf, wo eine operante Manipulierung möglich ist.

Diese Möglichkeit stärkerer *potentieller* Kontrolle sollte den Therapeuten jedoch nicht über die tatsächlich bestehenden praktischen Schwierigkeiten hinwegtäuschen, die bei der Herstellung der eigentlichen Kontrolle über die Umwelt eines Kindes zu bewältigen sind. Ob der Therapeut nun die Mitarbeit eines Lehrers, eines Schulleiters, eines Verwaltungsangestellten im Krankenhaus, des Personals auf einer psychiatrischen Station, eines Elternteils oder beider Eltern einbeziehen muß – in jedem Falle bedarf es einiger Überredungskunst, um erfolgreich mit den Personen zusammenzuarbeiten, die letztlich das Verhalten des Kindes kontrollieren. Wie wir in vielen anderen Bereichen der klinischen Verhaltenstherapie gesehen haben, besteht eine der Hauptanforderungen, die an den Verhaltenstherapeuten gestellt werden, darin, daß er die tatsächliche Durchführung der Verfahren durch die richtigen Leute sicherstellen muß.

Ambulante Behandlung

Operante Verhaltenstherapie mit Kindern in der häuslichen Umgebung umfaßt drei spezifische Stufen: 1. Darlegung des Grundprinzips; 2. Schulung der Hilfstherapeuten und 3. Aufrechterhaltung der Verhaltensänderung nach Beendigung der Therapie.

Darlegung der Begründung. Vielen Eltern widerstrebt die Vorstellung, daß das Verhalten ihrer Kinder auf scheinbar mechanistische Weise kontrolliert werden könne und es mag leicht zu negativen Reaktionen führen, wenn man menschliches Verhalten in der selben Weise wie tierisches Verhalten auslegt. Da ist es natürlich wichtig, wissenschaftliche Gedanken in verständlichen Begriffen zu erklären und klar zu machen, daß man nicht etwa die These: „Menschen sind auch nur Ratten" vertritt (Davison u. Stuart, 1975).
Eine weitere Quelle des Widerstandes bei Eltern kann sich daraus ergeben, daß eine naheliegende Schlußfolgerung gezogen wird: Die Eltern, die jetzt eine so entscheidende Rolle bei der Veränderung des Verhaltens ihres Kindes spielen sollen, müssen konsequenter-

weise auch als Verantwortliche für die frühere ungünstige Entwicklung angesehen werden. In diesem Falle muß man den Leuten einfach klarmachen, daß die Verfahren, die Verhalten wirkungsvoll ändern können, nicht unbedingt mit den Ursachen für das erstmalige Auftreten des betreffenden Verhaltens in Zusammenhang stehen (Davison, 1969; Rimland, 1964). Wenn man z. B. mit Eltern von autistischen Kindern zusammenarbeitet, braucht man nicht zu unterstellen, daß diese Probleme aufgrund von falschen Lernerfahrungen entstanden sind. Wie wir an anderer Stelle betont haben (Davison, 1965), kann selbst eine organische Betrachtungsweise des Autismus mit einem operanten Ansatz für die Änderung bestimmter Verhaltensweisen bei diesen Kindern in Einklang stehen.
Man kann weiter die Zusammenarbeit dadurch fördern, daß man die Eltern daran erinnert, daß Verstärkung und Bestrafung Maßnahmen sind, die in der häuslichen Umgebung ohnehin praktiziert werden, und daß durch die Therapie dieser Art der Kontrolle in erster Linie konsistenter und effektiver gemacht werden soll. Wenn die Eltern einwenden, daß Belohnungsverfahren schon ohne Erfolg ausprobiert worden seien, ist es wichtig, daß der Therapeut beurteilt, was tatsächlich gemacht wurde, und daß er gegebenenfalls zu bedenken gibt, daß bei dieser wohlgemeinten Bemühung wohl einfach die nötige Kenntnis oder das nötige Geschick für eine maximal effektive Anwendung gefehlt habe.
Eltern, die über das Verhalten ihrer Kinder klagen, kommen häufig mit der Erwartung zur Therapie, daß ihre eigene Beteiligung minimal sei und sich möglicherweise darauf beschränken wird, im Wartezimmer zu sitzen, während das Kind seine Therapie erhält. Dieses Mißverständnis muß natürlich beachtet und korrigiert werden. Wenn den Eltern die Motivation zur Mitarbeit fehlt, kann der Therapeut immer darauf hinweisen, daß ein hauptamtlich tätiger 24-Stunden Therapeut ziemlich unnütz ist und vor allem sehr teuer käme. Stattdessen können die Eltern als Therapiehelfer unter Anleitung und Supervision des Therapeuten arbeiten.
Manche Eltern haben nicht nur eine Vorliebe

für aversive Kontrolle – die sie übrigens auch mit gewissen Lehrern teilen –, sondern sie verbinden diese Vorliebe auch noch mit einer Abneigung gegen die Verwendung von Belohnungen als „Bestechungsmittel". Dabei wird häufig folgendermaßen argumentiert: „Warum sollte ich Leonhard Bonbons vor die Nase halten? Er müßte diese Dinge sowieso tun, ohne daß man ihm für seine Mitarbeit auch noch spezielle Anreize bieten muß". Diese Art von Einwänden kann sowohl in philosophischer als auch in pragmatischer Sicht diskutiert werden. Wir versuchen den Eltern klar zu machen, daß das Wort „Bestechung" in solchen Situationen angemessen ist, in denen ein Mensch versucht, den anderen auszunutzen, ohne dabei dessen Interessen zu berücksichtigen. Bestechung ist aber scharf zu trennen von Belohnung oder Verstärkung, die einem Kind als technische Hilfe die Aneignung von Fertigkeiten erleichtern sollen, die für das Überleben und die soziale Lebensgestaltung notwendig sind.

Wenn die Eltern die Methode des Verstärkens erst einmal generell akzeptiert haben, kann es von Nutzen sein, ihnen irgendeines der gegenwärtig zur Verfügung stehenden wirklich guten Manuale anzubieten. Bücher, die wir in diesem Sinne für besonders geeignet halten, sind Patterson und Gullions *Living with Children* (1971), Florin und Tunners *Behandlung frühkindlicher Verhaltensstörungen* (1976), Innerhofer und Warnkes *Münchner Trainingsmodell* (1978); sie beschreiben eine ganze Reihe kindlichen Problemverhaltens in operanten Begriffen und erklären die operanten Begriffe. Der Gebrauch von solchem Hilfsmaterial führt uns zu einem zweiten Aspekt der ambulant angewandten Therapie bei Kindern.

Training der Hilfstherapeuten. Die Konzepte und Vorgehensweisen, die den Eltern vermittelt werden müssen, lassen sich leicht anhand von gängigen Beispielen aus der klinischen Praxis des Therapeuten erklären oder noch besser anhand der Besonderheiten des aktuellen Problems erläutern. Wie in allen anderen Bereichen der Verhaltenstherapie erfordert die Übertragung eines theoretischen Konzep-

tes in die praktische Intervention, daß sowohl Therapeut wie Eltern ein beträchtliches Maß an Phantasie aufbringen.

Es ist von ganz entscheidender Bedeutung, die Eltern in der sorgfältigen Beobachtung des zu ändernden Verhaltens zu schulen. So muß z. B. die Aggressivität eines Kindes anhand der Beschreibung von spezifischen Bedingungen operationalisiert werden. Es kann z. B. sein, daß sich ein „hoch aggressives Kind" immer dann aggressiv verhält, wenn nur der Vater zu Hause ist und nicht, wenn beide Eltern da sind. Vielleicht ist es eine Hilfe, wenn man ein „A-B-C"-Paradigma für die Beobachtung des kindlichen Verhaltens vorgibt. „A" bezieht sich auf die Antezedenzbedingungen wie z. B.: „Als er sich zum Essen hinsetzte, ...", „B" betrifft das tatsächliche Verhalten, das erfaßt werden soll wie z. B.: „Er begann plötzlich mit seinem Stuhl zu schaukeln", während „C" sich auf die Konsequenzen des Verhaltens bezieht wie z. B.: „... bis ich ihn angebrüllt habe, damit aufzuhören".

Das Konzept der Verhaltensausformung ist von ähnlicher Wichtigkeit, besonders wenn es den Eltern nahezu unmöglich erscheint, ein bestimmtes langfristiges Ziel zu erreichen. So kann z. B. die ständige Weigerung eines Kindes, sein Zimmer aufzuräumen, in leichter zu bearbeitende Verhaltenseinheiten zerlegt werden, die man nacheinander angehen kann.

Am wichtigsten ist es vielleicht, den Eltern klarzumachen, daß erwünschtes Verhalten so rasch wie möglich nach seinem Auftreten verstärkt werden muß, genauso, wie unerwünschtes operantes Verhalten umgehend gelöscht oder ignoriert werden soll. An dieser Stelle muß darauf hingewiesen werden, daß der Therapeut nicht einfach annehmen darf, daß eine bestimmte Sache für jedes Kind unter allen Umständen verstärkend wirkt. So können z. B. Bonbons mit Zuckerglasur bei einem Kind ineffektiv sein, das durch die nichtkontingente Versorgung gerade mit solchen Bonbons durch großzügige Verwandte oder Nachbarn gesättigt ist.

Die Methode für die Schulung von Eltern oder Lehrern in operanten Konzepten und

Vorgehensweisen sind sehr unterschiedlich. *Man sollte auf jeden Fall nie annehmen, daß die einfache Beschreibung eines Verfahrens dazu führt, daß die Hilfstherapeuten diese Instruktionen befolgen.* Was man wirklich tun muß, ist, das Verhalten des Hilfstherapeuten ändern, so daß dessen neue Verhaltensweisen den erwünschten Einfluß auf das Kind ausüben. So müssen Eltern, Lehrer und andere geeignete Hilfstherapeuten darin unterrichtet werden, wie sie ihre Art, auf das Kind zu reagieren, zu verändern haben, damit nun wiederum das Kind sich – aller Voraussicht nach – auch anders verhalten wird, weil seine Verhaltensweise eine Funktion der veränderten Verhaltensweisen der Erwachsenen darstellt.

Möglicherweise ist ein Elternteil in einer bestimmten Situation zu ängstlich, das vorgeschriebene Verfahren anzuwenden. Es mag z. B. einer Mutter, die große Angst hat, ihrem Kind könne etwas zustoßen, sehr schwer fallen, Schreie vom Spielplatz zu ignorieren, die eindeutig operanter Natur sind. Für den Kliniker kann sich in solchen Situationen eine therapeutische Beziehung zu dem betreffenden Elternteil ergeben, die möglicherweise sogar die Desensibilisierung gegen gewisse Verhaltensweisen des Kindes umfaßt.

Oft sieht man sich vor die Aufgabe gestellt, die Eltern zum Ignorieren ausgesprochener „Wutanfälle" eines Kindes zu überreden, das gelernt hat, daß dieses Verhalten für die Eltern sehr aversiv ist und daß man damit meist sein Ziel erreicht oder einen begehrten Verstärker erhält. Die Eltern müssen rechtzeitig vorgewarnt werden, daß es am Anfang eines Löschungsprogramms wahrscheinlich zu zeitweiligen Auswüchsen an solch operantem Verhalten kommt.

Die Verwendung zahlreicher Beispiele sowie die direkte Beobachtung und der Einsatz von Modellernen (gegebenenfalls bei Hausbesuchen) sind wichtig. Es gibt viele Möglichkeiten, diesen Vermittlungsprozeß zu fördern. Zusätzlich zu der Empfehlung des oben erwähnten Buches von Patterson und Gullion, sollte der Therapeut Eltern und Lehrer um spezifische relevante Beispiele bitten. Den Hilfstherapeut sollte man dazu anregen, in all

den verschiedenen Kapiteln, die von Kindern berichten, die negativistisch, zänkisch, überaktiv, abhängig, geängstigt und zurückgezogen sind, nach „seinem Kind" zu suchen und es herauszufinden.

Wenn eine Einrichtung mit Einwegscheibe und Kopfhörern zur Verfügung steht, ist es nicht nur möglich, im Rollenspiel mit dem Hilfstherapeuten zu üben, sondern auch Interaktionen mit dem Kind zu beobachten und zu überprüfen. Die Ausführung von Hausaufgaben zwischen den einzelnen Sitzungen bedeutet offenkundigen Gewinn, besonders, wenn sie damit Hand in Hand geht, daß ein Elternteil von spezifischen Interaktionen und dem, was dabei herauskommt, fortlaufend sorgfältige Aufzeichnungen macht. Natürlich muß der Therapeut darauf achten, daß er den Eltern für ihr Verhalten tunlichst solche Änderungen vorschreibt, von denen mit einiger Wahrscheinlichkeit positive Folgen erwartet werden können. Die Ergebnisse spezifischer Interventionen liefern, wie in der gesamten Verhaltenstherapie üblich, zusätzlich wichtiges diagnostisches Material für spätere Änderungen in der Strategie. Es ist auch wert, hervorgehoben zu werden, daß der Therapeut schon eine ganze Menge von den Eltern verlangt; man denke nur daran, was es z. B. bedeutet, wenn er die Mutter auffordert, Elisabeths jammervolles Weinen zu ignorieren statt sich ihr zuzuwenden. Vielen Eltern ist es gar nicht bewußt, wie sie einen großen Teil des unerwünschten Verhaltens ihrer Kinder selbst verstärken, und man kann auch nicht erwarten, daß sich stark gefestigte Gewohnheiten der Eltern über Nacht ändern.

Die folgende Frage kann dem Verhaltenstherapeuten vielleicht helfen, realistische und ethisch angemessene Entscheidungen über die Art der Interventionen zu treffen, die er Eltern empfehlen kann, die sich mit den Problemen ihrer Kinder herumzuschlagen haben: Wie erzieht er seine eigenen Kinder, oder wie geht er mit Jungen um, für die er verantwortlich ist? Was macht ein Verhaltenstherapeut z. B., wenn sein Zweijähriges schreit und er sicher ist, daß das Kind trocken und gefüttert ist und keine körperlichen Schmerzen hat? Wie schwierig ist es für den professionellen

Therapeuten, seinen eigenen Nachwuchs auf Löschung zu setzen? Und nach welchen Strategien geht er vor, um sich selbst vor der allzu menschlichen Neigung zu bewahren, nämlich zum weinenden Kleinkind hinzugehen und es zu trösten?

Die folgende Aufzeichnung stammt aus einer Sitzung, in der eine Mutter instruiert wurde, das operante Jammern ihres Kindes zu ignorieren, während der Therapeut durch eine Einwegscheibe zusah.

(Mutter sitzt da und liest Zeitung, während Andrew, ihr fünfjähriger, „hyperaktiver" Sohn in etwa 6 m Entfernung von ihr mit Bausteinen spielt)

Mutter: Das Haus, das Du gebaut hast, gefällt mir wirklich gut, Andrew.

Andrew: Mir gefällt es überhaupt nicht.

Mutter: Nun, das macht nichts.

Andrew: *(Jammernd)* Warum hast Du dann gesagt, daß es Dir gefällt?

Mutter: *(Will gerade antworten, als der Therapeut zu ihr über Kopfhörer spricht)*

Therapeut: Lesen Sie Ihre Zeitung weiter und antworten Sie nicht.

Andrew: *(Weint noch lauter)* He! Warum antwortest Du mir nicht?

Mutter: *(Schaut wieder von ihrer Zeitung auf, als ob sie gleich antworten wollte.)*

Therapeut: Wenn es Ihnen auch schwerfallen mag, lesen Sie bitte Ihre Zeitung weiter und lassen Sie uns abwarten, ob das vorübergeht.

Andrew: *(Wendet sich wieder seinen Bausteinen zu und spielt ruhig. Nach einigen Minuten)* Mami, könntest Du mir bei diesem Haus helfen?

Therapeut: Gehen Sie jetzt zu ihm und spielen Sie mit ihm, weil er nun nicht weint.

Mutter: *(Geht zu Andrew)* Ich tue das gerne, Andrew, weil Du mich so nett gefragt hast.

Therapeut: Das war gut.

Dieser relativ einfache Austausch machte der Mutter sofort deutlich, wie sie mit ihrem Sohn in eine Wechselbeziehung verwickelt worden war, in dem sie auf das Weinen mit Zuwendung reagierte.

Die vielen technologischen Hilfsmittel, einschließlich Videoanlage, die uns jetzt zur Verfügung stehen, können von einem schöpferischen Verhaltenstherapeuten sehr effektiv genutzt werden, wenn erst einmal das Gerüst für die begriffliche Beschreibung und für die Intervention erarbeitet ist.

Eine Neuerung, die sich, wie wir festgestellt haben, manchmal als recht nützlich erweisen kann, ist es, mehrere Elternpaare in einer Gruppe zusammenzuführen, so daß jeder von den Instruktionen und Erfahrungen der anderen profitieren kann. Wie bei jeder Gruppentherapie bedeutet der Erfahrungsaustausch für die einzelnen Teilnehmer oft eine wertvolle Ermutigung und Anregung. In dieser Art von Gruppen können Eltern etwas von der Unterstützung erhalten, die sie so nötig brauchen, um ihr eigenes Verhalten und danach das ihrer Kinder zu verändern. Als gute Hilfe bei der Leitung solcher Gruppen erwies sich der Führer von Becker (1971). Wie das Buch von Patterson und Gullion, enthält es zahlreiche praxisnahe Beispiele von Problemen der Kindererziehung und Ratschläge, wie man nach dem operanten Modell bei Analyse und Veränderung vorgehen kann. Zahlreiche Tests helfen dem Leser sicherzugehen, daß er den Inhalt verstanden hat, bevor er weiterliest.

Besonders dankenswert ist es, daß dieses klar und verständlich geschriebene Buch Beckers der Bedeutung zwischenmenschlicher Faktoren beim Vorgang der Verstärkung so viel Beachtung schenkt. Ein ganzes Kapitel ist z. B. der Frage gewidmet, wie man verstärken soll, wobei die scheinbar selbstverständliche aber unabdingbare Notwendigkeit aufgezeigt wird, einem Kind Zuwendung und Wärme zu vermitteln, während man gutes Verhalten belohnt. Dem Leser werden für den Aufbau einer guten Beziehung ganz präzise Einzelanweisungen gegeben wie z. B. daß er das Kind anfassen, in den Arm oder auf den Schoß nehmen soll usw. Weiter ist an Beckers Trainingsmanual beachtenswert, daß es nachdrücklich betont, man soll das Kind Regeln befolgen lehren, z. B. so: „Wenn Du Unordnung machst, mußt Du auch aufräumen". Diese Betonung von Regeln regt das Kind an, die

Dinge selbst zu durchdenken, was wiederum die Selbststeuerung fördert, die schließlich das Ziel jeder verhaltenstherapeutischen Intervention darstellt.

Aufrechterhaltung der Verhaltensänderung. Ein in allen Therapieansätzen häufig vernachlässigter Aspekt ist das Problem, die erreichte Verhaltensänderung auch nach Beendigung der Therapie aufrechtzuerhalten. Wie wir an anderer Stelle dieses Buches ausgeführt haben, kann das Fortbestehen einer therapeutischen Beziehung beim Klienten den Wunsch fördern und aufrechterhalten, auf das gewünschte Ziel hinzuarbeiten. Es stellt jedoch eine Herausforderung an unsere Phantasie und an die Reserven des Klienten dar, Verhaltenstechniken, die sich in der Therapie bewährt haben, weiterhin anzuwenden (Goldfried u. Merbaum, 1973). Dies gilt sicher besonders für die ambulante Betreuung von Kindern. Werden die Eltern die richtigen Verstärkungsverfahren, die in der Therapie erarbeitet wurden, anwenden, wenn der therapeutische Kontrakt erst einmal beendet ist? Sehr zu unserem Leidwesen mußten wir bei Nachkontrollen nach einigen Monaten oft genug feststellen, daß sich die häusliche Situation wieder verschlechtert hatte, und zwar offensichtlich aufgrund der elterlichen Unfähigkeit, die erwünschten Kontingenzen beizubehalten. Wir halten es aus ethischen Gründen für angebracht und in der Praxis für wirkungsvoll, Eltern und Lehrer vorzuwarnen und auf diese starke Tendenz, neue Gewohnheiten wieder zu vernachlässigen, hinzuweisen. Man kann den Eltern oder dem Lehrer einfach nicht gestatten, daß sie ihre Verantwortung als Hilfstherapeuten für beendet ansehen, sobald die anstehenden Probleme gelöst sind. Die neu erworbenen Verhaltensweisen der Eltern werden ihnen durch die fortgesetzte Übung in der Therapie – so hofft man – zur zweiten Natur. Es mag auch ratsam sein, die Therapiesitzungen lieber graduell einzuschränken, anstatt die Therapie abrupt zu beenden, so daß die Eltern wissen, daß sie den Therapeuten über ihre Interaktionen mit dem Kind weiter auf dem laufenden halten müssen. Der Therapeut sollte die Eltern auch ermutigen, eigene Techniken zu ersinnen oder alte Techniken in neuen Situationen bei ihren Kindern anzuwenden.

Kontrollierte Umgebungen

Ähnlich wie bereits für die Anwendung von Verstärkungsverfahren bei Erwachsenen ausgeführt, besteht auch die Möglichkeit, mit Kindern in relativ kontrollierten Umgebungen wie z. B. psychiatrischen Stationen, Tagesstätten oder Klassenzimmern therapeutisch zu arbeiten. Dabei gilt natürlich, was über Verstärkungsverfahren im allgemeinen angemerkt wurde, in besonderem Maß für die Arbeit mit Kindern, die unter stärker kontrollierten Bedingungen erfolgt.

Als praktisches Beispiel mag man sich nur gewisse Probleme und Möglichkeiten ansehen, die sich bei der Arbeit mit „normalen" Kindern so im Klassenzimmer ergeben. Wie sich immer wieder bestätigt hat, muß zunächst die Mitarbeit der Schule und besonders des Klassenlehrers sichergestellt werden. Das kann bedeuten, daß man Besprechungen mit Delegierten der Schule, mit dem Schulleiter oder mit der ganzen Lehrerschaft abhalten muß. Schließlich muß mit dem Lehrer eine quasi-therapeutische Beziehung aufgebaut werden, wobei der Therapeut auf die Mitarbeit des Lehrers bei der Änderung seines eigenen Verhaltens angewiesen ist, so daß schließlich das Verhalten eines Kindes oder mehrerer Kinder geändert werden kann. Ohne eine solche Zusammenarbeit sind selbst optimal ausgearbeitete operante Technologien zum Scheitern verurteilt.

Nicht selten wird einem ein Lehrer, der in die Grundzüge der Verstärkungsverfahren eingewiesen werden soll, erklären, daß er Belohnung und Strafe in der Praxis ohnehin bereits einsetzt. Natürlich tut er das. Doch was der Verhaltenstherapeut bietet, ist die Einführung einer Form der systematischen Anwendung und der objektiven Messung, die vermutlich für das Belohnungs-Bestrafungs-Verfahren des fraglichen Lehrers nicht charakteristisch war. Die Art und Weise, wie der Therapeut das ganze Unternehmen einleitet, kann von ausschlaggebender Wichtigkeit sein.

Der Kliniker mag zwar noch so viel Erfahrung haben, was die operante Theorie und die Technologie anbelangt – über die Praxis im Klassenzimmer weiß der Lehrer aller Wahrscheinlichkeit nach besser Bescheid. Mit anderen Worten, die Übersetzung der theoretischen Prinzipien in die klinische Realität wird wahrscheinlich zu einem weit größeren Teil vom Lehrer als vom beratenden Experten geleistet. So ist es aus mehreren Gründen sinnvoll, sich als wohlmeinenden Berater einzuführen (und sich auch selbst als solchen zu betrachten!), der seine Aufgabe darin sieht, den Bedürfnissen des Lehrers entgegenzukommen und mit ihm zusammenzuarbeiten, damit dieser seine schulische Tätigkeit wirksamer gestalten kann und seine Arbeit im ganzen leichter und zugleich fruchtbarer wird.

Es gibt Lehrer, die meinen, jeder Bitte eines Schülers um Hilfe nachkommen zu müssen. Dadurch kann der Lehrer jedoch leicht die Selbständigkeit eines Schülers behindern, wenn dieser seinen intellektuellen Voraussetzungen nach in der Lage ist, bestimmte schulische Anforderungen selbst zu bewältigen. In diesem Fall müßte man den Lehrer davon überzeugen, daß er dem Kind mehr hilft, wenn er dessen Bitte um Hilfestellung immer dann ignoriert, wenn er zu der sicheren Überzeugung gekommen ist, daß das Kind mit seiner Aufgabe ganz gut allein fertig werden kann.

Wenn ein bestimmtes Kind sich möglicherweise zu Hause ganz anders verhält als in der Schule, erscheint es immer sinnvoll und ratsam, sich der Mitarbeit der Eltern zu versichern. Tatsächlich muß man aus ethischen und juristischen Kontroversen, die in jüngerer Zeit ausgetragen wurden, den Eindruck gewinnen, daß Billigung und Einverständnis der Eltern eine wesentliche Voraussetzung jedes verhaltensmodifikatorischen Verfahrens sind. Es kann z. B. nötig sein, daß für die Münzen, die ein Kind im Klassenzimmer erworben hat, Aktivitäten oder Belohnungen eingetauscht werden sollen, die nur die Eltern in angemessener Weise bereitstellen können, etwa indem sie das Kind ins Kino mitnehmen oder ihm das lang ersehnte Fahrrad kaufen.

Gelegentlich kann man erleben, daß es einem Lehrer widerstrebt, Lob und Zuwendung nach Plan auszuteilen, weil er dies als etwas Gekünsteltes empfindet. Wie O'Leary und O'Leary (1972) ausführen, haben manche Lehrer das Gefühl, daß Spontaneität und natürliche Wärme verlorengehen, wenn man ein Kind bei allem was es tut, ganz bewußt beurteilt und dann systematisch verstärkt oder ignoriert. Um diesen Widerstand zu zerstreuen, kann man taktisch so vorgehen, daß man den Lehrer daran erinnert, daß im Schulzimmer doch ohnehin bestimmte Leitungs- und Kontrollmaßnahmen eingesetzt werden, und daß man ihm vor Augen hält, welchen Gewinn es sowohl für das Kind als auch für den Lehrer darstellt, wenn man gewisse Verhaltensweisen verstärken und andere eliminieren kann. Darüber hinaus könnte der Therapeut dem Lehrer noch erklären, daß der Ausdruck von Zuneigung und Anerkennung, auch wenn er mit Überlegung dargeboten wird, später ganz spontan werden und mit echtem Gefühl verbunden sein kann, besonders dann, wenn bei dem Kind schon eine Besserung zu sehen ist.

Lehrer sind auch nur Menschen, und deswegen kann ihnen ein Fehler unterlaufen, der bei jedem Versuch, Verhalten zu ändern, vorkommen kann, nämlich daß sie einmal nicht in der richtigen Weise verstärken. Kommt das am Anfang eines verhaltensmodifikatorischen Programms vor, so kann es gut sein, daß die sich so ergebende intermittierende Verstärkung eine Verzögerung für die Aneignung des erwünschten Verhaltens zur Folge hat. Erfolgt die Darbietung solcher Kontingenzen jedoch erst später, wenn sich ein bestimmtes Verhalten schon einigermaßen gefestigt hat, so kann man erwarten, daß durch die unbeabsichtigte intermittierende Verstärkung das betreffende Verhalten sogar noch mehr gefestigt wird, als dies bei der Einhaltung eines kontingenten Verstärkungsplanes der Fall wäre. Diese Tatsache läßt sich wieder so ausdrükken, daß gerade die nicht ganz vollkommene Leistung des Lehrers in Wirklichkeit dem Verstärkungsprogramm zugute kommt.

Auch wo es um die Planung von Details für das Verstärkungsprogramm geht, gewinnt das

Erfahrungswissen des Lehrers hinsichtlich der Schulsituation besondere Bedeutung. Was mag z. B. ein bestimmtes Kind besonders gern, so daß man dies kontingent auf erwünschtes Verhalten einsetzen könnte? Es ist ziemlich sicher, daß der Lehrer am ehesten in der Lage ist, diese entscheidende Information beizusteuern.

Beim Erfassen der Probleme, die bearbeitet werden sollen, ist es gut, sich stets daran zu erinnern, daß der Laie normalerweise dazu neigt, Verhalten eher als Funktion angeborener Persönlichkeitszüge zu beschreiben, als daß er es als situationsspezifisch und durch situative Bedingungen und Verstärkungskontingenzen stark beeinflußt auffaßt. In diesem Sinne sollte sich der Therapeut nicht damit zufrieden geben, daß ihm ein Kind als „aggressiv" oder „zurückgezogen" beschrieben wird. Der Lehrer muß vielmehr lernen, die Verhaltensweisen eines Kindes im einzelnen zu beschreiben und anzugeben, unter welchen Umständen und Bedingungen sie auftreten. In einer kontrollierten Umgebung zu arbeiten hat den Vorteil, daß man das Kind direkt beobachten kann. Vielleicht möchte der Therapeut zum Verhalten eines bestimmten Kindes innerhalb des Unterrichtsbetriebes Zeitstichproben erheben, weil er hofft, so zu einem besseren Verständnis der Variablen zu gelangen, die das Verhalten beeinflussen. Es mag einen Lehrer überraschen, daß ein Kind, das er als zurückgezogen einschätzte, sich in der Pause auf dem Schulhof recht aggressiv verhält. Dem erfahrenen Kliniker mag das ohne weiteres einleuchten, den meisten anderen Leuten dagegen erscheint es keineswegs verständlich, und sie können diese Tatsache nicht einmal akzeptieren.

Bei der Entscheidung, welche Verstärker man im Klassenzimmer einsetzen sollte, stimmen wir mit O'Leary und Drabman (1971) überein, wenn sie zu bedenken geben, daß man möglichst immer erst die in diesem Rahmen normalen Verstärker anwenden sollte, ehe man die künstlichen und komplexen Mittel der Münzökonomieverfahren heranzieht. So könnte der Therapeut z. B. zuerst einmal eruieren, wieweit sich die Möglichkeiten ausschöpfen lassen, die darin liegen, daß man die

kontingente Austeilung von Lob und Klassenzimmerprivilegien usw. fördert. Auf diese Weise lassen sich nicht nur größere Unterbrechungen und Störungen des normalen Ablaufs des Schulbetriebs vermeiden, sondern es hat auch den Vorteil, daß man sich später, wenn der Berater die Schule wieder verlassen will, die Umstellung von der künstlichen Situation der Münzökonomie auf ein normales System ersparen kann. Schlagballspielen im Schulhof, Tafelwischen, Held des Tages sein — all das gehört zur Schule, das gab es vorher und wird es weiter geben, wenn der Therapeut schon längst wieder weg ist — aber grüne und gelbe Münzen sind kaum eine natürlicher Bestandteil des normalen Schulalltags.

Ethische Überlegungen

Bei der Arbeit mit Kindern erheben sich ein paar ethische Fragen: In welchem Alter eines Kindes ist es gerechtfertigt zu entscheiden, welche seiner Verhaltensweisen verändert werden müßten und wie? Stellen wir uns einen aufgeweckten Zehnjährigen vor, der in der Schule Radau macht. Nehmen wir außerdem an, daß sowohl die Eltern wie der Lehrer des Jungen möchten, daß er lernt stillzusitzen, so daß er mehr vom Unterricht profitieren kann und sich außerdem besser in den Gesamtrahmen der Klasse einfügt. Sollte man von diesem Kind die Zustimmung zur Teilnahme an einem Verhaltensänderungsprogramm einholen? Was, wenn das Kind das Herumtoben im Klassenzimmer einfach so gern mag, daß es sich weigert mitzuarbeiten? Könnten wir unter diesen Umständen überhaupt erwarten, daß sich etwas Wesentliches ändern würde, oder würde es nicht eher darauf hinauslaufen, daß wir das Kind einfach dazu bringen, daß es sich nur dann benimmt, wenn der Lehrer gerade hinschaut? Würden wir die Sache anders betrachten, wenn das Kind einen Grenzwert-IQ hätte, oder wenn es schon 15 oder 16 Jahre alt wäre? Was geschieht, wenn man das Kind in eine psychiatrische Einrichtung einweist? Im 13. Kapitel werden wir uns mit diesen und weiteren ethischen Problemen noch eingehender beschäftigen.

Anwendungen

Das Spektrum von Verhaltensproblemen, das der operanten Analyse und Intervention zugänglich ist, ist in der Tat sehr breit. Die in der operanten Verhaltenstherapie-Literatur beschriebenen und bis zu einem gewissen Grade effektiv behandelten Schwierigkeiten umfassen Bettnässen, Leseprobleme, aggressives Verhalten, zurückgezogenes Verhalten, Daumenlutschen, Nägelbeißen, extreme Schüchternheit, mangelhaft ausgebildete Waschgewohnheiten, niedriges Aktivitätsniveau und Defizite im zwischenmenschlichen Verhalten (O'Leary u. Wilson, 1975).

Wie sich die Topographie des Verhaltens auch darstellen mag, eine angemessen Diagnose der kontrollierenden Variablen ist immer von größter Bedeutung. Wenn ein Kind scheinbar grundlos schreit, heißt das noch nicht, daß man dieses Verhalten ignorieren sollte. Nehmen wir ein zehn Monate altes Baby, das zu weinen anfängt, weil eine Sicherheitsnadel an der Windel sich geöffnet hat und es in die Seite sticht. Selbstverständlich würde man ein solches schmerzbedingtes Verhalten nicht einfach ignorieren wollen. Der operante Ansatz insgesamt, der oft als ein einfaches, direktes Verfahrenssystem von Belohnung und Bestrafung dargestellt wurde, ist in Wirklichkeit so anspruchsvoll und schwierig in Theorie und Praxis wie jede andere Art therapeutischer Intervention, die in diesem Buch beschrieben wird.

Zusammenfassung

In diesem Kapitel wurde der operante Ansatz in der Verhaltenstheorie untersucht. Durch ihre Konzentration auf die Konsequenzen des Verhaltens scheint die operante Vorgehensweise besonders geeignet unter Bedingungen, die durch ein hohes Maß an externer Kontrolle gekennzeichnet sind wie z. B. bei Kindern und Anstaltsinsassen. Das System als solches ist von bestechender Einfachheit, doch wie wir in diesem Buch immer wieder festgestellt haben, erfordert es ein beträchtliches Maß an Phantasie und Menschlichkeit, die abstrakten Prinzipien in sinnvolle klinische Interventionen umzusetzen. Besondere Betonung haben wir auf den interpersonellen Rahmen gelegt, in dem die operante Manipulation vorgenommen wird. So kann z. B. ein Lächeln des Therapeuten, das als Verstärker gemeint ist, in einem bestimmten Augenblick von Klienten als Zeichen hochmütiger Herablassung gedeutet werden. Außerdem wehren sich manche Klienten gegen die Vorstellung, daß ihr Verhalten oder das Verhalten ihrer Kinder unter äußerer Kontrolle steht; wir haben versucht, ein paar Anregungen und Vorschläge zu unterbreiten, wie der Kliniker mit diesem Problem, mit dem er häufig konfrontiert sein wird, fertig werden kann.

Teil 3

Schlußfolgerungen für die klinische Anwendung

Kapitel 11

Ausgewählte klinische Probleme

Mit Ausnahme der wenigen Fälle, in denen das Problem des Klienten relativ klar und einfach strukturiert ist (wie z. B. bei einer Hundephobie) läuft der Entscheidungsprozeß auf seiten des Therapeuten bei weitem nicht so gradlinig ab, wie es nach der Lektüre verhaltenstherapeutischer Literatur scheinen mag. Normalerweise muß man an die Schwierigkeiten des Klienten mit verschiedenen Verfahren herangehen, die von den Variablen abhängen, die wahrscheinlich das in Frage stehende Problem kontrollieren. So wird man, wie weiter unten ausführlich dargestellt wird, z. B. Personen, die durch starke Ängste handlungsunfähig sind, ganz unterschiedlich behandeln, je nachdem, welche Faktoren nach Meinung des Therapeuten ihrer Angst zugrunde liegen. Das folgende mag sehr wie eine Suche nach „zugrundeliegenden Ursachen" anmuten, wie das also, was Verhaltenstherapeuten irrtümlichen Unterstellungen zufolge gänzlich vernachlässigen. Tatsächlich ist es aber so, daß der Verhaltenstherapeut, ebenso wie andere Forscher in den angewandten Wissenschaften, nach den Variablen sucht, die den stärksten Einfluß haben, und viele dieser Variablen sind nach einer nur flüchtigen Untersuchung des vorliegenden Problems eben nicht deutlich erkennbar (Bandura, 1969; Davison u. Neale, 1974; Goldfried u. Pomeranz, 1968; Lazarus, 1965).

Uns erscheint es wichtig zu betonen, daß vieles von dem Material, auf das wir uns hier beziehen, notwendigerweise auf unserer gesammelten klinischen Erfahrung und der von unseren Kollegen basiert. Wenn auch die ständigen Fortschritte in der Evaluierung und der vergleichenden Therapieforschung einiges dazu beitragen, Entscheidungsprozesse immer besser empirisch abzusichern, so muß

doch der Kliniker vorläufig noch eher heuristisch, auf der Basis seiner eigenen klinischen Erfahrung, arbeiten. Auch wenn wir offen den Nutzen von klinischer Erfahrung für den Entscheidungsprozeß zugeben, sind wir uns doch der potentiellen Risiken eines solchen Ansatzes für die Datenerhebung und die Therapie bewußt. Es kann bestenfalls ein Übergangsstadium sein, wenn man sagt, ein bestimmtes Konzept oder Verfahren sei deshalb sinnvoll, weil es „in der Therapie funktioniere", und wir hoffen, daß es eines Tages durch Ergebnisse aus kontrollierten klinischen Untersuchungen ersetzt werden wird.

Da es unsere Absicht ist, in diesem Kapitel eher die allgemeine Vorgehensweise für die begreifende Erfassung und Behandlung klinischer Probleme zu veranschaulichen, machen wir erst gar nicht den Versuch, alles erschöpfend zu behandeln. Wir möchten eine *bestimmte Denkweise* beleuchten und nicht etwa ein Handbuch für den klinischen Umgang mit problematischen Verhaltensweisen präsentieren.

Heuristische Entscheidungsprozesse

Viele der vorausgegangenen Kapitel gaben zwar eine umrißhafte Darstellung verhaltenstherapeutischer Techniken, die sie recht unkompliziert erscheinen läßt, doch möchten wir noch einmal auf die offenkundige Tatsache hinweisen, daß Menschen komplexe Wesen sind, und die Behandlung nicht immer so reibungslos vor sich geht, wie man sich das wünschen mag. Beim gegenwärtigen Stand unserer Techniken sind unsere Möglichkeiten beschränkt, und zudem können Schwierigkeiten bei der klinischen Intervention auch aus der Unvollständigkeit der Verhaltensanalyse resultieren.

Die Datensammlung ist einer der zugleich entscheidensten wie auch schwierigsten Schritte im Prozeß der Verhaltensmodifikation. Wenn der Therapeut nicht all die Variablen bestimmt, die jedes einzelne problematische Verhalten gegenwärtig aufrechterhalten, kann es leicht passieren, daß er Zeit und Mühe darauf verschwendet, funktional irrelevante Ziele zu verfolgen. In Kap. 2 haben wir das allgemeine Vorgehen bei der Durchführung der Verhaltensanalyse beschrieben: Zu beachten sind mögliche Auslösesituationen, organismische Variablen, Reaktionen und Konsequenzen. Diese Informationen sind von ausschlaggebender Bedeutung für die Entscheidung darüber, was geändert werden soll. Bei der Planung, wie diese Veränderung zu erreichen ist, sind für die Entscheidung andere Faktoren zu bedenken, wie z. B. relevante Variablen auf seiten des Klienten (z. B.: Ist der Klient überhaupt in der Lage, sich eine Szene vorzustellen und dabei Angst zu entwickeln?) oder Variablen, die durch die Situation bedingt werden (z. B.: Kann man den Lehrer zur Mitarbeit gewinnen, wenn es darum geht, das problematische Verhalten eines Kindes zu verändern?). Dieser allgemeine heuristische Entscheidungsprozeß wird im folgenden an Problemen der Angst, der Depression, der Unsicherheit, dem negativen Selbstkonzept und der Identitätskrise dargestellt.

Angst

Es wird oft angenommen, daß Ängste am besten durch systematische Desensibilisierung zu behandeln seien. Natürlich wollen wir nicht die drastischen Verhaltensänderungen leugnen, die bei geschickter und kreativer Anwendung der Desensibilisierung erfolgen können. Trotzdem kann man nicht davon ausgehen, daß diese Methode notwendigerweise in jedem Fall von Angst angebracht ist. Zur globalen Klassifikation krankhafter Ängste kann man eine Grobeinteilung vornehmen, je nachdem, ob die Angst 1. durch klassische oder stellvertretende Konditionierung entstanden zu sein scheint, oder 2. auf instrumentelle Defizite zurückgeht, oder 3. aus angsterzeugenden Selbstverbalisierungen resultiert, oder 4. aus selbstinduzierten Verhalten herrührt, oder 5. durch eine unerträgliche Lebenslage verursacht wird.

Konditionierte Angst

Bei relativ einfachen Problemen nimmt man an, daß sie direkt – entweder klassisch oder stellvertretend konditioniert – aus Erfahrungen in der Vergangenheit resultieren und infolgedessen die Ängste oder Vermeidungsreaktionen in direktem Zusammenhang mit spezifischen Stimulussituationen stehen. In diesen Fällen ist wohl eine Form der Desensibilisierung angebracht, wobei diese in der Vorstellung, *in vivo*-Darbietung, durch Modellvorgabe oder durch eine Kombination dieser Möglichkeiten durchgeführt werden kann. Wenn es dagegen keine eindeutigen Daten gibt, die für bestimmte Phobien die relative Überlegenheit eines therapeutischen Verfahrens über ein anderes ausweisen, muß sich der Verhaltenstherapeut nach folgenden Überlegungen richten: Ist der Klient überhaupt in der Lage, sich eine Szene in der Phantasie klar vorzustellen und dann im Verlauf der Vorstellung Angst zu entwickeln? Kann man dem Klienten beibringen, sich zu entspannen, und kann man ihn dazu bringen, sich – in kleinen Schritten – einem gefürchteten Objekt *in vivo* auszusetzen?

Instrumentelle Defizite

Wenn ein Mensch in bestimmten Situationen ängstlich ist oder solche Situationen überhaupt vermeidet, so kann dies seine Ursache darin haben, daß es ihm an gewissen Fertigkeiten mangelt; er hat ein Defizit, das ihn unter bestimmten Umständen in eine benachteiligte Position versetzt. So ist es z. B. möglich, daß jemand in sozialen Situationen deshalb Angst empfindet, weil es ihm an den ganz elementaren gesellschaftlichen Fertigkeiten mangelt, die zur Interaktion mit anderen erforderlich sind. Hier ist sowohl an die Menschen zu denken, die im Umgang mit anderen schüchtern und verschlossen sind, als auch an jene, die auf ihre Mitmenschen unangenehm und abstoßend wirken. Auch diejenigen, die wegen ihres unpassenden Verhaltens schlecht mit anderen zurechtkommen, gehören hierher. Wenn man nun als Therapeut solche Klienten desensibilisiert oder ihre Angst auf irgendeine andere Art direkt zu reduzieren versucht, dann kann am Ende das herauskommen, was Bandura (1969) als den „gelassenen sozialen Tollpatsch" beschrieben hat. Ein angemesseneres therapeutisches Vorgehen wäre es, den Klienten anzuhalten, sich in den Situationen, in denen diese Angst auftritt, systematisch selbst zu beobachten oder vielleicht vertraute Personen seiner Umgebung nach der Wirkung seines Verhaltens auf andere zu befragen und ihm dann mit Verfahren der Modellvorgabe und der Verhaltensübung angemessenere Verhaltensweisen zu vermitteln. Je nachdem, wie groß seine Angst ist und wie verzerrt er die Reaktionen anderer auf sich selbst sieht, können zusätzlich noch Desensibilisierung und/oder kognitive Umstrukturierung erforderlich werden. Weiter bietet sich gerade für Störungen, die mit einem Defizit an angemessenen sozialen Fertigkeiten zusammenhängen, auch besonders die Gruppentherapie an. Hier kann dann der Therapieprozeß so gestaltet werden, daß er nicht lediglich als Einzeltherapie innerhalb einer Gruppenkonstellation abläuft, sondern daß durch die Gruppe reale Lebenssituationen wirkungsvoll simuliert werden.

Angsterzeugende Selbstverbalisierungen

Angstreaktionen und Vermeidungsverhalten resultieren oft aus internalen, häufig grüblerischen Gedankenabläufen beim Beurteilen oder Bewerten spezifischer Situationen. Wie schon in Kapitel 8 ausgeführt wurde, kann solch eine Fehlattribuierung jedoch so überlernt worden sein, daß die Verzerrung dann nicht mehr bewußt und willkürlich abläuft. Hier muß der Therapeut die Wahrscheinlichkeit *abschätzen,* mit der unangemessene Selbstverbalisierungen bei der Angst als vermittelnde Prozesse anzunehmen sind. Zur Be-

stimmung, ob und wieweit bei dem Klienten eine Verzerrung anzunehmen ist, muß sich der Kliniker auf sein eigenes Urteilsvermögen verlassen. Dabei wird er einmal die sozialen Fertigkeiten berücksichtigen, über die der Klient verfügt, und zum andern die realen Erfordernisse der gegebenen Situation – so wie sie sich aus der Sicht des Therapeuten darstellen – in Betracht ziehen. Wir konnten diese Wahrnehmungsverzerrung häufig in Situationen beobachten, in denen der soziale Kontakt mit einer Bewertung verbunden war: Ein Mensch bildet sich eine falsche Vorstellung darüber, wie andere seine Person einschätzen, und untergräbt damit selbst seine Möglichkeiten, sich darzustellen. Bei solchen Klienten sind wir immer wieder beeindruckt von der Wirksamkeit der Methode der kognitiven Umstrukturierung (Kanter, 1975): Dem Klienten wird hier beigebracht, die Anforderungen bestimmter Situationen und seine Fähigkeit, in ihnen zurechtzukommen, angemessener zu bewerten.

Selbstinduziertes Verhalten

In ganz engem Zusammenhang mit den oben beschriebenen Situationen stehen die Fälle, in denen die Angst direkt aus der Tatsache resultiert, daß eine Person sich überfordert. Wenn jemand zu viel Verantwortung übernommen hat, kann er leicht unter erheblichen Druck geraten. Ein College-Professor z. B., der sich an einen ganz straffen und unflexiblen Arbeitsplan gebunden sieht, arbeitet sich mit ziemlicher Wahrscheinlichkeit in einen Zustand ständiger Anspannung hinein. Dieser überfordernde Terminplan ist aber oft die Folge von unrealistischen Anforderungen an die eigene Person. Läßt jemand sein Verhalten durch viele „Sollte" und „Müßte" bestimmen, ist es leicht möglich, daß in der Folge Ängste auftreten. Bei diesen selbstinduzierten Überforderungen ist kognitive Umstrukturierung durchaus angebracht.

Unhaltbare Bedingungen in der Umwelt

Zuweilen ist es in erster Linie die Umwelt oder die allgemeine Lebenssituation, die den Menschen Angst macht. Natürlich ist eine solche Bewertung relativ, da sich die Menschen in ihrer Fähigkeit, mit situativen Anforderungen zurechtzukommen, unterscheiden. Trotzdem kann man sagen, daß bestimmte Bedingungen existieren, die wahrscheinlich den meisten Menschen Schwierigkeiten bereiten würden. Nehmen wir z. B. ein Kind, das ständig Angst hat vor seinen übermäßig strengen Eltern, oder eine Frau, die das unvernünftige und unzumutbare Verhalten ihres psychotischen Ehemannes aus der Fassung bringt, oder den ängstlichen Angestellten, der überarbeitet ist, und zwar nicht, weil er an sich selber übergroße Ansprüche stellt, sondern weil seine Vorgesetzten zu viel von ihm verlangen.

Vorschläge, die in die Richtung zielen, die Umwelt zu verändern oder sich ihr zu entziehen, sollten erst erwogen werden, wenn der Klient vorher den Versuch unternommen hat zu lernen, direkt mit der Situation zurechtzukommen. Das zentrale Problem hier ist wohl die Definition des Begriffs „Unerträglichkeit" hinsichtlich der Umweltbedingungen, denn was zu Recht so bezeichnet werden darf, hängt sowohl von der Fähigkeit der Einzelperson, sich zu behaupten, ab, als auch von den Werturteilen des Klienten wie des Therapeuten. Letztendlich ist es die Aufgabe des Therapeuten, diese Einschätzung *in enger Zusammenarbeit mit dem Klienten* vorzunehmen. Spielt das Wertsystem des Therapeuten schon bei der Beurteilung der Frage, ob die Umweltbedingungen als unhaltbar anzusehen seien, eine so wichtige Rolle, so ist seine ethische Einstellung für die Entscheidung, was nun zu tun sei, von noch größerer Bedeutung. Wenn die Frau mit dem psychotischen Ehemann an das heilige Sakrament der Ehe und an ihre Verpflichtung, die Beziehung aufrechtzuerhalten, glaubt, dann befindet sich der Therapeut in einem heiklen moralischen Konflikt: Soll er versuchen, die Klientin zur Änderung ihrer Ansichten zu überreden? Offensichtlich gibt es hier keine einfache Antwort.

Depression

Wenn man bedenkt, wie weit verbreitet Depressionen sind, dann erstaunt es etwas, daß sie einen der im Rahmen der Verhaltenstherapie am wenigsten untersuchten Bereiche darstellen. Die Mehrheit der Verhaltenstherapeuten versuchte, sich zum Verständnis von Depressionen auf das sichtbare Verhalten des Klienten zu konzentrieren: Sie vertraten die Meinung, daß Depression aus einem gewissen Mangel an verstärkenden Konsequenzen im Leben eines Menschen resultierte (Ferster, 1965). Obwohl dieses Konzept durchaus seinen Wert hat, ist es wohl doch nicht vollständig. Da ist zunächst einzuwenden, daß man mit einem rein funktionalen Ansatz zum Verständnis fehlangepaßten Verhaltens das Risiko eingeht, mögliche physiologische Bedingungsfaktoren zu übersehen. Im Falle von sogenannten endogenen Depressionen kann die Möglichkeit eines physiologischen, chemischen oder hormonellen Ungleichgewichts nicht außer Acht gelassen werden (Davison u. Neale, 1974), und gerade bei dieser Form der Depression – die normalerweise sehr schwerwiegend ist – muß eine angemessene antidepressive Medikation erwogen werden.

Aber auch innerhalb einer funktionalen Sichtweise bleibt ein Konzept immer unvollständig, das nur auf Verstärkung aus der Umwelt aufbaut. So muß auch das Überhäufen des depressiven Klienten mit Geschenken und anderen Verstärkern nicht unbedingt sein Problem mildern. Wir sind für einen umfassenderen Ansatz, der davon ausgeht, daß Depression aus *einem individuell wahrgenommenen Fehlen jeder möglichen Kontingenz zwischen den eigenen Bemühungen und dem verstärkenden Charakter der darauf folgenden Konsequenzen* (Seligman, 1975) resultieren kann. Unserer Meinung nach ist es wesentlich, daß hier die kognitive Komponente miteinbezogen wird, und zwar besonders deswegen, weil Depression nicht ausschließlich durch eine geringe Verhaltensrate charakterisiert ist. Man begegnet nicht selten Menschen, die zwar alle Anforderungen gut bewältigen, aber trotzdem depressiv sind. Von allergrößter Bedeutung ist es, wie ein solcher Mensch seine Fähigkeit zur Kontrolle seiner Umwelt *auffaßt*. Diese Auffassung wurde als Haltung der „Hilflosigkeit und Hoffnungslosigkeit" beschrieben. Im Rahmen dieses Konzeptes sollte die prinzipielle therapeutische Strategie darauf gerichtet sein, den Klienten erkennen zu lassen, daß er wirklich in der Lage ist, die Ereignisse um ihn herum unter Kontrolle zu bringen. Das konkrete therapeutische Vorgehen hängt dann im einzelnen von den Faktoren ab, die für die Depression bestimmend sind.

Wenn die Suche nach potentiellen physiologischen Determinanten einen negativen Befund erbracht hat, können die depressiven Reaktionen von jedem einzelnen der folgenden Faktoren oder aus einer Kombination dieser Faktoren herrühren: 1. Die *Bemühung* um positive Verstärkung erfolgt in inadäquater Weise, 2. es besteht eine verzerrte *Auffassung* hinsichtlich der eigenen Fähigkeit zur Umweltkontrolle, oder 3. die *Umwelt* reagiert nicht entsprechend, und zwar in dem Sinne, daß sie zu wenig Verstärker bereithält.

Inadäquate Bemühungen

Wenn ein Mensch glaubt, seine Umwelt nicht kontrollieren zu können, so mag er damit durchaus recht haben: Er ist vielleicht – objektiv gesehen – wirklich nicht imstande, den Anforderungen seiner spezifischen Umgebung gerecht zu werden. Auch hier ist es wichtig, genau zu definieren, *warum* ihm die Fähigkeit fehlt. Es kann sein, daß die entsprechenden Fertigkeiten einfach nicht im Verhaltensrepertoire des Klienten vorhanden sind; in diesem Falle wären Verhaltensübungen, Modellvorgabe, Prompting und andere Verfahren zur Überwindung von *Verhaltensdefiziten* angebracht. Wenn sich die Unfähigkeit des Klienten, mit seiner Umwelt zurechtzukommen, dagegen auf *Hemmungen* zurückführen läßt, wäre ein therapeutisches Verfahren angebracht, das sich direkt auf die Reduktion der Angst konzentriert, entweder in Form einer Desensibilisierung oder, falls die Hemmungen kognitiv vermittelt werden, in Form von kognitiver Umstrukturierung.

Wenn wir die Technik der kognitiven Umstrukturierung für solche Depressionen vorschlagen, die aus der Unfähigkeit zu angemessenen Reaktionen resultieren, dann möchten wir betonen, daß man sich des Verfahrens bedienen sollte, um Hemmungen des Klienten abzubauen und es ihm dadurch zu ermöglichen, mit den Bedingungen seiner Umgebung besser fertig zu werden. Ein derartiges Therapieverfahren, das den Klienten zu einer Neubeurteilung seines Selbstwertes führen soll, würden wir *nicht* verwenden, ohne zuvor Versuche zu unternehmen, seine Kompetenz auf der Verhaltensebene zu verbessern. Bei einer unserer Klientinnen, die hauptsächlich unter Depressionen litt, stellte sich heraus, daß ihr Unglücklichsein von ihrer gesellschaftlichen Isolation herrührte und diese wiederum durch ihre mangelhaften sozialen Fertigkeiten bedingt war. Andere Therapeuten hätten sich hier vielleicht bemüht, der Klientin die Erkenntnis zu vermitteln, ein durchaus wertvoller Mensch zu sein, ungeachtet dessen, was sie tat; unser Vorgehen aber war zunächst auf den Aufbau kompetenten Verhaltens gerichtet.

Auch wenn man sich hauptsächlich darum bemüht hat, den Klienten dazu zu bringen, seine Umweltbedingungen effektiver zu meistern – sei es durch Überwindung bestimmter Verhaltensdefizite, oder sei es durch die Beseitigung von Hemmungen – kann es sein, daß seine Depression sich nicht legt. Wir haben es erlebt, daß Klienten an ihrem Selbstkonzept festhielten trotz der Tatsache, daß bei ihnen objektiv eine deutliche Veränderung festzustellen war. Hier wären folglich Techniken angebracht, die der Person erlauben, sich ein realistischeres Bild davon zu machen, auf welcher Stufe sie sich nach ihrer positiven Veränderung bewegt (z. B. self-monitoring oder Rückmeldung durch den Therapeuten oder Menschen der Umgebung).

Wahrnehmung eigener Unzulänglichkeit

Damit kommen wir zu dem Klienten, der therapeutische Behandlung sucht, obwohl sein Verhaltensrepertoire – objektiv gesehen – durchaus angemessen erscheint. Auch die Konsequenzen seines Verhaltens müßte er normalerweise als verstärkend empfinden, aber er ist dennoch depressiv. Ein solcher Mensch kann zwar – im Gegensatz zu dem oben beschriebenen Kliententyp – alle Anforderungen in adäquater Weise bewältigen, aber er bringt keine entsprechende Wertschätzung für die seinem Verhalten folgenden Konsequenzen auf. Bei solchen Fällen pflegen wir davon auszugehen, daß die Hauptursache der Schwierigkeit darin liegt, daß die Möglichkeiten zur Selbstverstärkung durch unverhältnismäßig hohe Normen für die eigene Leistung beschränkt sind. Hier sollten sich die therapeutischen Bemühungen deshalb in erster Linie auf die verzerrten Vorstellungen des Klienten konzentrieren, denn in seinen Augen ist praktisch nichts, was er tut, „gut genug", um eine Verstärkung zu „verdienen". Auch für diese Klienten würden wir kognitive Umstrukturierung empfehlen.

**Wenn die Umwelt keine Verstärker
zur Verfügung stellt**

Es kann sein, daß eine nach objektiven Kriterien durchaus kompetente Person ihre Fähigkeiten, den Alltag zu meistern, völlig richtig sieht und trotzdem depressiv wird – einfach, weil ihr die Umwelt keine Verstärker bietet, ganz gleich, wie sehr sich diese Person auch anstrengen mag. So hat es z. B. eine gewisse Berechtigung, wenn man annimmt, daß jemand depressiv wird, nachdem er einen geliebten Menschen verloren hat, der bis dahin die Hauptquelle für seine Verstärkung darstellte.

Manchmal hängt auch das Ausbleiben von Verstärkung auf komplizierte Weise mit anderen Faktoren zusammen. Nehmen wir z. B. einen Vertreter für Lexika, dessen Einschätzung der eigenen Kompetenz davon abhängt, ob er andere Leute dazu bringen kann, beträchtliche Summen für etwas auszugeben, das sie weder benötigen noch wünschen. Oder denken wir an die Ehefrau, der es wenig Genugtuung bereitet, ein Leben zu fristen, das ganz auf den häuslichen Bereich beschränkt ist und sich in Windelwechseln, Essenkochen und Ausrichten auf die Wünsche des Ehemannes erschöpft. Wenn solche Menschen deshalb depressiv sind, weil das, was sie tun,

für sie keine lohnende Aufgabe darstellt, dann kann der Therapeut den Versuch anregen, sich anderweitig Erfüllung zu suchen oder zu lernen, an der gegenwärtigen Tätigkeit Gefallen zu finden. Welche Vorgehensweise dann gewählt wird, hängt sowohl von den Wünschen des Klienten wie von dem sozialen Gewissen des Therapeuten und seinen ethischen Vorstellungen ab.

Es gibt andere Grenzfälle, bei denen es schwierig ist zu bestimmen, ob der Hauptansatzpunkt nun bei den Umweltbedingungen oder den Wahrnehmungen des Klienten liegen soll. Wir sind depressiven Klienten begegnet, die selbst zwar sehr tüchtig waren, deren Leben sich aber in einer Umgebung abspielte, in der alle anderen mindestens das gleiche Maß an Kompetenz besaßen. So kann ein intelligenter Schüler, der zusammen mit anderen hervorragend befähigten jungen Leuten eine ausgesprochene Eliteschule besucht, unzufrieden mit seinen Leistungen sein. Mit den ausgezeichneten Leistungen seiner Mitschüler im Hintergrund kann er den Eindruck bekommen, daß seine Umwelt nicht genügend Verstärkung für ihn bereithält. Auch hier kann man anregen, daß er entweder seine Umgebung ändert, also z. B. die Schule wechselt, oder irgendwie sein Selbstwertgefühl kognitiv umstrukturiert und sich in einem Kontext betrachtet, der über den von Schülern dieser speziellen Einrichtung abgesteckten Rahmen hinausgeht.

Einige allgemeine Überlegungen

Bei der Arbeit mit depressiven Klienten ergeben sich noch andere Komplikationen. Nach traditioneller Auffassung sah man z. B. die agitierte Depression als etwas an, das in eine andere Kategorie fiel als die Form der lethargischen, vegetativen Depression. Bei der agitierten Depression ist häufig nicht klar, ob die Angst den Klienten an der effektiven Bewältigung seiner Aufgaben hindert oder ob sie umgekehrt als Reaktion auf die beeinträchtigte Handlungsfähigkeit anzusehen ist. Im ersteren Fall wäre es gerechtfertigt, auf direkte Angstreduktion hinzuarbeiten, während es im anderen Fall angezeigt erscheint, sich mit den

Verhaltensdefiziten, den unzutreffenden Vorstellungen über die eigenen Fähigkeiten und/oder der mangelnden Umweltverstärkung zu beschäftigen.

Noch weiter verbreitet ist der komplizierte circulus vitiosus, in den sich der Depressive häufig selbst hineinmanövriert hat: Er ist – aus welchem Grund auch immer – der Ansicht, daß er sich keine Verstärkung verschaffen kann. Dies legt er dann in einer negativen Weise aus und unterhöhlt damit noch weiter die eigene Einschätzung seiner Fähigkeit, mit dem Leben fertig zu werden.

Man sollte einem solchen Menschen zunächst einmal helfen, sich so zu verhalten, daß ihm Verstärkung *in irgendeiner Form* zuteil wird. Dies läßt sich z. B. durch gestufte Aufgaben, offene oder verdeckte Verhaltensübung und durch kontinuierlichen Ansporn und Verstärkung des Therapeuten bewerkstelligen. Die Ermittlung, ob ein Individuum zur Funktionstüchtigkeit auf angemessenem Leistungsniveau gebracht werden kann, bringt unschätzbare diagnostische Informationen ein über die relative Bedeutung von Verhaltensdefiziten und Hemmungen über unrealistische Selbsteinschätzung und über die Beschaffenheit einer Umwelt, die keine Verstärker bietet.

Unsicherheit

In der verhaltenstherapeutischen Literatur begegnet man häufig der Auffassung, daß Unsicherheit mit Verhaltensdefiziten einhergeht. Weil man annahm, daß bei unsicheren Menschen ganz bestimmte Fertigkeiten im Verhaltensrepertoire fehlen, war die therapeutische Methode der Wahl bislang die Verhaltensübung. Tatsächlich war auch, wie wir in Kap. 7 erläutert haben, im „Selbstsicherheitstraining" häufig irgendeine Art von Verhaltensübung enthalten.

Nach unserer Ansicht ist aber diese Auffassung des unsicheren Verhaltens unvollständig. Wir haben zahlreiche Klienten erlebt, die ihre Selbstsicherheit verbessern konnten, ohne die Hilfe irgend eines Verhaltenstrainings in Anspruch zu nehmen. Ebenso hatten wir unsichere Klienten in Behandlung, bei denen wir

annahmen, die Verhaltensschwäche sei generalisiert, doch diese Klienten vermochten sich – unter bestimmten Umständen – de facto selbstsicher zu verhalten. Nehmen wir z. B. einen Klienten, der übermäßige Schwierigkeiten hat, sich gegenüber Gleichgestellten und Autoritätspersonen zu behaupten, aber seiner Frau oder seinen Kindern gegenüber mühelos den Mund aufmachen kann; oder einen anderen, der sich jedem gegenüber unsicher verhält, mit Ausnahme eines engen Freundes. Können wir legitimerweise von einer „Verhaltenslücke" sprechen, wenn wir beobachten, daß das fragliche Verhalten mindestens zu einer Gelegenheit auftritt? Oder ist es eher angebracht, das Problem als eine Hemmung aufzufassen, die bei jeder Gelegenheit – außer bei dieser einen Interaktion – auftritt? Es scheint so, als wäre das bislang noch ein ungelöstes Problem.

In unserer eigenen Arbeit mit unsicheren Klienten haben wir mindestens fünf Variablen identifiziert, die funktionale Bedeutung haben können. Es kann sein, daß 1. jemand nicht weiß, *was* er sagen oder tun soll; 2. jemand nicht weiß *wie* er etwas sagen oder tun soll; 3. jemand infolge antizipatorischer Angst Hemmungen hat, etwas zu sagen oder zu tun, was Selbstsicherheit erfordert; 4. jemand vage und wahrscheinlich unrealistische Bedenken hat, daß etwas „Schlimmes" passieren könnte, wenn er sich selbst behaupten würde; 5. jemand aufgrund moralischer oder ehtischer Überzeugung glaubt, es sei nicht „recht", sich selbstsicher zu verhalten.

Informationsdefizit

Wenn die Unsicherheit einer Person auf einem Mangel an Informationen darüber beruht, was unter bestimmten Umständen gesagt oder getan werden sollte, liegt der Schluß nahe, daß ein Defizit vorliegt. Wenn jemand einfach nicht weiß, was unter angemessenem Verhalten zu verstehen wäre, so erübrigt es sich, direkte Verhaltensübungen einzusetzen; hier ist stattdessen Information angebracht. Diese Information kann so aussehen, daß der Therapeut durchspricht, was in bestimmten sozialen Situationen zu tun ist, wobei er natürlich die sozialen Gegebenheiten im kulturellen Milieu des Klienten kennen und berücksichtigen muß. Wenn der Therapeut damit nicht vertraut ist, wie es einem von uns ging, als er eine unsichere Nonne behandeln mußte, muß er u. U. jemand um Mitwirkung bitten, der mit der Umgebung des Klienten vertraut ist (z. B. einen Freund, einen Kollegen oder den Partner).

Verhaltensdefizit

Unsicheres Verhalten, das daraus resultiert, daß man nicht weiß, was man sagen oder tun soll, kann auch zusammen mit einem echten Verhaltensdefizit auftreten: Der Klient weiß möglicherweise gar nicht, *wie* man sich angemessenerweise selbstsicher verhält. Stimme, Körperhaltung, Blickkontakt und einige andere Variablen, die mit der gesamten Reaktionsweise der Person zusammenhängen, stellen hier über Modellvorgabe, Verhaltensübung und gelegentliche Rückmeldung gute Trainingsziele dar.

Antizipatorische Angst

Wenn der Klient infolge seiner Ängstlichkeit nicht imstande ist, die angemessene Selbstsicherheit aufzubringen, kann man die Angst mit Hilfe von Desensibilisierung oder Entspannungstechniken reduzieren. Auch dann, wenn es dem Klienten sowohl an Informationen als auch an tatsächlichen Fertigkeiten zur Selbstbehauptung mangelt, kann antizipatorische Angst eine Rolle spielen. Unter diesen Bedingungen würde es jeden Prozeß der Verhaltensausformung erleichtern, wenn man sich direkt auf die Angstreduktion konzentrierte.

Unrealistische Erwartungen

Oft genug wird sicheres Verhalten durch die Erwartung gespeist, daß das Eintreten für die eigenen Rechte negative Konsequenzen haben könne. Bei solchen Klienten könnte man den Mangel an Selbstsicherheit angemessener als Problem der sozialen Angst beschreiben. Genauer gesagt haben diese Personen häufig

Angst davor, daß andere von ihnen schlechter denken würden, wenn sie sich selbstsicher verhielten. Solche Klienten werden von uns in der Regel mit einer Form der kognitiven Umstrukturierung behandelt, und zwar entweder entsprechend der in Kap. 8 beschriebenen Vorgehensweise oder einfach, indem wir sie von der Unrichtigkeit ihrer Annahmen überzeugen. Häufig sind unsichere Menschen sehr beeindruckt, wenn sie sich klarmachen, daß sie gerade dadurch, daß sie sich *nicht* selbstsicher verhalten, die Konsequenzen provozieren, die sie zu vermeiden suchen. So scheuen z. B. viele Leute davor zurück, sich selbstsicher zu verhalten aus Furcht, andere würden sie dann nicht mehr schätzen oder gut von ihnen denken. Tatsächlich ist es aber so, daß sie gerade durch das unsichere Auftreten den Respekt ihrer Freunde und Kollegen *verlieren* können.[1] Wenn sie sich klarmachen, daß Selbstbehauptung ihnen wahrscheinlich helfen kann, ihre Ziele zu erreichen, dann kann das, zusammen mit der Unterstützung und der Rückversicherung durch den Therapeuten, bei solchen Klienten schon eine Verhaltensänderung bewirken.

Moralische und ethische Bedenken

Manche Leute machen deshalb nicht den Versuch sich durchzusetzen, weil sie dies irgendwie „unschicklich" finden. Derartige Bedenken unterscheiden sich ein wenig von den im vorigen Abschnitt besprochenen. Es kann z. B. sein, daß der Klient glaubt, es sei falsch, bestimmte Gefühle zu äußern. Solche Mißverständnisse bestehen oft nur in ganz verschwommener, undurchdachter Form. So zögerte z. B. ein Klient, sich gegenüber einem guten Freund zu behaupten, weil er glaubte, das sei nicht anständig. Wie sich dann herausstellte, hatte der Klient nie durchdacht, welche Folgen es in Wirklichkeit haben könnte, wenn man selbstsicher aufträte, und als er anfing, dies mit dem Therapeuten durchzuspre-

---

1 Bei Frauen ist das möglicherweise anders, denn, wie in Kap. 13 ausgeführt wird, kann es sein, daß ihre zunehmende Sicherheit nicht immer auf Wertschätzung trifft.

chen, wurde bald klar, daß die befürchteten negativen Konsequenzen nur in seiner Vorstellung existierten.

Es gibt auch Fälle, in denen die Konsequenzen, die ein unsicherer Mensch antizipiert, noch offensichtlicher eine moralische oder ethische Grundlage haben. Wenn der Therapeut die moralischen Grundsätze des Klienten kennt, dann kann er selbst mit ihm die Probleme durchsprechen. Sonst ist es unter Umständen empfehlenswert, solche Experten um Mithilfe zu bitten, denen der Klient hier mehr Vertrauen entgegenbringt (z. B. Geistliche, Priester, Rabbis).

Einige allgemeine Überlegungen

Wie bei anderen problematischen Verhaltensweisen auch, ist es nicht immer einfach zu bestimmen, welche Variablen in einem gegebenen Fall wirksam sind. Zu dem Zeitpunkt, an dem ein Klient – im Erwachsenenalter – sich um professionelle Hilfe bemüht, können schon sehr viele Variablen funktional wirksam sein. Wenn er z. B. schon längere Zeit in seiner Selbstbehauptung gehemmt war, dann können sich bei ihm auch echte Lücken im Verhaltensrepertoire entwickelt haben, so daß er nun gar nicht mehr fähig ist, sich in bestimmten Situationen in angemessener Weise durchzusetzen. Umgekehrt gilt: Wenn bei einem Menschen seit einiger Zeit eine Verhaltenslücke besteht, so kann er auch in seiner Selbstbehauptung gehemmt sein, und zwar infolge des negativen Feedbacks, das er möglicherweise von seinen Mitmenschen erhalten hat.

Um die komplexen Gegebenheiten in jedem Einzelfall zu berücksichtigen, favorisieren wir bei der Behandlung von Unsicherheit manchmal ein „Schrotschuß"-Verfahren. Rein taktisch gesehen ist es am einfachsten, damit anzufangen, daß der Klient sein Durchsetzungsverhalten systematisch selbst beobachtet. Die Information aus dieser Selbstbeobachtung wird auf jeden Fall nützlich sein, unabhängig davon, für welche spezifische therapeutische Methode man sich in der Folge entscheidet. Dabei kann man hoffen, daß diese Methode schon per se selbstsicheres Verhalten fördert, besonders dann, wenn der Klient sowohl seine sicheren wie auch seine unsicheren Handlungen protokolliert.

Bei unserem derzeitigen Kenntnisstand ist der einzige Weg zur Bestimmung der zur Aufrechterhaltung selbstsicheren Verhaltens tatsächlich wichtigen Variablen, den betroffenen Klienten direkt zu befragen. So kann man z. B. fragen: Was könnten sie sagen oder tun, wenn sie sich in der und der Situation befänden? Können sie mir genau zeigen, wie sie dabei vorgehen würden? Vorausgesetzt, sie wären vollkommen ruhig. Wie würden sie wohl in dieser Situation reagieren? Was würde ihrer Meinung nach geschehen, wenn sie sich in dieser Situation tatsächlich behaupten würden? Was würden andere Leute wohl von ihnen glauben, wenn sie sich selbstsicher zeigten? Welche moralischen und ethischen Grundsätze liegen ihrer Ansicht zugrunde, daß ein solches Verhalten unzulässig sei?

Negatives Selbstkonzept

Obwohl die Tendenz, seinen eigenen Wert gering einzuschätzen, zusammen mit den verschiedensten anderen klinischen Problemen auftritt, ist sie trotzdem einer gesonderten Überlegung wert. Häufig klagen Klienten über Mangel an Selbstvertrauen, Gefühle der Minderwertigkeit und ein Empfinden der Unzulänglichkeit; diese Haltungen können alle als negative Einstellung zum eigenen Verhalten beschrieben werden. In vieler Hinsicht ähneln die Variablen, die beim negativen Selbstkonzept vorliegen, denen, die der Depression zugrunde liegen. Im Zusammenhang mit Klagen über Unterlegenheitsgefühle haben wir drei Parameter beobachtet, die sich sicher nicht gegenseitig ausschließen müssen: 1. Das Verhalten der Person kann objektiv gesehen unzulänglich sein; 2. ihr Beurteilungsmaßstab kann unverhältnismäßig streng sein; 3. oder sie erkennt überhaupt nicht, wie sie auf die Umwelt wirkt.

Ineffektives Verhalten

Wenn ein Mensch in vielen seiner Interaktionen mit der Umwelt nicht besonders erfolgreich ist, dann kann es gut sein, daß sein Eindruck der Unzulänglichkeit durchaus realistisch ist. Da es keine standardisierten Maße für Kompetenz gibt, muß der Kliniker sich auf seine eigene Einschätzung darüber verlassen, was im sozialen Milieu dieses Klienten tatsächlich wirksam ist, und eventuell sollte er hilfsweise auch auf Berichte von Außenstehenden zurückgreifen, die mit seiner sozialen Situation vertraut sind. Wie auch in vielen anderen Fällen der Praxis, in denen ein Klient nicht das angemessene Verhalten zeigt, sollte der Kliniker die Möglichkeit erwägen, daß ein Verhaltensdefizit vorliegt oder daß das Verhalten zwar im Repertoire vorhanden ist, aber auf irgendeine Weise gehemmt wird. Verhaltenstraining und/oder Verfahren zur Angstreduktion können hier angebracht sein, je nachdem wie die Diagnose ausfällt.

Unrealistisch hohe Leistungsnorm

Da die Einschätzung der eigenen Person eine stark bewertende Komponente beinhaltet, besteht immer die Möglichkeit, daß ein Mensch übermäßig strenge Anforderungen an sich stellt. Wenn er einen unverhältnismäßig hohen Maßstab an sich selbst anlegt, dann wird er wahrscheinlich selten mit seinen Leistungen zufrieden sein. Hier können Verfahren der kognitiven Umstrukturierung von Nutzen sein.

Fehleinschätzung der Eigenwirkung

Selbst dann, wenn das Verhalten eines Menschen objektiv angemessen ist und auch seine Wertmaßstäbe im richtigen Rahmen liegen, kann ein negatives Selbstkonzept bestehen, und zwar deshalb, weil der Betreffende nicht die positiven Wirkungen seines Verhaltens auf die Umwelt wahrnimmt. Wir begegnen dieser Haltung oft dann, wenn ein Klient erst kürzlich ein neues Verhaltensrepertoire erworben hat, aber weiterhin meint, sich ineffektiv zu verhalten. Unter solchen Bedingungen kann die Behandlung darin bestehen, daß man durch entsprechendes Feedback das Wahrnehmungsvermögen des Klienten besser auf die wirklichen Gegebenheiten einstellt. Einfache Bestätigungen und Rückenstärkung genügen hier nicht; es muß konkrete und detaillierte Rückmeldung gegeben werden anhand ganz spezifischer Beispiele für sein tatsächlich kompetentes Verhalten. Man kann den Klienten anhalten, sich in den verschiedenen Situationen systematisch zu beobachten und auf die Unterschiede zwischen seinen neuen Fähigkeiten und seinem Verhalten in der Vergangenheit zu achten. Außerdem kann man dem Klienten mittels Audio- und Video-Feedback demonstrieren, wie er auf andere wirkt. Schließlich kann der Therapeut dem Klienten auch des öfteren anhand von zusammenfassenden Darstellungen und Beschreibungen vor Augen führen, daß er nun in den verschiedensten Situationen ein viel effektiveres Verhalten zeigt.

Identitätskrise

Zugegebenermaßen ist der Begriff „Identitätskrise" in seiner Bedeutung überfrachtet. Im allgemeinsten Sinn bezieht er sich auf Schwierigkeiten, wichtige Ziele im Leben zu erreichen. Obwohl das Konzept der Identitätskrise als Konstrukt aus einem anderen therapeutischen Rahmen entliehen ist, verdient es dennoch die Beachtung aller Kliniker.

Von der Sichtweise des Verhaltenstherapeuten ist es nicht allzu vielversprechend, sich auf eine detaillierte Analyse solcher Gefühle zu konzentrieren – die sich meistens nur in vagen Umschreibungen auf den Sinn des Lebens beziehen –, sondern es ist eher sinnvoll zu beachten, was solchen subjektiven Reaktionen vorausgeht. Wenn man bei Vorliegen einer Identitätskrise eine Verhaltensanalyse erarbeitet, dann fällt bald auf, daß das Grundkonzept dem ähnelt, was wir für die Depression und das negative Selbstkonzept beschrieben haben. Der Hauptunterschied liegt jedoch darin, daß die Identitätskrise häufig in Verbindung mit der Veränderung bestimmter Rollenvorstellungen auf seiten des Klienten auftritt. Zwar begegnet man Identitätskrisen in ihrer krassesten Form bei Heranwachsenden, doch verlangt uns unsere komplexe und dynamische Gesellschaftsordnung das ganze Leben lang immer wieder neue Änderungen unseres Verhaltens ab. Als Folge davon überfallen uns auch stets wieder Fragen wie: „Wer bin ich?" und: „Was wird mit mir?"

Dollard und Millers (1950) Konzept vom „Lerndilemma" scheint mit der Identitätskrise insofern in Zusammenhang zu stehen, als hier früheres Verhalten des Individuums seine Wirksamkeit verloren zu haben scheint oder sich nicht mehr auszahlt. So kann das, was sich uns als Identitätskrise präsentiert, die affektive Reaktion eines Menschen sein, der das Gefühl hat, keine Kontrolle mehr über seinen Lebensbereich zu haben. In der schwereren Form findet man Gefühle der Hoffnungslosigkeit und Hilflosigkeit gepaart mit Depressionen. Oft hat die Rollendefinition oder -auffassung eines Menschen eine solche Veränderung erfahren, daß er es schwer hat, so wie früher durchs Leben zu gehen. Vom Heranwachsenden, der bislang immer abhängig war, wird plötzlich verlangt, daß er sich in einer Weise verhält, die ganz vom Gewohnten abweicht. Ähnlich geht es dem erfolgreichen Geschäftsmann oder Akademiker, der lange und konzentriert auf ein Ziel hingearbeitet hat und dann, wenn er es endlich erreicht hat, plötzlich nicht mehr weiß, was er weiter mit seinem Leben anfangen soll. Und auch wer nach einem Leben voller Arbeit in den Ruhestand tritt, findet sich in einer Rolle wieder, die ihm ungewohnte Verhaltensweisen abverlangt, während sie zugleich die Fertigkeiten, um deren Aneignung und Verbesserung er sich ein ganzes Leben lang bemüht hat, überflüssig werden läßt.

Bei der Behandlung einer Identitätskrise sollte der Therapeut daran arbeiten, eventuelle Verhaltensdefizite zu beseitigen, die den Klienten in der entsprechenden Rollendarstellung behindern könnten, sowie Einstellungsveränderungen hinsichtlich seiner Fähigkeiten zur Lebensbewältigung zu bewirken und/oder Hemmungen abzubauen, die ihn – trotz ausreichender Befähigung – bei der Bewältigung behindern. Das Hauptaugenmerk sollte auf die spezifischen Aufgaben gerichtet sein, vor die sich das Individuum in seiner neuen Rolle gestellt sieht. Informationsvermittlung, Problemlösetechniken, Rollenspiel und Desensibilisierung – das alles kann hier angebracht sein.

Man kann sich mit dem Begriff der Identitätskrise nicht beschäftigen, ohne zugleich ernsthafte Betrachtungen über die Werturteile anzustellen. Wenn vorausgesetzt werden kann, daß ein Mensch durchaus in der Lage wäre, sich in bestimmter Weise zu verhalten, so muß man sich doch die Frage stellen, ob er überhaupt *gewillt* ist, sich so zu verhalten. Zwar spielen sicherlich die eigenen Wertmaßstäbe und subjektiven Beurteilungen des Therapeuten in die Behandlung bestimmter Probleme hinein, es ist aber nichtsdestoweniger möglich, die Bedenken des Klienten zu berücksichtigen. Diese können z. B. verstanden werden als positive oder negative Konsequenzen, die der Klient einer bestimmten Handlungsweise zuschreibt und die er als kurz- oder auch langfristig wirksame Folgen für sich selbst oder ihm nahestehende andere erwartet. Wie immer, wenn es um die Lösung von Problemen geht, ist es die Aufgabe des Therapeuten, dem Klienten bei der Beurteilung der jeweils möglichen Handlungsweisen und der Abschätzung ihrer vermutlichen Konsequenzen zu helfen. Was uns anfänglich oft als Frage „persönlicher Werturteile" erscheint, kann sich dann als eine Haltung erweisen, die eng verbunden ist mit einer Überbewertung bestimmter Konsequenzen und der gleichzeitigen Vernachlässigung anderer. Was für das Leben eines Menschen wichtig und bedeutsam ist, kann für den anderen vollkommen trivial sein. So gibt es z. B. Leute, die alle ihre Energie dafür einsetzen, bestimmte äußere Ziele und „Erfolgssymbole" zu erringen, während sich andere mehr darum bemühen, enge persönliche Beziehungen zu ihren Mitmenschen aufzubauen. Der Therapeut kann zwar eine gute Hilfestellung geben, indem er den Klienten solche Konsequenzen erkennen läßt, die dieser möglicherweise übersehen hat, aber die endgültige Entscheidung über die

Richtung, die er in seinem Leben einschlagen möchte, sollte eindeutig dem Klienten selbst überlassen sein.

Zusammenfassung

Dieses Kapitel enthält gewissermaßen die wesentlichen Aussagen des Buches in komprimierter Form. Letzten Endes läuft alles darauf hinaus, daß ein Therapeut versuchen muß, sein Wissen in konkreter Weise auf das ganze große Spektrum klinischer Probleme zu übertragen. In diesem Kapitel haben wir versucht, die Entscheidungsprozesse darzustellen, so wie sie sich für den verhaltenstherapeutisch orientierten Kliniker ergeben. Allgemein muß der Schwerpunkt auf der Identifikation der funktional bedeutsamsten, d. h. der am stärksten kontrollierenden Variablen liegen, denn die entsprechende Beurteilung durch den Therapeuten führt ja unausweichlich weiter zu klinischen Interventionen, die wiederum im unterschiedlichen Maße geeignet und brauchbar sein können. Wir sind der Überzeugung, daß die Entscheidungsprozesse, die Verhaltenstherapeuten zu bewältigen haben, mindestens ebenso komplexer Natur sind wie die von andersorientierten Therapeuten. Diese Prozesse wurden dargestellt an klinischen Problemen der Angst, der Depression, der Unsicherheit, des negativen Selbstkonzepts und der Identitätskrise.

Kapitel 12

Eine ausführliche Falldarstellung

Die meisten veröffentlichten Fallberichte könnten den Eindruck erwecken, die Verhaltenstherapie sei ein sehr einfaches und direktes Verfahren, das sich nur bei eindeutigen und unkomplizierten Fällen anwenden läßt. Es ist denkbar, daß viele der sogenannten „einfachen Fälle", wenn wir ihnen in der Literatur begegnen, aus ihrem eigentlichen Kontext herausgerissen sind. Dies läßt sich teilweise einfach aus Platzgründen erklären, mag zum andern aber auch seinen Grund darin haben, daß man nicht durch Darstellung und Erörterung komplizierender Nebenumstände von dem im jeweiligen Bericht aktuellen Hauptthema ablenken will. Unser Anliegen in diesem Kapitel ist es dagegen, eine Fallillustration so zu präsentieren, daß dem Leser ein korrekteres Bild der Verhaltenstherapie vermittelt wird.

Wir haben absichtlich einen ziemlich komplizierten Fall ausgewählt, weil sich durch seine Darstellung aufzeigen läßt, was alles an erschwerenden Momenten mitspielt und welche Feinheiten zu beachten sind, wenn man die relevanten Probleme analysiert, Prioritäten für Therapieziele setzt und sich einer Vielzahl von verschiedenen Einzeltechniken bedienen muß.

Um die jeweils aktuellen Bedingungen des Falles lebhaft, detailliert und realistisch darstellen zu können, wird der Therapieverlauf Sitzung für Sitzung anhand der laufenden Niederschriften dargestellt.

Um die Anonymität der Klientin zu wahren, wurden alle Angaben, die Rückschlüsse auf ihre Person zuließen, entsprechend abgeändert; sachliche Veränderungen wurden vorgenommen, wo dies im Interesse besserer Anschaulichkeit lag.

Darstellung der Probleme und anamnestische Informationen

Die Klientin, die wir hier Ann nennen wollen, ist 35 Jahre alt, mit einem beruflich erfolgreichen Zahnarzt verheiratet und Mutter von zwei Kindern (einer fünfjährigen Tochter und einem siebenjährigen Sohn). Sie arbeitet halbtags als Sekretärin. Nach Angaben der Klientin bestanden ihre Hauptprobleme in depressiven Verstimmungen, schweren und anscheinend alles beherrschenden Ängsten, Antriebsarmut, der Unfähigkeit zu selbständigem Handeln und einem ausgeprägten Gefühl der Hilflosigkeit und Unzulänglichkeit.

Die Klientin, einziges Mädchen und jüngstes Kind unter drei Geschwistern, wurde in einer großen Stadt des mittleren Westens geboren und wuchs auch dort auf; ihre Eltern waren Protestanten aus der Mittelschicht. Als sie fünfzehn Jahre alt war, starb ihr Vater an den Folgen eines Herzanfalls, aber ihr Onkel mütterlicherseits, der schon zuvor bei der Familie gewohnt hatte, lebte auch weiterhin dort. Die Klientin beschreibt sowohl die Mutter wie auch den Onkel als Menschen, die ihr durch ihre sehr kritische und übermäßig behütende Haltung nur wenig Spielraum für selbständiges Handeln ließen.

Nach dem Highschoolabschluß lebte Ann weiter zu Hause und arbeitete als Sekretärin. Daran änderte sich nichts, bis sie – mit Anfang Zwanzig – einen Mann heiratete, der gerade in die Marine eintrat. Seine neue Stellung machte schon bald einen Umzug an die Westküste erforderlich. Zum ersten Mal war sie von zu Hause fort, und sie reagierte auf die plötzliche Trennung von ihrer vertrauten Umgebung mit schweren Angstzuständen. Periodische Angstanfälle und Zeiten depressiver

Verstimmungen traten in den nächsten Jahren immer wieder auf. Zu vier verschiedenen Gelegenheiten nahm Ann psychiatrische Behandlung in Anspruch und wurde vorwiegend mit Pharmaka behandelt. Ihr Zustand verschlimmerte sich akut, als sie mit Mann und zwei Kindern in ein neues Haus umzog. Zum jetzigen Therapeuten wurde die Klientin von einem Internisten überwiesen.

Verlauf der Behandlung

Es folgt eine Beschreibung des Behandlungsverlaufs, der sich über 51 Sitzungen und einen Zeitraum von zwei Jahren erstreckte:

1. Sitzung

Bei diesem ersten Kontakt war die Klientin äußerst ängstlich und saß fast während der ganzen Therapiestunde vorn auf der Stuhlkante. Es machte mich nervös, sie nur anzuschauen. Sie war sehr blaß und wirkte allgemein etwas ungepflegt.

Den größten Teil der Sitzung verbrachten wir damit, biographische Informationen zusammenzutragen. Schon bald im Verlauf dieser ersten Stunde wurde deutlich, daß Ann ihre Probleme in einer Art und Weise einschätzt, die alles nur noch schlimmer macht: Sie hat Angst, „verrückt zu werden" und fürchtet, daß „etwas mit ihren Nerven" nicht stimmen könne. In Anbetracht zahlreicher medizinischer Befunde, die ihren guten körperlichen Zustand nachwiesen, versuchte ich ihr ihre Befürchtungen über etwaige physische Störungen auszureden und sprach ihr zusätzlich etwas Mut zu, indem ich sagte, ihr könne durchaus geholfen werden. Zur Therapie ist sie zweifellos hochmotiviert und macht auf mich den Eindruck, als ob sie auf meine Vorschläge bereitwillig eingehen wird.

Eine Beobachtung am Rande: Die Freundin, die sie zur Sitzung begleitet hatte, zeigte sich am Ende dieser Konsultation sehr um Anns Wohlergehen besorgt und sprach die Hoffnung aus, daß doch irgendetwas für sie getan werden könne. Obwohl es sich bei der Klientin um eine fünfunddreißigjährige Frau handelt, habe ich allgemein eher das Gefühl, ein Kind und nicht eine Erwachsene vor mir zu haben.

2. Sitzung

Fortsetzung der Anamnese, wobei die zur Verfügung stehende Zeit überwiegend zur ausführlichen Erörterung des Fragebogens über persönliche Daten aufgewandt wird, den Ann mir Anfang der Woche zugeschickt hatte. Ihre schriftliche Schilderung der Hauptprobleme sieht folgendermaßen aus: „Ich leide an Angst und Depression. Ich habe Herzklopfen und ein fürchterliches Gefühl in meinem Kopf – es sind nicht direkt Kopfschmerzen. Es kostet mich große Anstrengung, jeden einzelnen Tag hinter mich zu bringen. Ich lege kein Make-up mehr auf und kümmere mich nicht mehr um mein Äußeres. Jedes kleine Problem wird für mich jetzt so überwertig. Ich habe an allem das Interesse verloren. Ich versuche verzweifelt, mich um die Kinder zu kümmern und sie nicht zu vernachlässigen. Ich bin von meinen Symptomen so in Anspruch genommen, daß ich kaum noch an etwas anderes denken kann".

Ihr Mangel an Selbständigkeit und ihre Unsicherheit bestehen wohl schon sehr lange – solange sie denken kann. Außerdem war sie schon immer überempfindlich für Kritik und läßt sich besonders stark aus der Fassung bringen, wenn der Ehemann mit ihr ungeduldig wird. Ängstlich fühlt sie sich zwar immer, doch ist die Angst stärker ausgeprägt, wenn Ann allein zu Hause ist oder zu geselligen Anlässen ausgeht. Als Hausaufgabe trug ich ihr auf, die spezifischen angstauslösenden Situationen aufzulisten; außer für die Datenerhebung könnte diese Information zur Konstruktion der Angsthierarchie nützlich werden, sollte später eine Desensibilisierung angebracht erscheinen.

Während dieser Sitzung war Ann anscheinend etwas weniger ängstlich und kam auch meinem Vorschlag nach, sich doch auf dem Stuhl richtig zurückzusetzen und es sich bequemer zu machen. Ganz offensichtlich muß erst etwas gegen ihre große Ängstlichkeit getan werden, bevor man an irgendeine andere therapeutische Intervention denken kann. Ich beschrieb ihr noch Entspannungsverfahren, hatte aber an diesem Tag keine Zeit mehr, wirklich damit anzufangen.

Während dieser ersten Sitzungen stellte sich ganz klar heraus, daß sie unter dem Eindruck stand, überhaupt keine Kontrolle über ihr Leben zu haben; sie bat mich auch immer wieder um Unterstützung und Ermutigung (z. B.: „Können Sie mir helfen?"). Auf der Suche nach einem kurzfristig veränderbaren Aspekt in ihrem Verhaltensrepertoire, der für sie ein paar positive Konsequenzen und etwas Hoffnung abwerfen könne, schlug ich ihr vor, sie solle während der folgenden Woche versuchen, Leute, mit denen sie in Kontakt käme, anzulächeln und dann einfach deren Reaktion beobachten. Ich bemühte mich, diesen Vorschlag nicht als irgendeine bedeutende therapeutische Strategie hinzustellen, sondern einfach als eine Möglichkeit, ihr zu zeigen, daß sie sehr viel mehr Einfluß auf ihre Umwelt ausüben könne, als sie annahm. Sie willigte in den Versuch ein.

3. Sitzung

Ann brachte eine Liste angstauslösender Situationen mit, und es kostete ungefähr zehn Minuten, diese auf Hierarchiekarten zu übertragen. Sie hatte die Hausaufgabe, „jemanden anzulächeln", in einem Fall befolgt, und es war ihr gelungen, damit bei einem Verkäufer eine positive Reaktion hervorzurufen; ich schlug ihr vor, diese kleine Übung fortzusetzen. Der größte Teil der Sitzung wurde dann mit Entspannungstraining nach Jacobson verbracht; sie gab an, daß die Werte von 90 auf 25 gesunken seien, wobei es ihr allerdings schwerfiel, Gesicht und Beine zu entspannen. Bis zur nächsten Sitzung sollte sie täglich mit dem Tonbandgerät üben.

4. und 5. Sitzung

Entweder haben die Entspannungsübungen einen positiven Effekt, oder sie reagiert günstig auf die spezifischen Anforderungsbedingungen der Therapie. Möglicherweise wirkt beides. Was auch immer der Grund sein mag, Ann erschien mir während dieser beiden Sit-

zungen sowohl entspannter als auch lebhafter und munterer. Zusätzlich zu den Entspannungsübungen mit dem Tonband versucht sie auch, sich *in vivo* zu entspannen, obwohl ich sie davor gewarnt hatte, es jetzt schon gleich zu versuchen. Außerdem hat sie sich weiter bemüht, andere anzulächeln und dabei bei einer Gelegenheit erlebt, daß es half, mit jemand ins Gespräch zu kommen. Ich ermutigte sie, ließ aber durch meine Äußerungen gleich erkennen, daß diese Veränderungen nur allmählich und schrittweise zustande kommen. Außerdem arbeiteten wir während dieser Sitzungen an Hierarchie-Items, die sich sowohl aus sozialen Situationen als auch solchen, in denen sie allein zu Hause sein mußte, zusammensetzten.

6. Sitzung

Ann kam 15 Minuten zu spät zur Sitzung mit der Erklärung, die Bekannte, die sie im Auto hätte herbringen müssen, habe sich verspätet. Dabei stellt sich heraus, daß sie bisher zu keinem Termin allein gekommen ist, sondern sich immer von jemandem herfahren ließ. Ich könnte mich ohrfeigen, daß ich das nicht schon früher gemerkt habe. Jedenfalls erzählte sie jetzt, daß sie eigentlich nur sehr wenig selbst tat. Sie verstand es nämlich, ihren Tagesablauf so zu arrangieren, daß sich Freunde und Verwandte geradezu überschlugen, um ihr abhängiges Verhalten zu verstärken.

Ann klagt, daß sie sich neuerdings noch depressiver fühlt. Sie ist beunruhigt über einen Druck im Kopf, es fällt ihr schwer, sich mit anderen Menschen zu unterhalten, und sie hat wieder angefangen, ihr Äußeres zu vernachlässigen. All das macht ihr akute Angst und sie befürchtet, einen „Nervenzusammenbruch" zu bekommen. Ich habe zwar versucht, ihr das auszureden, aber ich mache mir Gedanken darüber, daß man sie vielleicht doch in die Klinik einweisen muß, wenn sich ihr Zustand noch verschlimmern sollte. Wir beschlossen dann gemeinsam, die Zahl der wöchentlichen Sitzungen auf zwei zu erhöhen und zunächst alle Arbeit an der systematischen Desensibilisierung zurückzustellen.

Stattdessen werden wir uns auf ihre Depressionen konzentrieren. Die therapeutische Strategie zielt jetzt darauf ab, sie schrittweise zu unabhängigerem Handeln zu befähigen. Angstauslösende Situationen kann sie allemal vermeiden, aber sie kann nur wenig tun, um Depressionen zu entgehen. Für den Anfang schlug ich vor, daß sie versucht, einiges selbständig zu erledigen, wie z. B. zur nächsten Sitzung allein zu fahren.

7. Sitzung

Sie eröffnet mir ganz stolz, sie sei allein zur Sitzung gefahren und habe dabei nur ganz wenig Angst gehabt. Weiter berichtete sie, sie sei einmal allein zum Einkaufen gegangen. Ich war hoch erfreut, dies zu hören und gab meinen Gefühlen auch deutlich Ausdruck.

In einem weiteren Versuch, Ann von der Befürchtung abzubringen, daß sie „geisteskrank" sei, erklärte ich ihr sehr nachdrücklich, ihre depressiven Gefühle resultierten nur aus ihrer Unfähigkeit zur Lebensbewältigung. Außerdem wies ich sie noch einmal darauf hin, daß sie ihre Fortschritte eher an dem, was sich seit Therapiebeginn schon ereignet hatte, messen solle, als daran, was sie alles noch erreichen muß. Schließlich ermunterte ich sie noch, ihrem Ehemann von den jeweils erzielten Erfolgen zu berichten, in der Hoffnung, er könnte als zusätzliche Verstärkerquelle dienlich sein.

Ihre Entspannungsübungen zwischen den Sitzungen hatte Ann nicht ausgeführt; sie klagte darüber, daß diese unangenehm für sie seien, und daß immer jemand zu Hause sei. Ich wies nochmals darauf hin, wie wichtig es sei, die Entspannungsübungen täglich zu machen, aber es wird jetzt ganz offensichtlich, daß wir wohlüberlegte Schritte (evtl. Selbstsicherheitstraining?) einleiten müssen, um die „Hilfe", die sie von Personen ihrer Umgebung bekommt, so weit wie möglich einzuschränken.

Was sie selbst mit am meisten stört, scheint die Tatsache zu sein, daß sie unfähig ist, ihren Haushalt zu führen. Normalerweise schiebt sie alle Reinigungsarbeiten auf bis Montag, wenn eine Verwandte vorbeikommt, um ihr zu helfen. Damit sie ihre Hausarbeit überhaupt etwas in den Griff bekommen kann, bedarf es einer gewissen Einteilung und Organisation. Wenn sie z. B. morgens aufwacht, so bleibt sie gewöhnlich im Bett liegen und verfällt in eine Depression angesichts der Tatsache, daß das Haus so unordentlich ist. Das bringt sie dann dazu, sich nur noch depressiver und unbeweglicher zu fühlen, bis sie soweit ist wie jetzt, wo sie schon Schwierigkeiten hat, überhaupt aufzustehen. Um diesen Circulus vitiosus zu durchbrechen, übten wir eine zeitlang verdecktes Rollenspiel. Ann stellte sich vor, am Morgen aufzustehen, das Bett zu machen, das Schlafzimmer aufzuräumen und sich zu waschen und anzukleiden. Zweimal wiederholte sie diese Sequenz, wobei sie jeweils laut ansagte, was sie gerade tat. Ann sagte zu, diese Verhaltenssequenz am nächsten Morgen auch wirklich auszuprobieren; ich bat sie, mich danach anzurufen.

Telefonkontakt

Ann rief mich wie vereinbart an und berichtete, die Abfolge genau wie in der Vorstellungsübung ausgeführt zu haben. Gegen 7.00 Uhr wachte sie auf und fühlte sich ein bißchen nervös. Sie blieb noch ein Weilchen liegen und grübelte über ihre Schwierigkeiten nach, stand aber dann bald auf und folgte dem Ablauf, den sie eingeübt hatte. Natürlich war ich darüber sehr erfreut und schlug ihr vor, sie solle versuchen, auch für den Rest des Tages einen Plan zu machen. Sie sagte noch, es habe ihr sehr geholfen, daß sie wußte, sie müsse mich anrufen.

8. Sitzung

Ann versäumte einen Termin mit der Begründung, ihre Schwester habe ihr einen unerwarteten Besuch abgestattet. Diesmal wirkte sie viel entspannter, lächelte häufiger und berichtete von einer Reihe erfolgreicher Erlebnisse. Sie ist jetzt eher bereit, sich in soziale Situationen zu begeben und schafft es immer besser, die Entspannung *in vivo* durchzuführen. Zudem wird die Morgenroutine für sie mehr und mehr zur Selbstverständlichkeit, während die Angst vor einem neuen Tag beträchtlich zurückgegangen ist. Wir sprachen noch eine Weile darüber, wie wichtig es für sie ist, daß sie die Hilfsangebote von Freunden und Verwandten ablehnt.

Ann ging in der Vorstellung ihren Plan für einen ganzen Tag durch, und ich gemahnte sie mehrmals, sich immer gleich zu entspannen, sobald sie irgendwie nervös würde. Die letzten fünf bis zehn Minuten verwendeten wir darauf, ihre Entspannungsfähigkeit (die gut war) zu testen und ich gab ihr ein Tonband mit einer verkürzten Version von Entspannungsanweisungen („Loslassen" ohne anfängliche Anspannung) mit.

9., 10. und 11. Sitzung

Sie führte alles aus, was sie in der Vorstellung geübt hatte und war ganz enthusiastisch ob ihrer Erfolge. Tatsächlich schaffte sie sogar mehr, als sie geplant hatte. Ann erzählte auch ihrem Mann von ihren Fortschritten, und er war ebenfalls sehr erfreut. Es machte ihr auch ganz offenbar besondere Freude, mir von ihren Fortschritten zu berichten. Ich teile ihre Gefühle und ließ sie das auch wissen. Sie übt weiter an ihrer Entspannung und berichtet von guten Erfolgen (normalerweise Entspannung bis hinunter zu 25). Allgemein hat sie sich in sozialen Situationen sehr viel besser unter Kontrolle; tatsächlich ergab dann eine Durchsicht der Angsthierarchiekarten, daß viele Items für soziale Situationen wegfallen konnten. Wir verbrachten dann noch einige Zeit damit, die Hierarchie neu zu erstellen, obwohl es sein kann, daß durch ihre derzeitigen Fortschritte die systematische Desensibilisierung unnötig wird.

Um sie auf das kommende Wochenende vorzubereiten, arbeitete ich mit kognitiver Verhaltensübung. Sie gibt an, daß sie sich etwas unglücklich fühlt, aber es geht ihr ganz eindeutig nicht so schlecht wie früher. Langsam bekommt sie ihr Leben besser in den Griff, obwohl sie im Laufe des Tages immer noch wenige Dinge tut, die ihr wirklich Freude machen. Wir überlegten uns gemeinsam einige Aktivitäten, die für sie verstärkend sein könnten. Wir müßten unbedingt die Frage ihrer Zufriedenheit mit der Hausfrauenrolle diskutieren.

12. und 13. Sitzung

Ann sagte eine Sitzung ab mit der Begründung, ihre Schwester sei wieder überraschend zu Besuch gekommen. Seit dem Termin in der letzten Woche hatte sie einige gute Tage verlebt. Sie war mit Freunden zum Essen ausgegangen. Außerdem hatte sie für ihre Mutter und ihre Schwester ein Abendessen gekocht. Dies war das erste Mal, daß sie in ihrem neuen Haus jemals so etwas unternommen hatte.

Es scheint, daß sie jetzt weniger Angst hat, allein zu Hause zu sein. Ich erklärte ihr, daß es notwendig für sie sei, nach und nach immer länger allein zu bleiben und dieses Alleinsein auch mit angenehmen Aktivitäten (z. B. stricken oder lesen) zu koppeln. Obwohl sie verschiedene Anstrengungen in dieser Richtung unternimmt, scheinen wohlmeinende Freunde und Verwandte immer wieder ihre guten Absichten zu durchkreuzen. Ich wies sie darauf hin, daß sie sich besser durchsetzen müsse und schlug ihr für den Anfang vor, täglich darüber Protokoll zu führen, in welchen Situationen sie sich durchgesetzt hatte und in welchen nicht.

14. Sitzung

Der reguläre Termin wurde von Ann wegen eines Schneesturms abgesagt. Zu Beginn der heutigen Sitzung hatte sie alle möglichen positiven Dinge aus der vergangenen Woche zu berichten. Als Ergebnis ihrer systematischen Selbstbeobachtung hat sie jetzt angefangen, sich mehr als bisher zu behaupten (so äußert sie z. B. in Gesprächen mit ihren Kollegen ihre eigene Meinung und widerspricht auch ihrem Ehemann). Wir nahmen uns nun die Situationen vor, in denen es ihr noch nicht gelungen war sich durchzusetzen, und diskutierten, wie sie sich anders verhalten könne.

Die Entspannung setzt sie nun regelmäßig *in vivo* ein und erzählt, daß dies jetzt mehr und mehr automatisch geschieht. Besonders wenn sie allein zu Hause ist, versucht sie entspannt zu bleiben – mit einigem Erfolg. Schließlich fängt sie an, sowohl ihre häuslichen Pflichten wie auch ihre Arbeit besser zu organisieren.

15. und 16. Sitzung

Ann sagte einen vereinbarten Termin ab mit der Begründung, zu Hause eine Möbellieferung abwarten zu müssen. Diese Absagen gehen mir langsam auf die Nerven. Ich lasse sie ihr zwar durchgehen, aber ich weiß eigentlich nicht warum. Ich wies noch einmal darauf hin, wie wichtig es sei, zu jeder Sitzung zu kommen und legte ihr nahe, ihre anderen Verpflichtungen so zu arrangieren, daß ihr dies möglich würde.

Ihre Bemühungen, sich durchzusetzen, werden zunehmend erfolgreicher, so bestand sie z. B. darauf, daß ein Verkäufer ihr genau den Gegenstand brachte, den sie verlangt hatte und nahm nicht einfach den, den er ihr zuerst angeboten hatte; um ihr zu bringen was sie wollte, mußte er extra ins Lager gehen.

Eine neuerliche Durchsicht ihrer Hierarchie-Items hat erbracht, daß ihre sozialen Ängste jetzt wohl kein Problem mehr darstellen! Es ist nicht genau festzustellen, worauf das zurückzuführen ist, vielleicht ist es die Entspannung *in vivo,* wahrscheinlich hat aber auch ihre zunehmende Selbstsicherheit dazu beigetragen. Zur Zeit ist das Top-Item bezüglich ihrer Ängste das Alleinsein zu Hause. Ich redete ihr zu, sukzessiv längere Zeitspannen allein zu verbringen.

Ann berichtet immer noch, daß sie sich nicht allzu glücklich fühlt. Trotz ihrer leicht dysphorischen Verstimmungen läuft bei ihr jedoch auch weiterhin alles gut. Ich betonte noch einmal, wie wichtig es für sie sei, sich mit angenehmeren Tätigkeiten zu befassen. Sie meint, es würde ihr für den Anfang Spaß machen wieder zu stricken – ein Hobby, an dem sie vor ein paar Jahren Freude gehabt hatte. In der Vorstellung übt sie dann, am Samstag in den Handarbeitsladen zu gehen, um das erforderliche Arbeitsmaterial zu kaufen und am Sonntag schon zu Hause eine Zeitlang zu stricken.

17. Sitzung

Ann sagte die Sitzung wegen eines Besuchs ihrer Schwiegereltern ab; der Gedanke, sie allein zu Hause sitzenzulassen, war ihr angeblich unangenehm. Ich glaube, was mich bis jetzt davor zurückgehalten hat, wegen abgesagter Termine strenger mit ihr umzugehen, waren meine Bedenken, daß sie sich noch nicht gegen überraschende Besucher durchsetzen könne; jetzt glaube ich aber nicht mehr, daß sie so wenig Selbstsicherheit besitzt. Ich kündigte ihr deshalb an, daß ich ihr – außer bei schwerwiegenden Gründen – in Zukunft nicht eingehaltene Termine berechnen würde. Ich hatte den Eindruck, sie konnte das akzeptieren.

Sie hatte es nicht geschafft, wie verabredet in das Handarbeitsgeschäft zu gehen, weil sie mit Vorbereitungen für die Weihnachtsferien beschäftigt war. In der letzten Woche war es ihr etwas besser gegangen, und sie erzählte, sie sei kürzlich auf einer Party umgänglicher und geselliger gewesen als je zuvor. Ann versucht weiterhin, sich sicherer zu verhalten und wird dafür von ihrer Umwelt – einschließlich Ehemann – reichlich verstärkt. Wegen der Feiertagsvorbereitungen gab es wenig Gelegenheit, allein zu Hause zu bleiben.

18. und 19. Sitzung

Ann hat nachmittags zwei Stunden allein zu Hause zugebracht; das ist die längste Zeitspanne überhaupt bisher. Den größten Teil der Zeit verbrachte sie mit Aufräumen und hatte dabei nur wenig Angst. Zum Einkaufen muß sie aber immer noch von ihrem Onkel begleitet werden. Ann hat alle möglichen Ausflüchte gefunden, sich nicht mit Dingen zu beschäftigen, die ihr Freude machen könnten. Dabei gab sie zu, Schuldgefühle zu haben, wenn sie etwas nur für sich selbst tut; sie glaubt, hauptsächlich ihrer Familie verpflichtet zu sein. In der nächsten Stunde werden wir das näher explorieren müssen.

20. Sitzung

Die meiste Zeit beschäftigten wir uns mit ihren Schuldgefühlen, die immer dann auftreten, wenn sie sich selbst eine Freude bereitet.

Dabei gestand sie ein, sie habe ganz allgemein eine negative Meinung über sich selbst, und fügte noch hinzu, daß sie ja auch wirklich nicht viel Gutes verdiene. In der Absicht, Ann dazu zu bringen, daß sie ihren eigenen Wert realistischer einschätzt, bestand ich darauf, daß sie für sich plädierte, indem sie ihre positiven Züge beschrieb. Sie zählte eine Reihe guter Eigenschaften auf (z. B. gab sie an, eine gute Mutter zu sein, ihre Kinder zu lieben, Verständnis für Freunde zu haben, zunehmend mehr in der Arbeit zu leisten und ganz allgemein selbstsicherer zu werden). Ich empfahl ihr dringend, sich künftig immer diese Eigenschaften ins Gedächtnis zu rufen, wenn sie Überlegungen über ihren Wert als Person anstellt. Ann versprach mir fest, vor unserer nächsten Sitzung endlich in das Handarbeitsgeschäft zu gehen.

Vorläufige Zusammenfassung

Zu diesem Zeitpunkt scheint es uns gelungen zu sein, den Circulus vitiosus zwischen ihrer Depression und ihrer Unfähigkeit, Anforderungen normal zu bewältigen, zu durchbrechen. Trotzdem ist es noch notwendig, daß sie mehr Aktivitäten in ihr Leben miteinbezieht, die sie positiv verstärken. Es scheint ihr gut zu gelingen, ihrer sozialen Angst und der Furcht vorm Alleinsein mit Entspannungsübungen zu begegnen. Deswegen habe ich den Gedanken an systematische Desensibilisierung weitgehend aufgegeben. Ann ist offensichtlich sehr abhängig von mir; eine Tatsache, die mir unzweifelhaft hilft, ihr Verhalten außerhalb der Sitzung zu unterstützen und zu stärken. Sobald ein einigermaßen stabiles Verhalten aufgebaut sein wird, müssen wir anfangen, daran zu arbeiten, daß sie sich weniger auf mich stützt. Ein paarmal war ich in Versuchung, ihren Mann anzurufen, um ihn mehr in die Therapie seiner Frau miteinzubeziehen. Was mich dann jedoch davon abhielt war die Erwägung, Ann könne jede Veränderung, die sich daraus ergeben würde, als etwas außerhalb ihrer eigenen Kontrolle Bewirktes auslegen. Es scheint schon sowieso jeder alles zu tun, um ihr zu „helfen", und ich möchte sie deshalb lieber dazu bringen, selbständig mit den Dingen fertig zu werden – sofern mir das möglich ist.

21. Sitzung

Trotz aller Hindernisse hat sie es endlich geschafft, zum Handarbeitsgeschäft zu gehen! Und alle diese Anstrengungen nur, um zu erfahren, daß der Laden umgezogen ist. Auch ihre Nachforschungen in umliegenden Geschäften erbrachten nicht die neue Adresse. Sie gab jedoch nicht auf und fand dann endlich ein anderes Handarbeitsgeschäft. Ihre aktiven Bemühungen zeigen ein bemerkenswertes Abweichen von ihrem früheren Verhalten und haben eine nicht geringe Befriedigung für sie (und den Therapeuten) zur Konsequenz.

Obwohl Ann in bezug auf ihre zunehmende Selbstsicherheit weiterhin Fortschritte macht, stellt sie fest, daß es ihr schwerfällt, gegenüber einer ihrer besonders selbstsicheren Bekannten ihre Gedanken zu äußern. Wir gingen mehrere Male im Rollenspiel eine Situation durch, in der sie ihre Rolle als Hausfrau und Mutter erfolgreich gegen die Argumente ihrer Freundin verteidigte. Dies führte uns in eine Diskussion darüber, wie Ann selbst ihre Rolle sieht, und über ihre Schuldgefühle bezüglich angenehmer Aktivitäten. Als sie noch keine Kinder hatte, hatte sie immer ganztags gearbeitet, und in den vergangenen Jahren war es ihr dann schwergefallen, als Hausfrau zurechtzukommen. Ich deutete hier die Möglichkeit an, daß ihre Depression teilweise daher kommen könne, daß sie sich zu sehr Haus und Familie widmet. Wir erörterten diese Frage des langen und breiten, bis sie schließlich zu dem Ergebnis kam, daß sie schon gern Hausfrau sein *möchte,* es aber noch nicht fertig brachte, sich diese Position angenehm zu gestalten und darin erfolgreich zu sein. Sie wollte auch weiterhin nur stundenweise zur Arbeit gehen. Sie erklärte sich einverstanden, unter der Woche jeweils eine halbe Stunde zu lesen oder zu stricken, und zwar immer kurz bevor sie zur Arbeit ging. Diese ganze Verhaltenssequenz wurde dann wieder verdeckt durchgeübt.

22. Sitzung

Sie verbrachte eine halbe Stunde mit Stricken, aber es machte ihr nicht so viel Spaß, wie sie gehofft hatte. Fortwährend ging ihr durch den Kopf, was im Hause noch alles zu tun war. Ihre gegenwärtige Situation empfindet sie nach ihrer Schilderung so, als wenn sie immer noch beim „Einziehen" ins neue Haus wäre, und hat dabei das Gefühl, noch nichts richtig organisiert zu haben. Wenn alle diese verschiedenen häuslichen Arbeiten erst einmal erledigt sind, hofft sie, den Kopf für angenehmere Dinge frei zu haben. Wahrscheinlich hat ihre Ablenkbarkeit einen gewissen realen Hintergrund, weshalb es wohl am besten ist, wenn ich sie im Moment nicht so dränge, aktive Freizeitgestaltungen zu finden.

Ann berichtete dann noch von ihrer erfolgreichen Durchführung der Entspannung *in vivo* und führte Beispiele für ihre vermehrte Selbstsicherheit an.

23. Sitzung

Es ergab sich unvorhergesehenerweise, daß Ann einen ganzen Tag allein zu Hause verbringen mußte. Ihre Cousine, die ihr normalerweise immer montags beim Saubermachen half, hatte sie erst in letzter Minute angerufen und abgesagt, weil sie krank war. Anns erster Gedanke war: „Wie kann ich bloß diesen Tag durchstehen?" Sie wurde sehr ängstlich und wäre am liebsten gleich aus dem Haus gelaufen. Stattdessen besann sie sich aber darauf, sich zu entspannen und mit etwas zu beschäftigen. Sie hatte im Grunde dauernd ein unangenehmes Gefühl dabei, so allein im Haus zu sein, aber allein die Tatsache, daß sie diesen Tag durchgestanden hatte, gab ihr große Hoffnung, eines Tages schließlich doch dieses Problem ganz überwinden zu können.

24., 25. und 26. Sitzung

Ann erzählt, daß sie immer mehr Zeit allein zu Hause verbringt, wobei sie nur noch minimale Angst empfindet. Es sieht so aus, als ob dieser eine lange Tag allein zu Hause den

Gordischen Knoten gelöst hätte. So viel zum Thema totale therapeutische Kontrolle der Situationsbedingungen bei *in vivo*-Konfrontation.

Von Zeit zu Zeit mußte sie sich durchsetzen, um sich andere Leute vom Leib zu halten. Ihre geplanten Arbeiten im Zusammenhang mit dem Haus sind so gut wie abgeschlossen. In letzter Zeit verbringt sie auch immer mehr Zeit mit Lesen und Stricken und fühlt sich dabei weniger schuldig, wenn sie etwas für sich tut. Ihre äußere Erscheinung wird für sie jetzt zunehmend wichtiger und sie ist dabei, sich ein paar neue Kleidungsstücke zu kaufen. Sie merkt auch, daß sie über ihre noch bestehenden Schwierigkeiten weniger nachgrübelt und sich auch nicht mehr so oft wie früher bei anderen darüber beklagt. Diese letzten Sitzungen waren zum größten Teil mit Berichten und neuen Plänen ausgefüllt.

27. und 28. Sitzung

Jetzt hat sie endlich den häuslichen „Umzugsprozeß" abgeschlossen und sagt selbst, daß sie nun „keine Entschuldigung" mehr hat, sich nicht auch mit anderen Dingen im Leben zu beschäftigen. Zusätzlich zu ihren eigenen Aktivitäten hält sie es aber für wichtig, daß sie mehr Zeit gemeinsam mit ihrem Mann verbringt; dazu wurden einige Alternativen durchdiskutiert.

Da sie sich ständig systematisch selber beobachtet, kommt es vor, daß sie sich über ihr gelegentliches Zurückfallen in die abhängige Rolle ärgert. Glücklicherweise reagiert sie aber auf diesen Ärger so, daß sie sich zwingt, unabhängiger und selbstsicherer zu sein, besonders auch gegenüber ihrem Ehemann.

Obwohl ihr derzeitiges Verhalten eine enorme Verbesserung im Vergleich zur Vergangenheit darstellt, spricht sie weiterhin in abwertender Weise über sich. So fragt Ann z. B. immer noch sehr zu meinem Mißfallen: „Wann wird es denn jemals besser mit mir?". Die Veränderung des Selbstbildes scheint hinter der sichtbaren Verhaltensänderung herzuhinken; ich hoffe aber, ihre Einstellung bessert sich, wenn sie erst einmal erkennen kann, welche guten Fortschritte sie macht.

29. und 30. Sitzung

Diesmal schildert Ann einige Begebenheiten, bei denen sie sich selbstsicher verhalten hatte. Einmal bestand sie darauf, daß ein Fahrer seinen Lieferwagen von ihrer Ausfahrt wegfuhr, damit sie hinausfahren konnte, obwohl er eigentlich erst fertig ausladen wollte. Das Alleinsein scheint auch kein Problem mehr darzustellen, da es jetzt in unterschiedlicher Zeitdauer eigentlich nahezu regelmäßig vorkommt. Sie strickt und liest jetzt auch ohne Schuldgefühle, und mit der Arbeit läuft es gut.

Ich hatte ihr dringend empfohlen, über ihr erfolgreiches Verhalten Tagebuch zu führen und sich anhand der Aufzeichnungen ein realistischeres Urteil darüber zu bilden, wie sie selbst hinsichtlich ihrer Fähigkeit, mit den normalen Alltagsanforderungen fertig zu werden, einzuschätzen sei. Sie folgte diesem Rat und empfand es als sehr hilfreich, ihr Selbstbild jeweils auf den neuesten Stand zu bringen.

Zum erstenmal seit dem Umzug ins neue Haus gab Ann ein Abendessen. Den größten Teil der damit verbundenen Arbeit erledigte sie selbst, ohne sie als besondere Belastung zu empfinden, und sie erzählte, das Ganze habe ihr viel Freude gemacht. Sie wurde obendrein auch noch massiv verstärkt durch Freunde, die ihr das Kompliment machten „eine sehr entspannte Gastgeberin" zu sein. Zu diesem Zeitpunkt schlug ich ihr vor, darüber nachzudenken, ob wir unsere Sitzungen nicht von zweimal auf einmal pro Woche reduzieren sollten.

31. Sitzung

Aus Gründen, die nicht unmittelbar einsichtig sind, fühlt sich Ann nach eigener Aussage in den vergangenen Tagen deprimiert. (Ob das wohl eine Reaktion auf meinen Vorschlag ist, die Häufigkeit der Sitzungen zu reduzieren?). Obwohl sie im allgemeinen ziemlich gut zurechtkommt, ist sie doch so weit in die alte Rolle zurückgefallen, daß sie jemand zur Sitzung fahren mußte. So lag der Schwerpunkt unserer heutigen Stunde darauf, ihr negatives

Selbstbild (z. B. „Ich bin unfähig") unter dem Aspekt ihrer neuerworbenen Stärke und Fähigkeiten zu beleuchten und eine neue Bewertung zu finden. Ich werde systematischer vorgehen müssen, damit sie ein realistischeres Bild von sich bekommt. Der Termin für die nächste Sitzung wurde für einen Zeitpunkt nach Anns zweiwöchigem Urlaub anberaumt.

32., 33. und 34. Sitzung

Ihr Urlaub verlief recht gut. Trotzdem hatte sie dann akute Ängste, als sie nach Hause zurückkam. Ich erzählte ihr, daß es mir manchmal nach dem Urlaub ganz ähnlich geht und daß dies durchaus keine ungewöhnliche Reaktion ist. Es sieht so aus, als beschwöre sie ihre gegenwärtigen Probleme selbst herauf, und zwar insofern, als sie ihre positiven Eigenschaften ignoriert und stattdessen zu viel über ihre noch vorhandenen Defizite nachdenkt. Mein Vorschlag, das Grübeln einzustellen und stattdessen die Aufmerksamkeit auf das akutelle Geschehen zu richten, schien ein wenig zu helfen. Deshalb entschloß ich mich, in diesem Sinne weiterzuarbeiten, und zwar, indem ich systematischere Gedankenstopverfahren einführte. Ann berichtete dann auch, sie könne diese in der Zeit zwischen unseren Sitzungen mit gutem Erfolg anwenden.

Um Ann ein klareres Bild von ihren eher positiven Eigenschaften zu vermitteln, bediente ich mich dreier Verfahrensweisen: 1. Wann immer sie während unserer Sitzungen in hilfloses und abhängiges Verhalten verfiel (z. B. „Wie soll ich diese Situation angehen?"), tauschten wir die Rollen, und ich verlangte somit von ihr, daß sie die Lösung für ihre eigene Frage finden mußte. 2. Ich ließ sie Tagebuch führen über die Ereignisse, die sie ihrer Meinung nach gut bewältigt hatte, und wir gingen dann in jeder Sitzung gemeinsam diese Protokolle durch. 3. Während der Therapiestunden gab ich ihr in regelmäßigen Abständen mittels meiner Tonbandaufzeichnungen Feedback zu allen positiven Äußerungen, die sie über sich selbst machte.

Trotz des scheinbaren Rückschlags scheint sie mir jetzt soweit gestärkt zu sein, daß es gerechtfertigt ist, wieder auf eine Therapiestunde pro Woche zurückzugehen. Wir kamen überein, es damit wenigstens auf Probe zu versuchen. Ihre Abhängigkeit von mir muß – obwohl sie in der Vergangenheit therapeutisch gesehen von Vorteil war – nun langsam abgeschwächt werden.

35. und 36. Sitzung

Sie berichtet, sie fühle sich in letzter Zeit weniger deprimiert, was darauf hinzudeuten scheint, daß ihr sowohl das Gedankenstop-Training als auch mein Rat, mit sich selbst nicht so streng umzugehen, geholfen haben. Zur Zeit arbeitet sie daran, ihre sozialen Aktivitäten auszuweiten und hat den Eindruck, daß das viel dazu beitragen kann, ihre derzeitige leichte depressive Stimmungslage zu bekämpfen.

Während einer dieser Sitzungen beschrieb sie sehr realistisch ihre gegenwärtige Position und wies darauf hin, daß sie jetzt zum ersten Mal in ihrem Leben anfängt, sich wie eine Erwachsene zu verhalten. Sie fügte hinzu, sie sei nach wie vor zuversichtlich, die Form von Unabhängigkeit zu erreichen, die sie sich vorstellt, wenn dies auch vielleicht sehr lange dauern möge. Kleinere Rückfälle kann sie jetzt als vorübergehend und auch als wahrscheinlich unbedeutend im Gesamtzusammenhang einordnen. Glücklicherweise hatte ich diese Sitzung auf Band aufgenommen und somit eine ausgezeichnete Gelegenheit, ihr über ihre eigenen Worte unmittelbares und lebendiges Feedback zu geben.

37. und 38. Sitzung

Ann und ihr Mann waren für eine Woche auf Besuch bei seinen Eltern. Während dieser kurzen Reise fühlte sie sich sehr entspannt und konnte alles viel mehr genießen, als sie angenommen hatte. Diesmal ließ sie sich beim Nachhausekommen nicht von unangenehmen Gefühlen aus der Fassung bringen, sondern es gelang ihr, ihre Mißempfindungen einer Stimmung zuzuschreiben, die beinahe jeder hat, wenn er aus den Ferien zurückkehrt.

Mit ihren zahlreichen Alltagsgeschäften kommt sie weiterhin gut zurecht; die Furcht vor dem Alleinsein und ihre anderen Ängste stellen kein Problem mehr dar.

Leider besteht aber ihre milde Form der Depression weiter. Sie drückt es so aus: „Es fehlt mir einfach die Freude am Leben". Längere Zeit diskutierten wir, was sie wohl glücklicher machen könne. Ihrem Gefühl nach wäre sie u. a. dann glücklicher, wenn sie mehr mit Freunden zusammensein könnte, wenn ihre äußere Erscheinung mehr Beachtung fände und wenn ihr Mann mehr Zeit zu Hause verbringen würde. Der letzte Punkt führte dann zu einer längeren Diskussion über Anns Beziehung zu ihrem Mann, der ihrer neu erworbenen Selbstsicherheit mit gemischten Gefühlen gegenüberzustehen scheint. Mein erster Impuls war zwar, ihn telefonisch zu einem Gespräch herzubitten, doch befürchte ich, das könne wieder Anns Abhängigkeit vergrößern, und so rede ich ihr denn zu, dieses Problem mit ihm direkt zu besprechen.

39. und 40. Sitzung

Das waren die beiden besten Sitzungen, die wir überhaupt bisher hatten. Ann sah sehr gut aus, lächelte und hatte eine sehr lebhafte und begeisterte Art zu sprechen; außerdem berichtete sie, daß sie sich rundherum besonders wohl fühle.

Sie hat jetzt mehr Kontakt mit Freunden und hat weiter auch etwas unternommen, um mehr Zeit mit ihrem Mann verbringen zu können. Sie hat sich eine Putzfrau angestellt, und es ist ihr jetzt möglich, öfter und ohne Schuldgefühle entspannt zu Hause zu sitzen. An ihrem Arbeitsplatz geht auch alles gut.

Mit ihrem Ehemann hatte sie ausgedehnte Diskussionen über ihre zunehmende Selbstsicherheit, die auch manchmal in Streit ausarteten, aber sie gab nicht nach. Offensichtlich ist hier noch eine Menge ungelöst, und ich werde das Problem nicht aus den Augen verlieren. Gegenwärtig bin ich nicht sicher, ob ich ihn nicht doch bei Gelegenheit zu einem Gespräch bitten soll.

Vorläufiges Fazit

Ihre Angst vor dem Alleinsein scheint kein Problem mehr zu sein, was sie darauf zurückführt, daß sie einmal gezwungen war, einen ganzen Tag allein zu bleiben. Auch im sozialen Bereich scheint sie sich wohler zu fühlen. Ihre zunehmende Selbstsicherheit hilft ihr wohl auf zweierlei Weise, größere Unabhängigkeit zu erreichen: Sie ist in der Lage, wohlmeinende Freunde und Verwandte davon abzuhalten, ihr zu Hilfe zu eilen, und gleichzeitig bekommt sie dadurch mehr Gelegenheit, selbst etwas zu unternehmen. Weiter ermöglicht es ihr ihre Selbstsicherheit, die Alltagsroutine besser zu bewältigen. Ein Faktor, der zu ihrer Selbstsicherheit beiträgt, ist ihre kontinuierliche systematische Selbstbeobachtung; wenn sie merkt, daß sie wieder in eine eher passive Rolle zurückfällt, bemüht sie sich, selbstbewußter aufzutreten. Obwohl ihre subjektive Selbsteinschätzung anscheinend lange Zeit hinter der Verbesserung ihres beobachtbaren Verhaltens zurückblieb, bekommt sie nun allmählich ein realistischeres Bild von ihren neuen Fähigkeiten. Es ist wohl nicht zu früh, um die Beendigung der Therapie anzuvisieren, indem wir allmählich die Häufigkeit unserer Sitzungen reduzieren und außerdem Problemlösetechniken verwenden, um sie dahin zu führen, daß sie sich mehr auf ihre eigenen Kräfte und Fähigkeiten verläßt. Es hängt viel davon ab, ob ihr Mann sich auf ihre zunehmende Unabhängigkeit positiv einstellen wird.

41., 42., 43., 44. und 45. Sitzung

Entsprechend der therapeutischen Strategie während dieser Sitzungen mußte Ann jeweils über die Ereignisse der letzten zwei Wochen „Bericht erstatten". Mit Ausnahme eines kleineren Rückfalls scheint ihr Verhalten ziemlich stabil zu sein. Sogar dieser eine Rückfall war therapeutisch gesehen von Nutzen: Obwohl er sie anfangs beunruhigte („Ich werde wieder krank") gelang es ihr schnell, die Feststellung zu treffen, sie sei einfach etwas nervös, und die Mißempfindung durch Entspannungsübungen wegzubringen. Ich versuchte ihr klarzumachen, daß dieser „Rückfall" in gewisser Hinsicht sogar gut war, insofern nämlich, als sie dadurch die Möglichkeit bekam, eine kritische Situation selbständig zu meistern. Das, so sagte ich, würde sicher dazu beitragen, daß sie sich künftig über das eventuelle Auftreten von Schwierigkeiten weniger Sorgen machen werde und daß sie im Gefühl ihrer eigenen Kompetenz eine Stärkung erführe.

Die Probleme, die sie während dieser Sitzungen vorbrachte, waren größtenteils realistischer Natur; es beschäftigte sie z. B., wie sie mit einem unangenehmen Nachbarn zurechtkommen und Differenzen mit ihrem Ehemann lösen konnte. Im Unterschied zu meinem eher direktiven Vorgehen während früherer Sitzungen bemühte ich mich verstärkt, mich mit eigenen Vorschlägen und Anregungen zurückzuhalten und ihr stattdessen lieber zu helfen, ihre Angelegenheiten mittels Problemlösetechnik selber zu bewältigen. Die Therapie nähert sich ihrem Ende, und sie muß jetzt lernen, mit diesen Dingen allein fertig zu werden. Es erscheint jetzt immer weniger erforderlich, daß ich den Ehemann sprechen muß. Unseren nächsten Termin haben wir in fünf Wochen.

46. Sitzung

Es läuft weiterhin alles gut; die nächste Sitzung soll wieder in fünf Wochen stattfinden.

47. Sitzung

Die Klientin rief eine Woche nach dem letzten Treffen an und war sehr ängstlich und depressiv. Die Sommerferien waren gerade zu Ende, und ihre Kinder gingen wieder zur Schule; Ann fiel es schwer, das vor dem Sommer erlernte Verhalten wieder zu etablieren. Dies hatte zur Folge, daß sie befürchtete, „wieder genau da zu stehen, wo sie angefangen hatte". Wir vereinbarten eine Extrasitzung.

Ann berichtete dann über die Folge von Ereignissen, die sie schließlich so aus dem Gleichgewicht gebracht hatten. Gegen Ende des Sommers hatte sie die Kinder für ein paar

Tage bei ihrer Mutter untergebracht, um zusammen mit ihrem Mann Freunde besuchen zu können. Als die Rückkehr nach Hause bevorstand, begann sie über das Ende der Ferien und die vielen bevorstehenden Verpflichtungen nachzugrübeln. Folgende Vorkommnisse brachten sie dann vollkommen durcheinander: Ihre Tochter war gerade eingeschult worden und verweigerte den Schulbesuch, weil sie einen besonders strengen Lehrer hatte. Ann geriet darüber sehr in Aufregung und war dann über ihre eigene Fassungslosigkeit bestürzt, weil ich ihr ja gesagt hatte, sie sei jetzt in einem so viel besseren Zustand. Das führte dazu, daß sie dachte: „Sogar *er* weiß nicht, wie krank ich bin".

Daß ihr Ehemann wenig Verständnis und Mitgefühl zeigte, machte alles noch schlimmer, besonders da er eher ärgerlich wurde, weil sie nicht zurecht kam. Ich gab zwar zu, daß ihr Mann ihr etwas besser hätte beistehen können, wies aber gleichzeitig darauf hin, daß er sich im Gegensatz zu früher nun über ihren *Mangel* an Selbständigkeit ärgerte. Dies schien sie ein wenig aufzurichten.

Ich redete Ann zu, die gegenwärtige Situation in realistischerer Weise zu betrachten und betonte, daß auch die kompetentesten Menschen gewisse Schwierigkeiten haben, wenn sie sich auf einen veränderten Ablauf einstellen müssen. Um dies noch zu untermauern, führte ich als Beispiel eine Reihe solcher Fälle an, in denen Probleme nach anfänglichen Schwierigkeiten jeweils doch erfolgreich gemeistert wurden. Für die folgende Woche machten wir wieder einen Termin aus.

48. Sitzung

Wir begannen mit zehnminütigem Entspannungstraining, worauf ich sie nochmals daran erinnerte, diese Technik in Streßsituationen gezielt einzusetzen. Als sie die Schulschwierigkeiten ihrer Tochter schilderte, wurde deutlich, daß diese ihre eigentliche Ursache im Lehrer hatten. Einige Eltern hatten schon eine Beschwerdeliste in Umlauf gesetzt, aber Ann zeigte ein erstaunliches Ausmaß an Selbstsicherheit, indem sie äußerte, sie zöge es vor, mit dem Schulleiter persönlich zu spre-

chen, da sie sich davon eine größere Wirkung verspräche.

49. Sitzung

Ihr Treffen mit dem Schulleiter brachte dann auch wirklich einen Erfolg: Ihre Tochter wurde einer anderen Klasse zugeteilt, womit alle Schwierigkeiten beseitigt waren. Ann wirkte jetzt wieder fröhlicher, und sie erzählte, es ginge ihr wieder viel besser. Sie hatte weiterhin Entspannung *in vivo* praktiziert und sich auch in etlichen Situationen behauptet. Sie hat jedoch die Beobachtung gemacht, daß ihrem Durchsetzungsstil immer noch etwas Schüchternheit anhaftet. Nachdem sie das festgestellt hatte, versuchte sie eine etwas selbstsichere Art und Weise des Sprechens auszuprobieren. Für diese Fähigkeit, sich selbst zu korrigieren, verstärkte ich sie. In Anbetracht dieser Eigenaktivität glaube ich nicht, daß noch Rollenspielübungen notwendig sind.

Es ergab sich eine Diskussion über die Wirkung, die die Behandlung auf ihre Ehe hatte. In dieser Hinsicht hat sich viel verändert, wobei eine nicht zu unterschätzende Veränderung darin besteht, daß der Ehemann lernen muß, mit einer selbständigen Ann zu leben. Sie stellt fest, daß sie sich ihm jetzt direkter mitteilen kann und auch anfängt, ihm im Gespräch gleichberechtigter gegenüberzutreten. Es überrascht nicht, daß diese neue Haltung Staub aufwirbelt. Trotzdem drückt Ann die Hoffnung aus, daß sie beide es zusammen ohne meine Hilfe schaffen werden.

Wir kamen überein, die nächste Sitzung in sechs Monaten anzuberaumen. Ich sagte ihr nachdrücklich, sie möge bei allen möglicherweise in der Zwischenzeit auftretenden Schwierigkeiten zunächst unbedingt versuchen, allein zurechtzukommen, bevor sie mit mir in Kontakt treten würde.

50. Sitzung

Ann hatte inzwischen ihre Haarfarbe geändert und sich eine viel attraktivere Frisur zugelegt. Alles in allem sah sie jetzt wirklich gut aus; verglichen mit ihrer Erscheinung zum

Anfang der Therapie ist der Kontrast verblüffend.

Die Beziehung zu ihrem Ehemann hat sich weiterhin verbessert. Sie waren zusammen beim Skifahren, und sie hat ins Auge gefaßt, Tennisunterricht zu nehmen. Überhaupt unternahmen sie jetzt viel mehr gemeinsam und fingen an, mehr Gäste zu sich einzuladen. Ann erwähnte ausdrücklich, wieviel Freude es ihr mache, jetzt all das Tafelgeschirr und Silber zu benutzen, daß sie zur Hochzeit geschenkt bekommen hatte, das aber bislang nur zu ganz wenigen besonderen Anlässen gebraucht worden war. Die Ehe war stürmischer und damit gleichzeitig auch intimer und inhaltreicher geworden.

Ann berichtet, daß sie die Problemlösetechnik regelmäßig anwendet und dabei keine Schwierigkeiten hat, so zu handeln wie sie möchte, was auch für solche Situationen gilt, die Durchsetzungsverhalten erfordern. Wir kommen überein, daß sie sich in sechs Monaten, also kurz nach den Sommerferien, wieder bei mir melden wird. Ich hoffe, die Umstellung auf den Alltag nach den Sommerferien wird sie nicht wieder so durcheinander bringen wie letztes Jahr.

51. Sitzung

Während der letzten Monate ist alles ganz gut gelaufen. Das einzige Negativum, das sie zu erzählen hatte, war die Tatsache, daß sie den ganzen Sommer über die Kinder um sich hatte und dadurch das Gefühl bekam, angebunden zu sein. Das ist ein interessanter Gegensatz zu ihrer früheren Furcht vor dem Alleinsein. Ich unterdrückte meine natürliche Reaktion, ihr Ratschläge zu geben, was in einer solchen Lage zu tun sei, und gab ihr stattdessen die Anregung, ihre neuen Problemlösungsfertigkeiten einzusetzen, damit so etwas in der Zukunft nicht wieder vorkäme. Als die Kinder wieder zur Schule gingen, hatte sie zunächst gewisse Anfangsschwierigkeiten, das mit der Schulzeit verbundene Verhalten aufs Neue zu etablieren. Wichtig daran ist, daß sie es schließlich ganz allein geschafft hat. Ich wiederholte noch einmal, wie sehr sich der Problemlöseansatz bewährt, um mit den Schwierigkeiten des Lebens fertigzuwerden und legte ihr ans Herz, dieses Verfahren auf dem Weg zu ihrer Unabhängigkeit stets zu Hilfe zu nehmen. Wir hatten beide den Eindruck, daß wir hier die Behandlung formal abschließen konnten. In sechs Monaten werde ich mit ihr zur üblichen Nachkontrolle in Kontakt treten.

Nachkontrolltermine

Ann erzählte mir heute, daß in den letzten sechs Monaten alles recht gut verlaufen sei. Wir besprachen ausführlich ihr erfolgreiches Bewältigungsverhalten. Da ich im Begriff war, für ein Jahr ins Ausland zu gehen, gab ich ihr meine Adresse für den Fall, daß sie mich erreichen wolle.

Ungefähr ein Jahr später rief ich sie wieder an. Ich machte zwar den Vorschlag, einen Termin zu verabreden, um über ihre weiteren Fortschritte zu sprechen, doch Ann hatte das Gefühl, einen Punkt erreicht zu haben, an dem dies wirklich nicht mehr nötig war. Ich war ein bißchen überrascht, daß sie so selbstsicher diesen Standpunkt vertrat. Meine erste Empfindung, zurückgewiesen und abgelehnt zu werden, wich schnell der realistischeren Erkenntnis, wie ungeheuer weit Ann gekommen war.

Formulierung der Probleme und Überblick über die therapeutische Vorgehensweise

Es ist wohl sinnvoll, noch einmal ein wenig zurückzugehen und zusammenzufassen, was in diesem Fall geschah, wobei besonders die Art und Weise, in der die Probleme der Klientin ausformuliert wurden und die Verfahren, die wir in diesem Fall zur Herbeiführung einer Verhaltensänderung als die geeignetsten erachteten, herauszuheben sind.

Ann war eine intelligente, aber unsichere und unselbständige Frau, die sich in vieler Hinsicht beinahe ihr ganzes Leben lang wie ein hilfloses kleines Kind verhalten hatte. Die Probleme der Klientin bestanden ihrer Darstellung nach hauptsächlich in starken und hartnäckigen Angstgefühlen, aber auch im

Gefühl der Depression und in Lethargie. Sie gab an, sie habe das Interesse an ihrer Umwelt verloren und es falle ihr außerdem schwer, in ihr zurechtzukommen. Oft genug müsse sie morgens feststellen, daß es ihr sogar widerstrebe, überhaupt nur aus dem Bett aufzustehen. Sie konnte nicht verstehen, warum diese Gefühle sie „übermannten", und sie fürchtete, „geisteskrank" zu werden. Da es ihr schwerfiel, sich selbst zu behaupten, berichtete sie auch, daß es ihr Unbehagen bereite, in sozialen Situationen mit anderen Leuten umzugehen. Andererseits bestand aber auch eine beträchtliche Angst vor dem Alleinsein, speziell vor dem Alleinsein zu Hause. Zudem provozierte ihre passive und hilflose Haltung häufig die Besorgnis und Hilfe von Freunden und Verwandten – ein Mechanismus, der zu bewirken schien, daß ihre Schwierigkeiten zum Dauerzustand wurden. Ann hatte zwar schon immer dazu tendiert, wenig Selbstvertrauen an den Tag zu legen, und sie war nie ganz selbständig geworden, doch die gesteigerten Anforderungen, die in den letzten zehn Jahren vor der Therapie an sie gestellt wurden (z. B. gelegentliche Umzüge, die Sorge für ihre beiden Kinder, das Führen eines großen Haushalts – während sie die ganze Zeit noch teilzeitbeschäftigt war), schienen ihre Probleme bedenklich verschlimmert und verschärft zu haben. Es kam hinzu, daß es sie maßlos beunruhigte, daß sie die möglichen Ursachen ihrer Angstgefühle und Depressionen weder verstehen noch kontrollieren konnte und die Befürchtung hatte, „nie mehr in Ordnung zu kommen".

Obwohl die therapeutische Planung Entspannungstraining und Desensibilisierung an den Anfang setzte, erschien es bald sinnvoller, die depressiven Reaktionen der Klientin mit Vorrang zu behandeln. Dieser Entscheidung lag die Erwägung zugrunde, daß sie zwar Mittel und Wege fand, das Alleinsein zu vermeiden, aber sich nicht in der Lage sah, viel an ihren depressiven Gefühlen oder der damit einhergehenden Lethargie zu verändern. Dazu kam noch ihre große Angst, die Hartnäckigkeit ihrer depressiven Empfindungen könnte ein Anzeichen für das Ausbrechen einer schweren seelischen Erkrankung sein. Die bei der Klientin beobachteten Gefühle der Depression und Hilflosigkeit wurden als Folge ihrer Unfähigkeit zur Einflußnahme auf die Umgebung aufgefaßt. Folglich richtete sich das therapeutische Vorgehen nicht so sehr auf die dysphorischen Empfindungen selbst, sondern eher auf den Aufbau größerer Kompetenz auf der Verhaltensebene. Verbale Unterstützung, Verhaltensübung, systematische Selbstbeobachtung, verdeckte Übung und besonders Problemlösen – begleitet von der Verstärkung des Therapeuten für die verschiedenen Aktivitäten – dies alles trug zur Aufhebung der Depression bei.

Um Anns Ängste und Befürchtungen zu reduzieren, war ursprünglich systematische Desensibilisierung vorgesehen. Doch schon das Entspannungstraining und auch die Entspannung *in vivo* brachten verblüffende Erfolge: Ihre Angst vor dem Alleinsein zu Hause ging zurück und sie sah sich jetzt imstande, viele soziale Situationen, die sie früher sehr nervös gemacht hatten, ohne Unbehagen zu meistern. Ihr Zuwachs an Selbstsicherheit und allgemeiner Kompetenz haben wohl zu dieser Angstreduzierung beigetragen.

Obwohl Ann sich auf vielen verschiedenen Gebieten zu verbessern begann, verharrte sie dabei, sich als unfähig, hilflos, wertlos usw. zu bezeichnen. Ausgehend von der Annahme, daß die Selbstwahrnehmung einer Person sich darauf gründet, wie sie ihr eigenes Verhalten – entweder direkt oder im Spiegel der Reaktionen und Einstellungen anderer – wahrnimmt und beurteilt, war es offensichtlich, daß die Klientin ihren verbesserten Zustand noch nicht richtig einschätzen konnte. Statt positive Veränderungen anzuerkennen, konzentrierte sie sich hauptsächlich auf die negativen Seiten ihres Verhaltens. Mit dem Ziel, ihre Selbstwahrnehmung zu verändern, ging der Therapeut so vor, daß er der Klientin während der Sitzung mitgeschnittene Tonbänder mit positiven Aussagen über sich selbst vorspielte, daß er sie über erfolgreich gemeisterte Situationen Tagebuch führen ließ und mit ihr alle positiven Reaktionen anderer auf ihr Verhalten diskutierte.

In die Schwierigkeiten verheirateter Personen spielen häufig Beziehungsprobleme zwischen den Partnern mit hinein. In Anns Fall war es so, daß sich ihr Mann daran gewöhnt hatte, es mit einer passiven und unselbständigen Person zu tun zu haben. Ihre wachsende Selbstsicherheit und allgemeine Selbständigkeit erforderte eine Neuordnung ihrer Interaktionen. Eine Zeitlang sah es so aus, als ob gemeinsame Sitzungen mit beiden Partnern erforderlich wären. Aber Ann wollte diese Angelegenheiten ohne Direkteinmischung des Therapeuten regeln, und zum Glück schaffte es das Ehepaar dann auch ohne Hilfe. Beim Durchsehen der Behandlungsaufzeichnungen fiel uns auf, daß wenig in Richtung kognitiver Umstrukturierung unternommen worden war. Obwohl es vielleicht gerade bei der Arbeit am Selbstkonzept der Klientin, bei ihren Schuldgefühlen, Depressionen, Unsicherheiten und sozialen Ängsten eine gute Hilfe hätte sein können, wurde damit nicht gearbeitet. Dafür gibt es einen ganz einfachen Grund: Zu der Zeit der Behandlung hatte der Therapeut selbst noch nicht erkannt, wie wirksam sich ein solches Verfahren im Rahmen der Verhaltenstherapie einsetzen läßt.

Es ließen sich sicher interessante Spekulationen darüber anstellen, wie wohl andere Therapeuten bei der Behandlung Anns vorgegangen wären. Obwohl sich zweifellos in der Behandlung des Falls viele Ähnlichkeiten ergäben, bestünden aber genauso sicher auch Unterschiede. Die Tatsache, daß verhaltenstheoretisch orientierte Kliniker, die diese Falldarstellung lesen, sich auch alternative Konzepte für die Probleme der Klientin vorstellen und für etwas unterschiedliche therapeutische Strategien entscheiden könnten, unterstreicht noch die Hauptintention dieses Kapitels: zu demonstrieren, daß die klinische Verhaltenstherapie erheblich mehr bedeutet als die routinemäßige Anwendung von Techniken.

Kapitel 13

Die ethische Seite der Verhaltensänderung

In diesem Buch haben wir immer wieder angedeutet, daß bei der Durchführung von Verhaltenstherapie auch ethische Erwägungen angestellt werden müssen. In diesem Kapitel nun wollen wir den Versuch unternehmen, einige Fragen herauszugreifen, die unserer Ansicht nach in diesem Zusammenhang von besonderer Bedeutung sind.

Obwohl teilweise entstellende Presseberichte Mitte der siebziger Jahre dazu geeignet waren, falsche Vorstellungen zu vermitteln, ist es tatsächlich doch so, daß ethische Gesichtspunkte bei *jedem* therapeutischen Bemühen eine Rolle spielen, nicht nur in der Verhaltenstherapie. Ganz gleich, ob der Therapeut nun im Rahmen eines Konzeptes arbeitet, das psychodynamische, humanistische oder verhaltenstheoretische Grundlagen hat, es werden ihm ständig moralische Entscheidungen abverlangt, sowohl was die Therapieziele betrifft, als auch hinsichtlich der Mittel und Wege, die zu diesen Zielen führen sollen.

Einer unserer Kollegen wurde, nachdem er von einer psychodynamischen zu einer verhaltenstheoretischen Orientierung übergewechselt war, befragt, ob er sich nun mehr mit ethischen Problemen der Verhaltenskontrolle beschäftige. Seine spontane Antwort lautete, dies sei tatsächlich der Fall. Bei gründlicherem Nachdenken jedoch kam er zu dem Schluß, das dies nicht hätte der Fall sein sollen. Um das Kind beim Namen zu nennen: In diesem Beruf üben wir doch alle Kontrolle aus. Man hat oft den Eindruck, daß die Anhänger psychodynamischer und humanistischer Richtungen ihr berufliches Wirken lieber als etwas auffassen, das die Klienten dazu befähigt, *sich ganz selbständig und von sich aus* zu verändern und freie Entscheidungen zu treffen. Ganz einfach ausgedrückt, sieht unse-

re Position so aus: Wir können nicht einerseits behaupten, die Existenz unseres Berufsstandes sei sinnvoll und gerechtfertigt und auf der anderen Seite gleichzeitig darauf beharren, wir hätten keine Hand dabei im Spiel, wenn bei anderen Verhaltensänderungen vonstatten gehen (London, 1964). Das erinnert uns an die paradoxe Kontroverse über den Einfluß des Fernsehens auf unser Verhalten. Einerseits streiten die Sender ab, daß die Fernsehprogramme irgendeinen ungünstigen Einfluß auf das aggressive Verhalten des Zuschauers haben könnten, während sie andererseits jedoch bei Auftraggebern von Werbesendungen mit der Vorstellung operieren, daß geschickte Werbung die Kaufgewohnheiten der Öffentlichkeit beeinflußt (Liebert, Neale u. Davidson, 1973).

Die Diskussion ethischer Probleme in Zusammenhang mit der Verhaltensänderung ist in der Verhaltenstherapie nicht neu. Perry London (1964) beschäftigte sich als einer der ersten mit diesen Fragen. In seinen frühen Arbeiten bemühte sich London, seine Kollegen für gewisse moralische Bedenken, die mit jedem Prozeß der Verhaltensänderung verbunden sind, empfänglich zu machen. Später sagte Bandura (1969) in einer häufig zitierten Diskussion über ethische Fragen in der Verhaltenstherapie:

In jeder Form von sozialer Einflußnahme gibt es zwei grundlegende Entscheidungsverfahren. Ein Bereich betrifft die Auswahl der Ziele; diese Entscheidungen erfordern Werturteile. Der zweite Bereich von Entscheidungen, der empirische Fragen berührt, betrifft die Selektion spezifischer Verfahren, um diese ausgewählten Ziele zu erreichen. In diesem zweiten Gebiet muß derjenige, der die Verhaltensänderung veranlaßt, auch die Entscheidung treffen, da der

> Klient keineswegs in der Lage ist, die für die Veränderung seines Verhaltens notwendigen Kontingenzen zu setzen. Obwohl aber der Fachmann die Mittel bestimmt, mit denen bestimmte Ergebnisse erreicht werden können, sollte bei der Bestimmung der Richtung, in der das Verhalten nun geändert werden muß, der Klient die Hauptaktivität übernehmen. In dem Maße, in dem der Klient als der primäre Entscheidungsträger im Bereich subjektiver Werte fungiert, werden die so oft im Zusammenhang mit der Kontrolle von Verhalten aufgeworfenen Fragen zu Pseudoproblemen (S. 101).

Aus dem oben Gesagten könnte man schließen, daß Bandura, was die Werturteile in der Verhaltenstherapie anbelangt, keine großen Probleme sieht. Der Verhaltenstherapeut ist der zuständige Fachmann, soweit es darum geht, wie die Veränderung bewirkt werden soll, und der Klient weiß am besten, in welcher Richtung eine Veränderung erfolgen sollte. Ganz so einfach ist es jedoch nicht, wie man deutlich erkennen kann, wenn man etwas weiter liest:

> Häufiger jedoch sieht es so aus, daß die Klienten selbst nicht genau wissen, welchen Nutzen sie sich eigentlich von der Behandlung erhoffen, oder daß sie ihre Ziele viel zu allgemein formulieren. Dann muß es das erste in Angriff zu nehmende Ziel unseres Programms sein, zu bestimmen, welche relevanten Ergebnisse die Therapie erbringen soll. In solchen Fällen ist es notwendig, eine gründliche Verhaltensanalyse durchzuführen, um die sozialen Bedingungen zu identifizieren, die für das Reaktionsmuster des Klienten bestimmend sind und um zu vermitteln, welchen Stellenwert verhaltensmäßige und situative Veränderungen in dem Sinne haben, daß von ihnen eine fördernde Wirkung auf die gewünschten psychologischen Veränderungen erwartet werden darf (S. 101).

Das, worauf Bandura hier unsere Aufmerksamkeit lenkt, sind die Begleitumstände, die bei der eigentlichen Entscheidung der Klienten hinsichtlich der Art der Veränderung, die sie während der Therapie erreichen wollen, eine Rolle spielen. Dieser Punkt wurde noch viel weiter ausgeführt in einem bedeutenden Buch von Seymour Halleck. Es trägt den Titel: *The Politics of Therapy* (1971).

> Jede Art psychiatrischer Intervention, auch wenn sich der Patient ihr freiwillig aussetzt, wird eine Auswirkung haben auf die Machtverteilung innerhalb der verschiedenen sozialen Systeme, in denen sich der Patient bewegt. Die Anhänger der „radical therapy" (Radikaltherapie) sind vollkommen im Recht, wenn sie behaupten, daß Neutralität in der Psychiatrie eine Fiktion darstellt (S. 13).
>
> Ein Modell psychiatrischer Praxis, das von der Behauptung ausgeht, den Menschen müsse nur geholfen werden zu lernen, das zu tun, was sie tun möchten, erscheint unkompliziert und wünschenswert. Nur läßt sich ein solches Modell nicht realisieren. Bei einem Psychiater sieht es anders aus als bei einem Techniker: Er kann es nicht vermeiden, daß er seine eigenen Wertvorstellungen auch auf seine Patienten überträgt und ihnen diese zuweilen sogar aufdrängt. Gewöhnlich stellt es für den Patienten eine beträchtliche Schwierigkeit dar, herauszufinden, in welcher Richtung er eine Veränderung seines Verhaltens wünschenswert fände, aber im Gespräch mit dem Psychiater werden seine Wünsche und Bedürfnisse klarer erkennbar. Schon während er seine Bedürfnisse in Gegenwart eines Menschen definiert, der für ihn Weisheit und Autorität repräsentiert, wird der Patient tiefgreifend beeinflußt. Zum Schluß wünscht er sich dann selbst einiges von dem, was der Therapeut für ihn für erstrebenswert hält (S. 19).

Eine wichtige Implikation von Hallecks These ist, daß der Unterschied, der nach üblicher Auffassung zwischen „freiwilliger" ambulanter und einer mehr erzwungenen stationären Behandlung bestehen soll, eine unechte, wenn nicht gar hinterlistige Erfindung ist. Sie ist um so mehr abzulehnen, weil sie die wesentliche Tatsache verschleiern kann, daß sich der Kliniker unveränderlich in einer Position größerer Macht befindet im Vergleich zu den Wahlmöglichkeiten, die der Klient hat. Man könnte sogar geltend machen, daß die willkürliche Machtausübung der Therapeuten noch begünstigt wird, wenn man das Vorhandensein solcher Beeinflussungsprozesse *nicht* offen eingesteht und sie nicht untersucht (Davison u. Stuart, 1975).

Um das zu illustrieren, wollen wir einige ethische Fragen aus den folgenden Bereichen diskutieren: Selbstsicherheitstraining für Frauen, Verhaltensverträge in der Therapie mit Kindern, Behandlung der Homosexualität, Verhaltenstherapie im institutionellen Rahmen und Probleme der therapeutischen Offenheit.

Selbstsicherheitstraining für Frauen

Vor ein paar Jahren suchte uns eine Frau in den Mitdreißigern auf. Sie war Ehefrau eines erfolgreichen Rechtsanwaltes und Mutter von drei Kindern. Einem in unserer Gesellschaft üblichen Schema entsprechend, hatte die Frau auf eine weiterführende Ausbildung verzichtet, um zusammen mit einem Mann, der sie künftig sicher gut versorgen würde, einen Hausstand zu gründen. Nun mußte sie feststellen, daß sie deprimiert und frustriert war, weil ihr das auf den engen Rahmen des häuslichen Bereiches beschränkte Leben zunehmend unerträglicher wurde. Als sie uns konsultierte, klagte sie über unangemessene Ängstlichkeit in sozialen Situationen, besonders in Verbindung mit der Anwesenheit von Geschäftsfreunden ihres Mannes. Wir hätten dieses Problem im Sinne der Desensibilisierung angehen können, doch standen wir hier vor der Frage, ob das das Therapieziel sein solle; deshalb zogen wir die Frau erst einmal ins Gespräch und ließen sie sich zu den Gefühlen äußern, die es ihr bereitet, gezwungenermaßen im Dienste der beruflichen Ambitionen ihres Mannes zu stehen. Es bedurfte gar keines besonderen Nachbohrens, bevor die Frau auch schon begann, ihrem Ärger und Unwillen darüber Ausdruck zu verleihen, daß ihr Mann – wie ihr schien, recht gefühllos – außer Betracht ließ, daß ihr derartige geselligen Zusammenkünfte so zuwider waren. Weiteres Nachfragen ergab, daß die Frau sich nie erlaubt hatte, ihrem Ehemann gegenüber diesen Unmut zu äußern. Mit etwas Unterstützung und nach einigen Verhaltensübungen war sie in der Lage, ihre Gefühle der Frustration mit ihrem Mann zu diskutieren. Zu unserer Überraschung und zum Glück reagierte der Mann sehr verständnisvoll. Nachdem wir die Frau ermutigt hatten, sich zu behaupten, eröffneten sich neue Wege der Kommunikation innerhalb der ehelichen Beziehung; mit der vollen Unterstützung ihres Mannes begann die Frau wieder halbtags ihre Ausbil-

dung fortzusetzen, und ihre „soziale Angst" verschwand.

Von Seiten der Frauenbewegung kommen einige stichhaltige Aussagen hinsichtlich der Ziele, die Therapeuten für ihre weiblichen Klienten auswählen. Es liegen zwar keine exakten Daten vor, doch haben wir in der klinischen Praxis den Eindruck gewonnen, daß Selbstsicherheitstraining – zumindest seit Mitte der siebziger Jahre – nicht so häufig für weibliche wie für männliche Klienten durchgeführt wurde, und zwar auch da, wo es angebracht gewesen wäre. Tatsächlich gründet sich das Urteil darüber, was nun ein angemessen expressives oder assertives Verhalten für eine Frau ist, wahrscheinlich letztlich auf gesellschaftliche Vorurteile; d. h. kommt eine bestimmte Reaktion von einer Frau, so mag sie als aggressives Verhalten oder „Keiferei" und Ausdruck der Unangepaßtheit bewertet werden, wohingegen man das gleiche Reaktionsmuster bei einem Mann als angemessen selbstsicher erachten würde. Diese Beobachtung stimmt mit den Untersuchungen von Broverman, Broverman, Clarkson, Rosenkrantz und Vogel (1970) überein, die herausfanden, daß nach der Vorstellung von männlichen wie von weiblichen Klinikern die gesunde Frau unterwürfiger, weniger unabhängig, weniger unternehmenslustig, weniger aggressiv und weniger ehrgeizig ist als ein Mann. In Anbetracht gesellschaftlicher Vorurteile ist besonders dafür Sorge zu tragen, daß die Klientin auch darauf vorbereitet wird, daß ihre zunehmend selbstsicheren Verhaltensweisen mit großer Wahrscheinlichkeit negative Reaktionen hervorrufen werden.

Verhaltenstherapie mit Kindern

Bei einem gesellschaftlichen Ereignis, das ein paar Jahre zurückliegt, waren die Autoren Zeugen einer Diskussion darüber, wer wohl in der Bevölkerung die am stärksten unterdrückte Gruppe sei. Nachdem schon Neger, Mexikaner und Frauen erwähnt worden waren, meinte jemand, am meisten unterdrückt seien sicher die Kinder, da sie noch weniger Macht und Einfluß als die anderen benachteiligten Minoritäten hätten. Wir glauben, darüber sollte man wirklich nachdenken, und dies erscheint uns besonders wichtig in Anbetracht der Probleme, die uns in unserer Arbeit mit Jugendlichen an der Grenze zwischen Kindheit und Erwachsensein beschäftigen und auch mit jüngeren Kindern im Zusammenhang mit verhaltenstherapeutischen Verfahren in der Schule bewußt wurden (Winett u. Winkler, 1972).

Eines Tages suchten uns die Eltern eines besonders weit entwickelten Sechsjährigen auf, der vielleicht auch unter dem Einfluß eines älteren Geschwisters entschieden hatte, der größte Teil des Lernstoffes der ersten Klassen sei Nonsens und man könne deshalb darauf verzichten. Nachdem wir mit dem Kind gesprochen hatten, wurde uns ganz klar, daß wir es mit einem ungewöhnlich begabten Jungen zu tun hatten. Wenn wir uns nun einfach zum Anwalt des Kindes gemacht hätten, so hätten wir versuchen müssen, mit der Schule zu verhandeln, damit der Lehrer keinen weiteren Druck ausübte, um diesem Kind das Lesen beizubringen. Doch in Anbetracht seines zarten Alters und der nach unserer Meinung ernsthaften negativen Konsequenzen für den Fall, daß es nicht lesen lernte, nützten wir unseren Einfluß, um das Kind davon zu überzeugen, daß sich das Lesenlernen tatsächlich lohnt. Hätte andererseits dieser Fall etwa so ausgesehen, daß das Kind sich z. B. geweigert hätte, bei einer bestimmten Kindergruppe mitzuspielen, weil es sich da nicht besonders glücklich fühlte, so hätten wir – auch gegen den Wunsch seiner Eltern – gezögert, im Sinne der Eltern zu handeln, aus dem einfachen Grund, daß das Sich-*nicht*-Anschließen an eine Gruppe schließlich nicht so schwerwiegende Konsequenzen hätte befürchten lassen.

Was wäre wohl geschehen, wenn es sich bei diesem Klienten um einen zwanzigjährigen Collegestudenten gehandelt hätte, dessen Eltern in einem ähnlich bestürzten Zustand zu uns gekommen wären mit der Befürchtung, ihr Sohn wolle das College verlassen? In diesem Fall hätten wir wahrscheinlich unsere Machtposition nicht benutzt, um den jungen Mann dazu zu überreden, unter allen Umständen auf der Schule zu bleiben. Hier hätten wir uns wohl eher mit den Eltern befaßt.

Das Prinzip, das unseren Entscheidungsprozeß in der Intervention mit Kindern und jungen Erwachsenen leitet, beinhaltet zumindest zwei wichtige Kriterien: das Alter des Kindes und die Konsequenzen, die aus der Aufrechterhaltung seiner für problematisch zu haltenden Handlungsweisen zu erwarten sind. Es ist uns bewußt, daß andere Therapeuten solche Situationen vielleicht unterschiedlich analysieren würden, aber das wäre auch nur ein Beweis für unsere These: Es gibt keine klaren und eindeutigen Entscheidungen für die klinische Intervention bei Kindern.

Verhaltenstherapie bei Homosexualität

Ausgehend von Hallecks Grundthese, daß die Idee der therapeutischen Neutralität eine Fiktion darstellt, hat Davison (im Druck) die Erörterung dahingehend weiterentwickelt, daß man von Therapeutenseite die Bemühungen einstellen sollte, bei erwachsenen Homosexuellen die sexuellen Neigungen zu verändern, und zwar auch dann, wenn ein Homosexueller „freiwillig" zum Therapeuten kommt und den Wunsch nach Veränderung äußert.

Wie Davison und Wilson (1973a) in einem Überblicksreferat aufzeigen, ist Homosexualität aus verhaltenstherapeutischer Sicht nicht grundsätzlich anormal oder auch nur unerwünscht. Und trotzdem handelt fast die gesamte verhaltenstherapeutische Literatur über Homosexualität von Programmen zur Veränderung der Verhaltensmuster sexueller Reaktionen. Obwohl sich durch keinerlei Untersuchungsergebnisse belegen ließ, daß erwachsene Homosexuelle gestörter sind als Personen aus entsprechenden heterosexuellen Kontrollgruppen (z. B. Evans, 1970; Hooker, 1957), tendieren Therapeuten weiter zu der Einstellung, Homosexualität bestenfalls als unerwünscht, mit Sicherheit aber als veränderungswürdig zu betrachten. Bis hierher, so darf man annehmen, ist die therapeutische Absicht von humanen Ideen bestimmt und man glaubt, im Interesse der Klienten zu handeln. Aber allein die Existenz solcher therapeutischer Programme kann, wie Halleck ausgeführt hat, im größeren politischen Kontext gesehen, leicht das Vorurteil bestätigen, daß solche Verhaltensmuster fehlangepaßt oder sogar krankhaft sind. „Wie können wir aufrichtig von Vorurteilsfreiheit sprechen, wenn wir uns therapeutischer Vorgehensweisen bedienen, die durch ihr bloßes Vorhandensein – und ungeachtet ihrer Wirksamkeit – das gegenwärtige gesellschaftliche Vorurteil stillschweigend anerkennen und dadurch vielleicht sogar soziale Veränderungen auch noch behindern?! (Davison, im Druck).

Begelman hat diese Argumentation sogar noch weiter ausgeführt:

…aktive Vertreter der Homosexuellenbewegung vertreten den Standpunkt, Verhaltenstherapeuten trügen nicht unwesentlich dazu bei, daß hinsichtlich der sexuellen Identität keine *echte,* frei getroffene Entscheidung möglich ist, indem sie weiterhin das Vorurteil stützen, Homosexualität sei ein Problemverhalten, da ja dafür auch eine Therapie angeboten werden könne. Diese therapeutische Haltung hat genauso wie ein noch umfassenderes System sozialer und einstellungsmäßiger Druckausübung zur Folge, daß Homosexuelle Behandlung suchen, einfach dafür, daß sie *homosexuell sind.* Andererseits würde man wohl kaum von Heterosexuellen erwarten, daß sie sich wegen ihrer Heterosexualität freiwillig in Behandlung begäben, insbesondere schon deshalb nicht, weil alle aufgebotenen sozialen Mächte – einschließlich der nicht vorhandenen Möglichkeit einer Verhaltenstherapie für Heterosexualität – die Vorstellung bestätigen, alle – wie auch immer gearteten – Probleme und Schwierigkeiten Heterosexueller seien jedenfalls nicht auf deren sexuellen Orientierung zurückzuführen. Als Fazit ergibt sich, daß, im Gegensatz zu dem Anspruch der Verhaltenstherapie, „kein System ethischer Vorstellungen" (Bandura, 1969, S. 87) zu sein, allein schon die Bereitstellung eines therapeutischen Angebots für homosexuelle „Probleme" das Gegenteil beweist (Begelman, 1975, S. 180).

Die oben angeführte Argumentation besagt mit anderen Worten folgendes: Das Vorhandensein eines Behandlungsangebots für Homosexualität bedeutet – besonders da es nicht auch gleichzeitig entsprechende Bemühungen gibt, Homosexuellen zu einem glücklicheren Leben als Homosexuelle zu verhelfen –, daß diese Menschen in ihrer „freien Wahl" beschränkt werden. Das gilt sogar für diejenigen von ihnen, die „freiwillig" eine Veränderung anstreben (s. Silverstein, 1972). Hier haben wir es mit einem ähnlichen Problem zu tun wie in der oben ausgeführten Frage des Selbstsicherheitstrainings für Frauen. Wenn man nur wenige Therapeuten finden kann, die willens sind, für ein Sonderproblem auch besondere Therapieziele in Erwägung zu ziehen, wie kann man dann noch sinnvollerweise davon sprechen, dem Klienten bliebe freie Wahl, sich hinsichtlich der Richtung seiner Verhaltensänderung selbst zu entscheiden?

Wie für alle ethischen Fragen gilt auch für die obige Lösung, daß sie nicht ganz unproblematisch ist. Es bleibt die berechtigte Frage, die Davison (im Druck) aufwarf: Wer ist der Therapeut, daß er für ambulante Klienten so wichtige Entscheidungen treffen kann? Eine Antwort läge möglicherweise darin, einfach mit Hallecks These konform zu gehen, die besagt, daß wir ohnehin schon solche Entscheidungen fällen und daß es jetzt nur darauf ankommt, uns dessen auch bewußt zu sein, so daß wir hoffen können, die politischen Implikationen unseres Tuns gewissenhafter zu berücksichtigen, was selbst bei den freiwilligen Klienten geschehen sollte. Aber was ist mit dem homosexuellen Klienten, der überzeugend darlegt, nicht auf gesellschaftlichen Druck oder Vorurteile hin eine Veränderung anzustreben, sondern aus dem tiefen Bedürfnis nach dem, was normalerweise mit einer heterosexuellen Beziehung verbunden ist – nach Ehepartner und Kindern? Wer sind wir, daß wir einem solchen Menschen die Möglichkeit zur Erfüllung seiner Wünsche versagen könnten? Wenn wir uns einer solchen Veränderung nicht grundsätzlich entgegenstellen wollen, können wir erwägen, diesem Menschen zu helfen, sein sexuelles Repertoire dahingehend zu erweitern, daß er mit Frauen Beziehungen haben kann (oder auch mit Männern, in den seltenen Fällen, in denen eine Lesbierin eine Veränderung wünscht). Dies sollte aber – nach Davisons Vorschlag – nur dann geschehen, wenn Forscher und Kliniker auch die Aufgabe übernehmen, heterosexuellen Personen zu helfen, ihr Repertoire auf den homosexuellen Bereich zu erweitern, wenn es sich mit Sicherheit bestimmen läßt, daß diese eine solche Veränderung *wirklich* möchten.

Selbst dann, wenn man diese Argumente in solch extremer Ausformulierung nicht akzeptieren kann, so sollte man sie doch gelten lassen als einen Appell, der Klinikern ins Bewußtsein ruft, daß Homosexuelle auch andere Probleme haben können, die mit ihren speziellen sexuellen Neigungen wahrscheinlich in keinerlei Zusammenhang stehen. So ist es z. B. ohne weiteres denkbar, daß ein Homosexueller Alkoholiker ist, aber sein Trinken ebensowenig mit seiner sexuellen Orientierung zusammenhängt wie bei einem heterosexuellen Alkoholiker. Wir möchten aber behaupten, daß wir uns in diesem Fall durch unsere *Vorurteile* dazu verleiten lassen, das Trinkproblem im Zusammenhang mit der sexuellen Vorliebe des Klienten zu sehen, was uns bei Heterosexuellen nie passieren würde. Oder wie Gagnon und Simon (1973) es ausgedrückt haben:

> Wir haben zugelassen, daß die sexuelle Objektwahl des Homosexuellen unsere Vorstellungen von ihm entscheidend beherrschte und bestimmte. Wir haben den Anschein aufkommen lassen, daß dieser eine Aspekt in seinem gesamten Lebenszusammenhang für all seine Arbeit, seine Interessen und Aktivitäten bestimmend sei. Diese voreingenommene Art Nichthomosexueller, einem rein sexuellen Aspekt im Leben des Homosexuellen soviel Bedeutung beizumessen, ist etwas, was wir nie aufkommen ließen, wenn wir uns mit einem Heterosexuellen beschäftigen … schon das bloße Vorhandensein einer unkonventionellen Sexualität scheint der sexuellen Seite des Lebens eine überragende Bedeutung zu verleihen. [Aber] Homosexuelle … unterscheiden sich sehr stark voneinander in dem Maße, in dem ihre sexuelle Neigung und deren Realisierung zum zentralen Organisationsprinzip in ihrem Leben werden (S. 137).

Einige ethische und juristische Probleme bei Insassen von Haft- und Nervenheilanstalten

Im Jahre 1974 machten die Presse und der Kongreß gemeinsame Front gegen Verhaltenstherapie im Anstaltsrahmen. Unserer Ansicht nach waren viele dieser Kritiken wohlangebracht, insofern sie sich gegen schlecht geplante und mit wenig Feingefühl angewandte „Verhaltensmodifikationsprogramme" richteten. Hier möchten wir gleich zu Beginn und in vorbehaltloser Eindeutigkeit konstatieren, daß die Anwendung einfacher Bestrafungsverfahren bei einem Patienten noch nicht bedeutet, daß man verhaltenstherapeutisch arbeitet. So kann man die bedauernswerte Praxis in einem Gefängnis in Iowa, mißliebiges Betragen mit einer Apomorphininjektion zu bestrafen, wohl kaum als vernünftige Übertragung von Lernprinzipien bezeichnen.

Unglücklicherweise waren diese Angriffe häufig gegen das Gebäude der Verhaltenstherapie insgesamt gerichtet. Natürlich werden sehr heikle ethische Fragen aufgeworfen, wenn wir es mit Menschen zu tun haben, denen bezüglich ihrer Teilnahme an Therapieprogrammen kaum eine Wahl bleibt; doch glauben wir, daß diese Fragen sich ihrer Natur nach nicht von den kniffligen ehtischen Problemen unterscheiden, die wir schon im Zusammenhang mit ambulanten Patienten besprochen haben. Aus der Vielzahl von Problemen, die wir kürzlich beschrieben (Davison u. Stuart, 1975), wollen wir hier nur vier herausgreifen und zur Diskussion stellen.

Absolute versus bedingte Rechte

Wie schon Wexler (1973) ausführte, sollten Therapeuten Gerichtsbeschlüsse aus der jüngeren Vergangenheit zum Anlaß nehmen, sich der Grenzen bewußt zu werden, die der Verhaltenstherapie, soweit sie mit kontingenter Verteilung von Belohnungen wie z. B. bei der token economy arbeitet, gesetzt sind. In ihrem Bemühen, der Anstaltsverwahrung einen eher rehabilitativen als nur bestrafenden Charakter zu verleihen, unternahmen ein paar Kliniker den Versuch, Insassen und Patienten Zugang zu gewissen „schönen Dingen des Lebens" zu schaffen, als *Konsequenz* von im Sinne der Anpassung gezeigten Verhaltensänderungen. Dieses Vorgehen erforderte, daß den Insassen zunächst bestimmte Annehmlichkeiten wie z. B. ein eigenes Zimmer verweigert wurden und man ihnen diese Privilegien erst allmählich und kontingent zu erwünschtem Verhalten wieder zubilligte. Wenn jedoch generell die Auffassung besteht, Patienten und Gefängnisinsassen hätten ein unabdingbares Recht auf solche Privilegien, muß man bei der Gestaltung von Behandlungsprogrammen schon etwas erfinderischer sein, um sich etwas einfallen zu lassen, womit man nicht verfassungsmäßig garantierte Rechte verletzt. Wexler meint z. B., daß wir einem Patienten – anstatt ihm auch nur vorübergehend die Nahrung zu entziehen – etwa zur Auswahl harte, weiche oder Rühreier anbieten könnten.

Auswahl der Ziele

Es wurde auch die Frage aufgeworfen, auf welche Ziele Verhaltenstherapeuten mit Menschen in Anstalten berechtigterweise hinarbeiten dürfen. Wie schon ein flüchtiger Blick in die Literatur der token economy zeigt, wird bei Programmen für psychiatrische Kliniken und Gefängnissen viel Wert darauf gelegt, die Produktivität zu steigern. Vermutlich geschieht dies im Interesse der Rehabilitation und auch, um den Insassen von der Monotonie des Anstaltslebens abzulenken. Wenn man jedoch das Urteil *Wyatt vs. Stickney*[1] auf die allgemeine Praxis überträgt, kann man in solchen Zielsetzungen auch die Ausübung unfreiwilliger Sklaverei sehen. Mit anderen Worten, Patienten und Insassen sollte vielleicht ein minimales Entgelt gezahlt werden, wenn ihre Arbeitsaktivitäten zum reibungslosen Funktionieren der Institution beitragen. Aber auch dieser Punkt ist nicht ohne Probleme, wie Wexler gezeigt hat. Wenn die Leiter solcher Institutionen, die an maximaler Effektivität interessiert sein müssen, einen Mini-

mallohn für diese Jobs in der Institution zahlen müssen, könnten sie soweit kommen, Leute von außerhalb anzustellen, die ganz allgemein mehr leisten. Hier haben die Fachleute den Beweis anzutreten, daß solche Aktivitäten wirklich rehabilitativer Natur sind und nur sekundär der Institution Nutzen bringen. Wir sind mit vielen anderen der Meinung, daß dies noch nicht richtig geklärt ist.

Das Recht auf die bestmögliche Behandlung

Über die Rechte psychiatrischer Patienten auf Behandlung hat es schon viele Diskussionen gegeben, besonders, wenn sie unfreiwillig in einer Heilanstalt festgehalten werden. Wenn die Gesellschaft schon einen Bürger seiner Freiheitsrechte beraubt, liegt es dann nicht auch in der Verantwortung der Gesellschaft, diese Person auf ein sinnvolles Leben außerhalb der Institution vorzubereiten?

Davison und Stuarts Argumente lauten folgendermaßen: Da man so wenig Kenntnis darüber hat, wie optimale Behandlungsprogramme für Institutionen gestaltet werden sollten, wäre es vom ethischen Standpunkt her dringend geboten zu *fordern*, daß in Institutionen Forschung sowohl im deskriptiven als auch im evaluativen Sinne betrieben wird. Das bedeutet, daß man von den für die Durchführung der Programme Verantwortlichen verlangen sollte, daß sie die Effektivität von verschiedenen alternativen Programmen untersuchen und vergleichen. Das hätte zur Folge, daß evaluative Forschung im Rahmen von Institutionen nicht mehr so sehr als potentielle Verletzung der Rechte der Insassen erachtet, sondern unter dem Aspekt *vorschriftsmäßiger Aufgabenerfüllung* einer verantwortungsbewußten Anstaltsleitung gesehen würde. Dieser Vorschlag hat allerdings die gegenwärtig gängige Auffassung zu diesen Fragen weitgehend gegen sich.

Zustimmung zu Therapie und Forschung

In den siebziger Jahren gab das Department of Health, Education and Welfare mehrere Zusammenstellungen von Richtlinien zur Durchführung von Forschungsvorhaben mit

---

1 Der Fall *Wyatt vs. Stickney* betrifft das Recht auf angemessene Behandlung für Geisteskranke und geistig Behinderte, die zwangsmäßig institutionalisiert sind. Das Gericht befand, daß das Grundgesetz diesen Personen ein Recht auf adäquate Behandlung einräumt und ebenfalls das Recht, nicht mit unangemessenen Methoden behandelt zu werden oder ohne Einwilligung experimentell behandelt zu werden (344 F. Supp. 387 M.D. Ala. 1972).

Versuchspersonen heraus. Hier wird in unterschiedlichster Form die Information und das Einverständnis jedes Menschen gefordert, der in Untersuchungen zum Forschungszweck mit einbezogen wird. In Fällen, in denen man die teilnehmende Person selbst als unfähig erachten muß, eine Entscheidung aufgrund von Informationen zu treffen (wie z. B. im Falle eines retardierten Kindes oder eines zwangseingewiesenen psychiatrischen Patienten) müssen diese Entscheidungen von einem gesetzlichen Vormund oder vom Gericht übernommen werden.

Es ist ganz klar, daß beim durchzuführenden Experiment jeweils der Erkenntnisdrang des Wissenschaftlers gegen mögliche Schäden oder Peinlichkeiten, die der Versuchsperson zugefügt werden, abzuwägen ist. Von eindeutigen Lösungen sind wir noch weit entfernt, aber ein von Davison und Stuart (1975) vorgeschlagenes Schema sieht die Konstruktion eines Kontinuums für das Verfahren der Einverständnisgebung vor. Dieses Kontinuum hat als einen Pol die Situation, in der die Versuchsperson nicht einmal informiert werden muß, daß sie an einem Experiment teilnimmt und reicht über viele Zwischenstufen bis hin zu dem anderen Pol, wo die Versuchsperson eine Einverständniserklärung vor Zeugen zu unterschreiben hat, die die Ziele und Methoden der jeweiligen Untersuchung genau klarlegt. Zum notwendigen Schutz der Versuchsperson hätte man wohl folgende vier Faktoren zu berücksichtigen: das Ausmaß des möglichen Vorteils für die Versuchsperson, das Ausmaß des Risikos, die Validität des Verfahrens und der Grad, in dem die Versuchsperson überhaupt in der Lage ist, eine auf Information gegründete Zustimmung zu erteilen.

So müßten wir uns z. B. dann besonders sorgfältig versichern, daß die potentielle Versuchsperson einen möglichst großen Einblick in die Natur des Experimentes hat, wenn die Teilnahme am Experiment ihr wahrscheinlich keinen Nutzen bringt, sondern eher ein Risiko für sie bedeutet. Dies würde es einem Forscher außerordentlich erschweren, einen Strafgefangenen einer möglicherweise tödlichen Strahlendosis auszusetzen, wenn dieser Mensch nicht gerade an einer körperlichen Krankheit leidet, deren Besserung durch die experimentelle Behandlung vorstellbar ist.

Weiterhin wird man vernünftigerweise zugeben müssen, daß einem Gefängnisinsassen weniger Spielraum für eine „freie und informierte Einwilligung" zur Teilnahme an einem Forschungsprojekt gegeben ist, als einem Nichtinhaftierten. Bei sonst gleichen Ausgangsbedingungen würde das also heißen, daß wir mit unserer Erlaubniserteilung zur Teilnahme an einem riskanten Experiment bei einem Strafgefangen sehr viel vorsichtiger sein müssen als bei einem Menschen, von dem man annehmen kann, daß er bei seinen Entscheidungen weniger unter Druck steht.

Das Problem der therapeutischen Offenheit

Eine heikle und zugleich faszinierende Frage betrifft das Maß der Aufrichtigkeit bei verantwortungsvoller klinischer Arbeit. Kann man schlicht die Feststellung treffen, ein Therapeut habe seinem Klienten gegenüber immer aufrichtig zu sein? Diese generelle Aufrichtigkeit scheint nicht möglich, so sehr wir uns sie auch wünschen mögen.

Wie sieht es z. B. aus, wenn ein Therapeut von einem verzweifelten, suizidalen und depressiven Menschen gefragt wird, ob es für ihn denn überhaupt noch eine Hoffnung gäbe, und der Therapeut selbst beurteilt die Situation eher negativ? Ist er nun moralisch verpflichtet, dem Klienten klar und deutlich zu sagen, wie er selber darüber denkt? Ist den Interessen des Klienten gedient, wenn der Therapeut eigene Verzweiflung – die bei ihm zur gleichen Zeit aufkommen mag – mit der des Klienten zusammenwirft?

Wenn es uns gelingt, einem Klienten zu helfen, und wenn wir selbst davon überzeugt sind, eine für den Therapiefortschritt wichtige Rolle gespielt zu haben – ist es dann unmoralisch, wenn wir hinterher dem Klienten gegenüber behaupten, seine eigenen Bemühungen haben mehr bewirkt als jede therapeutische Hilfe – (immer vorausgesetzt natürlich, daß diese Aussage auf der Annahme basiert, es trage zur besseren Aufrechterhaltung veränderter Verhaltensweisen bei, wenn der Klient seine Fortschritte eher eigenen Anstrengungen als fremder Hilfe zuschreiben kann)? (s. Kap. 8.)

Schließlich muß auch noch in Betracht gezogen werden, daß man für Eröffnungen den richtigen Zeitpunkt zu wählen hat. Nahezu jeder erfahrene Therapeut hat sich schon einmal während einer Therapiesitzung dazu entschieden, einen Kommentar, eine Interpretation oder irgendeine andere Art der Intervention zurückzuhalten, aus der Überzeugung heraus, daß es dafür jetzt einfach nicht an der Zeit sei. Setzt sich nun der Therapeut durch die Ausübung solcher seinem fachmännischen Urteil entsprechenden Taktik notwendigerweise dem Vorwurf der Täuschung oder Unaufrichtigkeit aus?

Sobald wir uns mit der Aufgabe betraut sehen, einem Klienten zu helfen, bedeutet das unserer Meinung nach, daß diese Verantwortlichkeit absolut erstrangig ist und deshalb auch über die Idee völliger therapeutischer Offenheit gestellt werden muß.

Ein Kommentar zum gesellschaftlichen Engagement

In den letzten Jahren bildeten sich mehr und mehr Interesse und Neigung heraus, die Gemeinden in die Arbeit einzubeziehen. Unzufrieden mit einem Modell ambulanter Praxis, in dem Behandlung gegen Bezahlung erfolgt, fordern viele der im Gesundheitsbereich Tätigen. Wir sollten uns direkt in die Gemeinden begeben und Gesundheitsberatung für größere Gruppen zugänglich machen. Wir meinen wohl, daß die Fachleute sich um Prävention kümmern sollen, aber wir sehen im Zusammenhang mit dieser Aufgabe auch schwer zu lösende Fragen auftauchen. Welches Recht haben wir, anderen auch nur Vorschläge für eine bessere Lebensgestaltung zu machen, wenn diese anderen uns nicht selber um Rat fragen? Wieweit ist es unsere Pflicht, das zu verändern, was wir für die Quelle gesellschaftlicher Unterdrückung halten? Zur Erreichung welcher Ziele wollen wir anderen

unsere Hilfe anbieten? Sollen wir in der Gesellschaft höhere Leistung oder vertieftere menschliche Beziehungen fördern?

Was wir weiter berücksichtigen müssen, ist der gegenwärtige Stand unserer Technologie. Die meisten Leser stimmen wohl mit uns überein, wenn wir behaupten, daß wir gerade erst anfangen zu lernen, wie menschliches Verhalten dauerhaft verändert werden kann. Da stellt sich dann die Frage, ob unser Wissen überhaupt zulänglich ist, um positive Veränderungen in größeren Verhaltensbereichen bewirken zu können, in Bereichen also, in denen der „Klient" durch ganze Gruppen von Personen repräsentiert wird, wie z. B. in einem Wohnbezirk oder einer Grundschule. Über die Konzentration unserer Bemühungen auf solche Großbereiche ließe sich noch viel sagen. Wir jedenfalls halten es hier für unbedingt erforderlich, die Frage aufzuwerfen, ob es nicht vielleicht etwas verfrüht ist, Verfahren zur Verhaltensänderung einzuführen, die möglicherweise Auswirkungen auf große Personengruppen haben.

Sicher ist dieser Trend zur Arbeit im kommunalen Rahmen sehr wichtig, doch die damit verbundenen ethischen Fragen bedürfen besonders sorgfältiger Beachtung.

Zusammenfassung und Schlußfolgerungen

Wie wir eingangs dieses Kapitels feststellten, existieren ethische Probleme nicht nur für Verhaltenstherapeuten. Jeder Versuch eines Menschen, das Verhalten eines anderen zu beeinflussen, ist zwangsläufig mit ethischen Problemen belastet, und zwar besonders dann, wenn er im Namen psychischer Gesundheit unternommen wird.

In diesem Kapitel haben wir versucht, einige der Schwierigkeiten herauszuarbeiten, mit denen sich jeder praktizierende Verhaltenstherapeut konfrontiert sieht. Wir würden meinen, daß jedes dieser Probleme auch für Therapeuten anderer Richtungen Bedeutung hat und deshalb auch daher für solche Leser dieses Buches von Interesse ist, die nicht direkt mit der Verhaltenstherapie befaßt sind.

Besonders diejenigen unter uns, die in den helfenden Berufen arbeiten, müssen ihr Wissen noch beträchtlich erweitern. Zum gegenwärtigen Zeitpunkt würde es eine Tragödie bedeuten, Ansätze klinischer und experimenteller Forschung abzuwürgen. Und trotzdem müssen wir in aller Offenheit zugeben, daß einige unserer Kollegen ihre ethische Verpflichtung nicht immer so genau genommen haben, wie es notwendig gewesen wäre.

Wir möchten behaupten, daß es in der Verhaltenstherapie relativ wenig Dinge gegeben hat, die sich nicht vertreten lassen; dies gilt vor allem im historischen Vergleich zu anderen therapeutischen Unternehmungen. Zwar unterliefen auch im Namen der Verhaltenstherapie zugegebenermaßen gewisse Torheiten, doch möchten wir zu bedenken geben, daß es auch gerade die Verhaltenstherapie war, die immer besonders gewissenhaft und objektiv nach neuem Wissen gesucht hat, daß wir uns herzlich wenig Illusionen über unsere Tätigkeit machen und daß wir unseren eigenen Ansätzen kritisch gegenüberstehen.

Viele menschliche Probleme sind der Art wissenschaftlicher Analyse, die das eigentliche Wesen der Verhaltenstherapie ausmacht, zugänglich. Durch unsere Konzepte und Methoden wird der Mensch nicht herabgewürdigt. Im Gegenteil rechtfertigen die bereits erreichten Fortschritte beträchtlichen Optimismus, daß zunehmendes Wissen über unser Verhalten dem Menschen mehr Möglichkeiten eröffnet und ihn in die Lage versetzt, sein Potential wirklich auszuschöpfen. Wir hoffen und empfehlen, daß sich die Fachleute weiterhin mit der notwendigen Energie dieser wichtigen Aufgabe widmen.

Literatur

Agras, W. S.: Transfer during systematic desensitization therapy. Behaviour Research and Therapy, *5*, 193–199 (1967)

Alberti, R. E., Emmons, M. L.: Your perfect rigth. (2nd ed.). San Luis Obispo, Calif.: Impact, 1974

Alexander, F., French, T. M.: Psychoanalytic therapy. New York: Ronald 1946

Almedina, J., Rubin, A.: Environmental design: Community psychology. Unpublished manuscript, State University of New York at Stony Brook 1974

Aronson, E., Carlsmith, J. M.: Experimentation in social psychology. In: G. Lindzey and E. Aronson (Eds.), The handbook of social psychology. Volume 2. Research Methods. Reading, Mass.: Addison-Wesley 1968

Ausubel, D. P.: The psychology of meaningful verbal learning. New York: Grune & Stratton 1963

Ayllon, T., Azrin, N. H.: The measurement and reinforcement of behavior of psychotics. Journal of the Experimental Analysis of Behavior, *8*, 357–383 (1965)

Ayllon, T., Azrin, N. H.: The token economy: A motivational system for therapy and rehabilitation. New York: Appleton-Century-Crofts 1968

Bandura, A.: A social learning interpretation of psychological dysfunctions. In: P. London and D. Rosenhan (Eds.), Foundations of abnormal psychology. New York: Holt, Rinehart and Winston 1968

Bandura, A.: Principles of behavior modification. New York: Holt, Rinehart and Winston 1969

Bandura, A., Kupers, C. J.: Transmission of patterns of self-reinforcement through modeling. Journal of Abnormal and Social Psychology, *69*, 1–9 (1964)

Barber, T. X.: Hypnosis: A scientific approach. New York: Van Nostrand Reinhold 1969

Bard, M., Berkowitz, B.: Training police as specialists in family crisis intervention: A community psychology action program. Community Mental Health Journal, *3*, 315–317 (1967)

Beck, A. T.: Depression: Clinical, experimental and theoretical aspects. New York: Harper & Row 1967

Becker, W. C.: Parents are teachers. Champaign, Ill.: Research Press 1971

Begelman, D. A.: Ethical and legal issues of behavior modification. In: M. Hersen, R. M. Eisler, Miller, P. M. (Eds.), Progress in behavior modification. New York: Academic Press 1975

Bem, D. J., Allen, A.: On predicting some of the people some of the time: The search for cross-situational consistencies in behavior. Psychological Review, *81*, 506–520 (1974)

Bernstein, D. A., Borkovec, T. D.: Progressive relaxation training. Champaign, Ill.: Research Press 1973

Bijou, S. W., Baer, D. M.: Child development. Vol. 1. A systematic and empirical theory. New York: Appleton-Century-Crofts 1961

Bloom, B. S., Broder, L. J.: Problem-solving processes of college students. Chicago: University of Chicago Press 1950

Bowers, K. S.: Situationism in psychology: An analysis and a critique. Psychological Review, 80, 307–336 (1973)

Brehm, J. W.: A theory of psychological reactance. New York: Academic Press 1966

Brehm, J. W., Cohen, A. R.: Explorations in cognitive dissonance. New York: Wiley 1962

Brooks, C. V. W.: Sensory awareness: The rediscovery of experiencing. New York: The Viking Press 1974

Broverman, I. K., Broverman, D. M., Clarkson, F. E., Rosenkrantz, P. S., Vogel, S. R.: Sex-role stereotypes and clinical judgments of mental health. Journal of Consulting and Clinical Psychology, *34*, 1–7 (1970)

Cautela, J. R., Kastenbaum, R.: A reinforcement survey schedule for use in therapy, training, and research. Psychological Reports, *20*, 1115–1130 (1967)

Copemann, C. D.: Aversive counterconditioning and social retraining: A learning theory to drug rehabilitation. Unpublished doctoral dissertation, State University of New York at Stony Brook, 1973

Corsini, R. J. (Ed.): Current psychotherapies. Ithaca, Ill.: F. E. Peacock 1973

Corsini, R. J., Shaw, M. E., Blake, R. R.: Roleplaying in business and industry. New York: Free Press 1961

Davis, J. D.: The interview as arena. Stanford: Stanford University Press 1971

Davison, G. C.: An intensive, long-term social-learning treatment program with an accurately diagnosed autistic child. Proceedings of the 73rd

Annual Convention of the American Psychological Association. Washington, D. C.: American Psychological Association 1965

Davison, G. C.: Differential relaxation and cognitive restructuring in therapy with a „paranoid schizophrenic" or „paranoid state." Proceedings of the 74th Annual Convention of the American Psychological Association. Washington, D. C.: American Psychological Association 1966

Davison, G. C.: Elimination of a sadistic fantasy by a client-controlled counterconditioning technique. Journal of Abnormal Psychology, 73, 84–90 (1968)

Davison, G. C.: Appraisal of behavior modification techniques with adults in institutional settings. In: C. M. Franks (Ed.), Behavior therapy: Appraisal and status. New York: McGraw-Hill 1969

Davison, G. C.: Counter control in behavior modification. In: L. A. Hamerlynck, L. C. Handy, and E. J. Mash (Eds.), Behavior change: Methodology, concepts and practice. Champaign, Ill.: Research Press 1973

Davison, G. C.: Homosexuality: The ethical challenge. Journal of Consulting and Clinical Psychology, in press

Davison, G. C., Goldfried, M. R.: Postdoctoral training in clinical behavior therapy. In: I. B. Weiner (Ed.), Postdoctoral education in clinical psychology. Topeka, Kansas: Menninger Foundation 1973

Davison, G. C., Neale, J. M.: Abnormal psychology: An experimental clinical approach. New York: Wiley 1974

Davison, G. C., Stuart, R. B.: Behavior therapy and civil liberties. American Psychologist, 30, 755–763 (1975)

Davison, G. C., Tsujimoto, R. N., Glaros, A. G.: Attribution and the maintenance of behavior change in falling asleep. Journal of Abnormal Psychology, 82, 124–133 (1973)

Davison, G. C., Valins, S.: Maintenance of self-attributed and drug-attributed behavior change. Journal of Personality and Social Psychology, 11, 25–33 (1969)

Davison, G. C., Wilson, G. T.: Attitudes of behavior therapists toward homosexuality. Behavior Therapy, 4, 686–696 (1973) (a)

Davison, G. C., Wilson, G. T.: Processes of fear-reduction in systematic desensitization: Cognitive and social reinforcement factors in humans. Behavior Therapy, 4, 1–21 (1973) (b)

Dewey, J.: How we think. Boston: Heath & Co. 1910

DiLoreto, A. O.: Comparative psychotherapy: An experimental analysis. Chicago: Aldine-Atherton 1971

Dollard, J., Miller, N. E.: Personality and psychotherapy. New York: McGraw-Hill 1950

D'Zurilla, T. J.: Reducing heterosexual anxiety. In: J. D. Krumboltz and C. E. Thoresen (Eds.), Behavioral counseling: cases and techniques. New York: Holt, Rinehart and Winston 1969

D'Zurilla, T. J., Goldfried, M. R.: Problem solving and behavior modification. Journal of Abnormal Psychology, 78, 107–126 (1971)

Eisler, R. M., Hersen, M., Agras, W. S.: Effects of videotape and instructional feedback on nonverbal marital interactions: An analogue study. Behavior Therapy, 5, 551–558 (1973)

Ekehammar, B.: Interactionism in personality from a historical perspective. Psychological Bulletin, 81, 1026–1048 (1974)

Ellis, A.: Reason and emotion in psychotherapy. New York: Lyle Stuart 1962

Ellis, A., Harper, R. A.: A guide to rational living. Hollywood: Wilshire 1962

Erickson, M. H.: Further clinical techniques of hypnosis: Utilization techniques. The American Journal of Clinical Hypnosis, 2, 3–21 (1959)

Estes, W. K.: Reward in human learning: Theoretical issues and strategic choice points. In: R. Glaser (Ed.), The nature of reinforcement. New York: Academic Press 1971

Evans, R. B.: Sixteen personality factor questionnaire scores of homosexual men. Journal of Consulting and Clinical Psychology, 34, 212–215 (1970)

Eysenck, H. J. (Ed.).: Behaviour therapy and the neuroses. New York: Pergamon 1960

Farina, A., Arenberg, D., Guskin, S.: A scale for measuring minimal social behavior. Journal of Consulting Psychology, 21, 265–268 (1957)

Ferster, C. B.: Classification of behavioral pathology. In: L. Krasner and L. P. Ullmann (Eds.), Research in behavior modification. New York: Holt, Rinehart and Winston 1965

Florin, I.: Entspannung-Desensibilisierung, Stuttgart: Kohlhammer 1978

Florin, I., Tunner, W.: Behandlung frühkindlicher Verhaltensstörungen. 7. Aufl. München: Goldmann 1976

Frank, J. D.: Persuasion and healing. Baltimore: Johns Hopkins Press 1961

Freedman, J. L., Fraser, S.: Compliance without pressure: The foot-in-the-door technique. Journal of Personality and Social Psychology, 4, 195–202 (1966)

Fromm-Reichman, F.: Principles of intensive psychotherapy. Chicago: University of Chicago Press 1950

Gagné, R. M.: Problem solving and thinking. Annual Review of Psychology, 10, 147–172 (1959)

Gagnon, J. H., Davison, G. C.: Asylums, the token economy, and the metrics of mental life. Behavior Therapy, in press.

Gagnon, J. H., Simon, W.: Sexual conduct: The social origins of human sexuality. Chicago: Aldine-Atherton 1973

Gaudry, E., Spielberger, C. D.: Anxiety and educational achievement. New York: Wiley 1971

Geer, J. H.: The development of a scale to measure fear. Behaviour Research and Therapy, *3*, 45–53 (1965)

Geer, J. H., Davison, G. C., Gatchel, R. I.: Reduction of stress in humans through nonveridical perceived control of aversive stimulation. Journal of Personality and Social Psychology, *16*, 731–738 (1970)

Gittelman, M.: Behavior rehearsal as a technique in child treatment. Journal of Child Psychology and Psychiatry, *6*, 251–255 (1965)

Glass, D. C., Singer, J. E.: Urban stress: Experiments on noise and social stressors. New York: Academic Press 1972

Goffman, E.: Asylums. Garden City, N.Y.: Doubleday 1961

Goldfried, M. R.: Systematic desensitization as training in self-control. Journal of Consulting and Clinical Psychology, *37*, 228–234 (1971)

Goldfried, M. R.: Reduction of generalized anxiety through a variant of systematic desensitization. In: M. R. Goldfried and M. Merbaum (Eds.), Behavior change through self-control. New York: Holt, Rinehart and Winston 1973

Goldfried, M. R.: Behavioral assessment. In: I. B. Weiner (Ed.), Clinical methods in psychology. New York: Wiley-Interscience 1976

Goldfried, M. R., Decenteceo, E. T., Weinberg, L.: Systematic rational restructuring as a self-control technique. Behavior Therapy, *5*, 247–254 (1974)

Goldfried, M. R., D'Zurilla, T. J.: A behavioral-analytic model for assessing competence. In: C. D. Spielberger (Ed.), Current topics in clinical and community psychology. Vol. I. New York: Academic Press 1969

Goldfried, M. R., Goldfried, A. P.: Cognitive change methods. In: F. H. Kanfer and A. P. Goldstein (Eds.), Helping people change. New York: Pergamon 1975

Goldfried, M. R., Kent, R. N.: Traditional versus behavioral personality assessment: A comparison of methodological and theoretical assumptions. Psychological Bulletin, *77*, 409–420 (1972)

Goldfried, M. R., Merbaum, M. (Eds.).: Behavior change through self-control. New York: Holt, Rinehart and Winston 1973

Goldfried, M. R., Pomeranz, D. M.: Role of assessment in behavior modification. Psychological Reports, *23*, 75–87 (1968)

Goldfried, M. R., Sobocinski, D.: Effect of irrational beliefs on emotional arousal. Journal of Consulting and Clinical Psychology. *43*, 504–510 (1975)

Goldfried, M. R., Sprafkin, J. N.: Behavioral personality assessment. Morristown, N. J.: General Learning Press 1974

Goldfried, M. R., Trier, C. S.: Effectiveness of relaxation as an acitive coping skill. Journal of Abnormal Psychology, *83*, 348–355 (1974)

Goldstein, A. P.: Therapist-patient expectancies in psychotherapy. New York: Pergamon 1962

Goldstein, A. P.: Psychotherapeutic attraction. New York: Pergamon 1971

Goldstein, A. P., Heller, K., Sechrest, L. B.: Psychotherapy and the psychology of behavior change. New York: Wiley 1966

Goodenough, F. L.: Mental testing. New York: Rinehart 1949

Grossberg, J. M., Wilson, H.: Psychological changes accompanying the visualization of fearful and neutral situations. Journal of Personality and Social Psychology, *10*, 123–133 (1968)

Haley, J.: Strategies of psychotherapy. New York: Grune & Stratton 1963

Halleck, S. L.: The politics of therapy. New York: Science House 1971

Harlow, H. F.: The formation of learning sets. Psychological Review, *56*, 51–65 (1949)

Hartmann, H.: Ego psychology and the problem of adaptation. New York: International University Press 1958

Haskell, M. R.: Psychodramatic role training in preparation for release on parole. Group Psychotherapy, *10*, 51–59 (1957)

Haugen, G. B., Dixon, H. H., Dickel, H. A.: A therapy for anxiety tension reactions. New York: Macmillan 1963

Hersen, M., Eisler, R. M., Miller, P. M., Johnson, M. B., Pinkston, S. G.: Effects of practice, instructions and modelling on components of assertive behaviour. Behaviour Research and Therapy, *11*, 443–451 (1973)

Hilgard, E. R.: Hypnotic susceptibility. New York: Harcourt Brace Jovanovich 1965

Hilgard, E. R., Bower, G. H.: Theories of learning (4th ed.). Englewood Cliffs, N.J.: Prentice-Hall 1975

Hoehn-Saric, R., Frank, J. D., Imber, S. D., Nash, E. H., Stone, A. R., Battle, C. C.: Systematic preparation of patients for psychotherapy. I. Effects on therapy behavior and outcome. Journal of Psychiatric Research, *2*, 267–281 (1964)

Honigfeld, G., Gillis, R. D., Klett, C. J.: Nosie-30: A treatment-sensitive ward behavior scale. Psychological Reports, *19*, 180–182 (1966)

Hooker, E.: The adjustments of the overt male homosexual. Journal of Projective Techniques, *21*, 18–31 (1957)

Jacks, R. N.: Systematic desensitization versus a self-control technique for the reduction of acrophobia. Unpublished doctoral dissertation, Stanford University 1972

Jacobson, E.: Progressive relaxation. Chicago: University of Chicago Press 1929

Johnson, D. M., Parrott, G. R., Stratton, R. P.: Production and judgment of solutions to five problems. Journal of Educational Psychology, *59*, (No. 6, pt. 2) (1968)

Johnson, W.: People in quandaries. New York: Harper & Row 1946

Jones, M. C.: A laboratory study of fear: The case of Peter. Pedagogical Seminary, *31*, 308–315 (1924)

Jones, R. G.: A factored measure of Ellis' irrational belief system, with personality and maladjustment correlates. Unpublished doctoral dissertation, Texas Technological College 1968

Innerhofer, P., Warnke, A.: Das Münchner Trainingsmodell. Heidelberg: Springer 1978

Kamano, D. K.: Selective review of effects of discontinuation of drugtreatment: Some implications and problems. Psychological Reports, *19*, 743–749 (1966)

Kanfer, F. H., Phillips, J. S.: Learning foundations of behavior therapy. New York: Wiley 1970

Kanfer, F. H., Saslow, G.: Behavioral analysis: An alternative to diagnostic classification. Archives of General Psychiatry, *12*, 529–538 (1965)

Kanfer, F. H., Saslow, G.: Behavioral diagnosis. In: C. M. Franks (Ed.), Behavior therapy: Appraisal and status. New York: McGraw-Hill 1969

Kanter, N. J.: Comparison of self-control desensitization and systematic rational restructuring in the reduction of interpersonal anxiety. Unpublished doctoral dissertation, State University of New York at Stony Brook 1975

Karst, T. O., Trexler, L. D.: Initial study using fixed-role and rational-emotive therapy in treating public-speaking anxiety. Journal of Consulting and Clinical Psychology, *34*, 360–366 (1970)

Kazdin, A. E., Bootzin, R. R.: The token economy: An evaluative review. Journal of Applied Behavior Analysis, *5*, 343–372 (1972)

Kelly, G. A.: The psychology of personal constructs. New York: Norton 1955

Kelly, J. G., Blake, R. R., Stromberg, C. E.: The effect of role training on role reversal. Group Psychotherapy, *10*, 95–104 (1957)

Kent, R. N., Wilson, G. T., Nelson, R.: Effects of false heart rate feedback on avoidance behavior: An investigation of „cognitive desensitization." Behavior Therapy, *3*, 1–6 (1972)

Kifer, R. E., Lewis, M. A., Green, D. R., Phillips, E. L.: The S.O.C.S. modell, training pre-delinquent youths and their parents in negotiation responses to conflict situations. Paper presented at the American Psychological Association, Montreal, August 1973

Lamaze, F.: Painless childbirth: Psychoprophylactic method. London: Burke Publishing Co. 1958

Lang, P. J., Melamed, B. G., Hart, J.: A psychophysiological analysis of fear modification using an automated desensitization procedure. Journal of Abnormal Psychology, *76*, 220–234 (1970)

Lazarus, A. A.: Group therapy of phobic disorders by systematic desensitization. Journal of Abnormal and Social Psychology, *63*, 504–510 (1961)

Lazarus, A. A.: Behavior therapy, incomplete treatment, and symptom substitution. Journal of Nervous and Mental Disease, *140*, 80–86 (1965)

Lazarus, A. A.: Behavior rehearsal vs. non-direc-

tive therapy vs. advice in effecting behavior change. Behaviour Research and Therapy, *4*, 209–212 (1966)

Lazarus, A. A.: Behavior therapy and beyond. New York: McGraw-Hill 1971

Lazarus, A. A., Davison, G. C.: Clinical innovation in research and practice. In: A. E. Bergin and S. L. Garfield (Eds.), Handbook of psychotherapy and behavior change. New York: Wiley 1971

Lazarus, A. A., Davison, G. C., Polefka, D.: Classical and operant factors in the treatment of a school phobia. Journal of Abnormal Psychology, *70*, 225–229 (1965)

Lefcourt, H. M.: Internal versus external control of reinforcement: A review. Psychological Bulletin, *65*, 206–220 (1966)

Leitenberg, H., Agras, W. S., Barlow, D. H., Oliveau, D. C.: Contribution of selective positive reinforcement and therapeutic instructions in systematic desensitization therapy. Journal of Abnormal Psychology, *74*, 113–118 (1969)

Lewin, K.: A dynamic theory of personality: Selected papers. New York: McGraw-Hill 1935

Lewinsohn, P. M., Shaffer, M.: Use of home observations as an integral part of the treatment of depression: Preliminary report and case studies. Journal of Consulting and Clinical Psychology, *37*, 87–94 (1971)

Liebert, R. M., Allen, M. K.: The effects of role structure and reward magnitude on the acquisition and adoption of self-reward criteria. Psychological Reports, *21*, 445–452 (1967)

Liebert, R. M., Neale, J. M., Davidson, E. S.: The early window. New York: Pergamon 1973

Lindsley, O. R., Skinner, B. F.: A method for the experimental analysis of the behavior of psychotic patients. American Psychologist, *9*, 419–420 (1954)

London, P.: The modes and morals or psychotherapy. New York: Holt, Rinehart and Winston 1964

Mahoney, M. J.: Cognition and behavior modification. Cambridge: Ballinger 1974

Marston, A. R., Feldman, S. E.: Toward the use of self-control in behavior modification. Journal of Consulting and Clinical Psychology, *39*, 429–433 (1972)

Maslow, A. H.: The psychology of science: A reconnaissance. New York: Harper & Row 1966

Mathews, A. M.: Psychophysiological approaches to the investigation of desensitization and related procedures. Psychological Bulletin, *76*, 73–91 (1971)

May, J. R., Johnson, H. J.: Physiological activity to internally elicited arousal and inhibitory thoughts. Journal of Abnormal Psychology, *82*, 239–245 (1973)

McFall, R. M., Lillesand, D. V.: Behavior rehearsal with modeling and coaching in assertive training. Journal of Abnormal Psychology, *77*, 313–323 (1971)

McFall, R. M., Marston, A.: An experimental investigation of behavior rehearsal in assertive training. Journal of Abnormal Psychology, *76*, 295–303 (1970)

McFall, R. M., Twentyman, C. T.: Four experiments on the relative contributions of rehearsal, modeling, and coaching to assertion training. Journal of Abnormal Psychology, *81*, 199–218 (1975)

Mead, G. H.: Mind, self, and society. Chicago: University of Chicago Press 1934

Meehl, P. E.: The cognitive activity of the clinician. American Psychologist, *15*, 19–27 (1960)

Meichenbaum, D. H.: Examination of model characteristics in reducing avoidance behavior. Journal of Personality and Social Psychology, *17*, 298–307 (1971)

Meichenbaum, D. H.: Cognitive modification of test anxious college students. Journal of Consulting and Clinical Psychology, *39*, 370–380 (1972)

Meichenbaum, D. H.: Cognitive factors in behavior modification: Modifying what clients say to themselves. In: C. M. Franks and G. T. Wilson (Eds.). Annual review of behavior therapy: Theory and practice. New York: Brunner-Mazel 1973

Meichenbaum, D. H.: Cognitive behavior modification. Morristown, N. J.: General Learning Press 1974

Meichenbaum, D. H., Gilmore, J. B., Fedoravicious, A.: Group insight versus group desensitization in treating speech anxiety. Journal of Consulting and Clinical Psychology, *36*, 410–421 (1971)

Merbaum, M., Southwell, E. A.: Conditioning of affective selfreferences as a function of the discriminative characteristics of experimenter intervention. Journal of Abnormal Psychology, *70*, 180–187 (1965)

Meyer, V., Chesser, E. S.: Behavior therapy in clinical psychiatry. New York: Penguin Books 1970

Miller, G. A., Galanter, E., Pribram, K. H.: Plans and the structure of behavior. New York: Holt, Rinehart and Winston 1960

Mischel, W.: Personality and assessment. New York: Wiley 1968

Mischel, W.: Towards a cognitive social learning reconceptualization of personality. Psychological Review, *80*, 252–283 (1973)

Mischel, W., Liebert, R. M.: Effects of discrepancies between observed and imposed reward criteria on their acquisition and transmission. Journal of Personality and Social Psychology, *3*, 45–53 (1966)

Moreno, J. L.: The theatre of spontaneity. New York: Beacon House 1947

Morris, R. J., Suckerman, K. R.: Therapist warmth as a factor in automated systematic desensitization. Journal of Consulting and Clinical Psychology, *42*, 244–250 (1974)

Mowrer, O. H.: Learning theory and personality dynamics. New York: Ronald 1950

Mowrer, O. H.: Learning theory and the symbolic processes. New York: Wiley 1960

Murray, H. A.: Explorations in personality. New York: Oxford University Press 1938

Nawas, M. M., Fishman, S. T., Pucel, J. C.: A standardized desensitization program applicable to group and individual treatments. Behaviour Research and Therapy, *8*, 49–56 (1970)

Nisbett, R. E., Schachter, S.: The cognitive manipulation of pain. Journal of Experimental Social Psychology, *2*, 227–236 (1966)

O'Leary, K. D., Becker, W. C.: Behavior modification of an adjustment class: A token reinforcement program. Exceptional Children, *33*, 637–642 (1976)

O'Leary, K. D., Drabman, R.: Token reinforcement programs in the classroom: A review. Psychological Bulletin, *75*, 379–398 (1971)

O'Leary, K. D., O'Leary, S. G. (Eds.).: Classroom management. New York: Pergamon 1972

O'Leary, K. D., Wilson, G. T.: Behavior therapy: Application and outcome. Englewood Cliffs. N.J.: Prentice-Hall 1975

Orne, M. T.: The nature of hypnosis: Artifact and essence. Journal of Abnormal and Social Psychology, *58*, 277–299 (1959)

Orne, M. T., Wender, P. H.: Anticipatory socialization for psychotherapy: Method and rationale. American Journal of Psychiatry, *124*, 1202–1212 (1968)

Osborn, A. F.: Applied imagination (3rd ed.). New York: Scribner's 1963

Parnes, S. J.: Creative behavior guidebook. New York: Scribner's 1967

Patterson, G. R.: Intervention in the homes of predelinquent boys: Steps toward stage two. Paper prepared for the workshop. Delinquent behavior: Some psychological research and applications. American Psychological Association Convention, Washington, D.C. 1971

Patterson, G. R., Gullion, M. E.: Living with children. Chanpaign, Ill.: Research Press 1971

Paul, G. L.: Insight versus desensitization in psychotherapy two years after termination. Journal of Consulting Psychology, *31*, 333–348 (1967)

Paul, G. L.: Outcome of systematic desensitization. I.: Background procedures, and uncontrolled reports of individual treatment. In: C. M. Franks (Ed.). Behavior therapy: Appraisal and status. New York: McGraw-Hill 1969a

Paul, G. L.: Outcome of systematic desensitization. II. Controlled investigations of individual treatment, technique variations, and current status. In: C. M. Franks (Ed.), Behavior therapy: Appraisal and status. New York: McGraw-Hill 1969b

Paul, G. L., Shannon, D. T.: Treatment of anxiety through systematic desensitization in therapy groups. Journal of Abnormal Psychology, *71*, 124–135 (1966)

Peterson, D. R.: The clinical study of social behavior. New York: Appleton-Century-Crofts 1968

Peterson, D. R., London, P.: Neobehavioristic psychotherapy: Quasi-hypnotic suggestions and multiple reinforcement in the treatment of a case of post-infantile dyscopresis. Psychological Record, *14*, 469–474 (1964)

Pfeiffer, W. M.: Konzentrative Selbstentspannung durch Übungen, die sich aus der buddhistischen Atemmeditation und aus der Atemtherapie herleiten. Zeitschrift für Psychotherapie und medizinische Psychologie, *46*, 172–181 (1967)

Pomeranz, D. M., Goldfried, M. R.: An intake report outline for behavior modification. Psychological Reports, *26*, 447–450 (1970)

Rapaport, D.: The theory of ego autonomy: A generalization. Bulletin of the Menninger Clinic, *22*, 13–35 (1958)

Reich, W.: Character analysis. New York: Orgone Institute 1949

Rimland, B.: Infantile autism. New York: Appleton-Century-Crofts 1964

Rimm, D. C., Litvak, S. B.: Self-verbalization and emotional arousal. Journal of Abnormal Psychology, *74*, 181–187 (1969)

Rosen, G. M.: Therapy set: Its effects on subjects' involvement in systematic desensitization and treatment outcome. Journal of Abnormal Psychology, *83*, 291–300 (1974)

Rosen, G. M., Rosen, E., Reid, J. B.: Cognitive desensitization and avoidance behavior: A reevaluation. Journal of Abnormal Psychology, *80*, 176–182 (1972)

Rosenberg, P.: An experimental analysis of psychodrama. Unpublished doctoral dissertation, Harvard University 1952

Rosenhan, D. L.: On being sane in insane places. Science, *179*, 250–258 (1973)

Rotter, J. B.: Social learning and clinical psychology. Englewood Cliffs, N.J.: Prentice-Hall 1954

Rotter, J. B.: Generalized expectancies for internal versus external control of reinforcement. Psychological Monographs, *80*, (1, whole No. 609) (1966)

Rotter, J. B., Wickens, D.: The consistency and generality of ratings of „social aggressiveness" made from observations of role playing situations. Journal of Consulting Psychology, *12*, 234–239 (1948)

Russell, P. C., Brandsma, J. M.: A theoretical and empirical integration of the rational-emotive and classical conditioning theories. Journal of Consulting and Clinical Psychology, *42*, 389–397 (1974)

Ryan, V. L., Gizynski, M. N.: Behavior therapy in retrospect: Patients' feelings about their behavior therapists. Journal of Consulting and Clinical Psychology, *37*, 1–9 (1971)

Ryle, G.: The concept of mind. London: Hutchinson 1949

Salter, A.: Conditioned reflex therapy. New York: Creative Age 1949

Sarbin, T. R.: Contributions to role-taking theory: I. Hypnotic behavior. Psychological Review, *57*, 255–270 (1950)

Sarbin, T. R., Allen, V. L.: Role theory. In: G. Lindzey and E. Aronson (Eds.), The handbook of social psychology, Vol. 1, (2nd ed.). Reading, Mass.: Addison-Wesley 1968

Schaefer, H. H., Martin, P. L.: Behavioral therapy. New York: McGraw-Hill 1969

Schneider, M., Robin, A.: Turtle manual. Unpublished manuscript, State University of New York at Stony Brook 1975

Schultz, J. H., Luthe, W.: Autogenic training. New York: Grune & Stratton 1959

Seligman, M. E. P.: Helplessness. San Francisco: W. H. Freeman 1975

Shaftel, F. R., Shaftel, G.: Role-playing for social values: Decision-making in the social studies. Englewood Cliffs, N.J.: Prentice-Hall 1967

Sherman, A. R.: Real-life exposure as a primary therapeutic factor in the desensitization treatment of fear. Journal of Abnormal Psychology, *79*, 19–28 (1972)

Silverstein, C.: Behavior modification and the gay community. Paper presented at Annual Convention of the Association for Advancement of Behavior Therapy, New York City 1972

Simon, H. A.: Administrative behavior. New York: Free Press 1957

Skinner, B. F.: Science and human behavior. New York: Macmillan 1953

Spielberger, C. D.: Theory and research on anxiety. In: C. D. Spielberger (Ed.). Anxiety and behavior. New York: Academic Press 1966

Spivack, G., Shure, M. B.: Social adjustment of young children. San Francisco: Josey-Bass 1974

Staats, A. W., Staats, C. K.: Complex human behavior. New York: Holt, Rinehart and Winston 1963

Stanton, H. R., Litwak, E.: Toward the development of a short form test of interpersonal competence. American Sociological Review, *20*, 668–674 (1955)

Storrow, H. A.: Introduction to scientific psychiatry. New York: Appleton-Century-Crofts 1967

Stoyva, J.: Skinnerian Zen or control of physiological responses through information feedback. Paper read at Denver University Symposium on Behavior Modification 1968

Suinn, R. M.: The STABS, a measure of test anxiety for behavior therapy: Normative data. Behaviour Research and Therapy, *7*, 335–339 (1969)

Sullivan, H. S.: The interpersonal theory of psychiatry. New York: Norton 1953

Sullivan, H. S.: The psychiatric interview. New York: Norton 1954

Sushinsky, L. W., Bootzin, R. R.: Cognitive desensitization as a model of systematic desensitization. Behaviour Research and Therapy, *8*, 29–33 (1970)

Tasto, D. L., Hinkle, J. E.: Muscle relaxation treatment for tension headaches. Behavior Research and Therapy, *11*, 347–350 (1975)

Thoresen, C. E., Mahoney, M. J.: Behavioral self-control. New York: Holt, Rinehart and Winston 1974

Trexler, L. D., Karst, T. O.: Rational-emotive therapy, placebo, and no-treatment effects on public-speaking anxiety. Journal of Abnormal Psychology, *79*, 60–67 (1972)

Truax, C. B.: Reinforcement and non-reinforcement in Rogerian psychotherapy. Journal of Abnormal Psychology, 1966, 71, 1–9.

Ullmann, L. P., Krasner, L. (Eds.).: Case studies in behavior modification. New York: Holt, Rinehart and Winston 1965

Ullmann, L. P., Krasner, L.: A psychological approach to abnormal behavior. Englewood Cliffs, N.J.: Prentice-Hall 1969

Valins, S., Nisbett, R. E.: Attribution processes in the development and treatment of emotional disorders. New York: General Learning Press 1971

Valins, S., Ray, A. A.: Effects of cognitive desensitization on avoidance behavior. Journal of Personality and Social Psychology, *7*, 345–350 (1967)

Velten, E.: A laboratory task for induction of mood states. Behaviour Research and Therapy, *6*, 473–482 (1968)

Wachtel, P.: Psychodynamics, behavior therapy, and the implacable experimenter: An inquiry into the consistency of personality. Journal of Abnormal Psychology, *82*, 324–334 (1973)

Wachtel, P.: Action and insight. New York: Basic Books, in press

Wahler, R. G., Winkel, G. H., Peterson, R. F., Morrison, D. C.: Mothers as behavior therapists for their own children. Behaviour Research and Therapy, *3*, 113–124 (1965)

Wallace, J.: An abilities conception of personality: Some implications for personality measurement. American Psychologist, *21*, 132–138 (1966)

Wallace, J.: What units shall we employ? Allport's question revisited. Journal of Consulting Psychology, *31*, 56–64 (1967)

Weil, G., Goldfried, M. R.: Treatment of insomnia in an eleven-year-old child through self-relaxation. Behavior Therapy, *4*, 282–284 (1973)

Weitzenhoffer, A. M.: General techniques of hypnotism. New York: Grune & Stratton 1957

Weitzman, B.: Personal communication, 1969

Werry, J. S., Quay, H. C.: Observing the classroom behavior of elementary school children. Exceptional Children, Feb., 461–470 (1969)

Wexler, D. B.: Token and taboo: Behavior modification, token economies and the law. California Law Review, *61*, 81–109 (1973)

Wilkins, W.: Desensitization: Social and cognitive factors underlying the effectiveness of Wolpe's procedure. Psychological Bulletin, *76*, 311–317 (1971)

Wilson, G. T., Davison, G. C.: Processes of fear reduction in systematic desensitization: Animal studies. Psychological Bulletin, *76*, 1–14 (1971)

Wilson, G. T., Evans, I. M.: The therapist-client relationship in behavior therapy. In: A. S. Gurman and A. M. Razin (Eds.), The therapist's contribution to effective psychotherapy: An empirical approach. New York: Pergamon, in press

Winett, R. A., Winkler, R. C.: Current behavior modification in the classroom: Be still, be quiet, be docile. Journal of Applied Behavior Analysis, *5*, 499–504 (1972)

Wolpe, J.: An approach to the problem of neurosis based on the conditioned response. Unpublished M.D. thesis, University of the Witwatersrand 1948

Wolpe, J.: Psychotherapy by reciprocal inhibition. Stanford: Stanford University Press 1958

Wolpe, J., Lazarus, A. A.: Behavior therapy techniques. New York: Pergamon 1966

Wolpe, J., Salter, A., Reyna, L. J. (Eds.).: Conditioning therapies: The challenge in psychotherapy. New York: Holt, Rinehart and Winston 1964

Woodworth, R. S., Schlosberg, H.: Experimental Psychology (Rev. ed.). New York: Holt, Rinehart and Winston 1954

Zemore, R.: Systematic desensitization as a method of teaching a general anxiety-reducing skill. Journal of Consulting and Clinical Psychology, *43*, 157–161 (1975)

Zilboorg, G., Henry, G. W.: A history of medical psychology. New York: Norton 1941

Sachverzeichnis

Namenverzeichnis

R. M. Tarpy

Lernen

Experimentelle Grundlagen

Übersetzt aus dem Englischen von R. Schlichter

1979. 78 Abbildungen. Etwa 200 Seiten
DM 39,50; approx. US $ 21.80
ISBN 3-540-09478-4

Inhaltsübersicht: Einleitung. – Klassische Konditionierung. – Instrumentelle Konditionierung. – Klassische und instrumentelle Konditionierung: Ein Vergleich. – Vermeidung. – Bestrafung. – Abschwächung. – Sekundäre Verstärkung. – Generalisation und Diskrimination. – Belohnung: Theorie und Anwendungsformen. – Sachverzeichnis.

Die Untersuchung der Grundlagen des Lernens stellt einen bedeutenden Bereich der psychologischen Forschung dar. Auch andere Ansätze, wie etwa physiologische, ethologische oder kognitive Betrachungsweisen, haben die Analyse der Lernens nicht etwa ersetzen können, sondern sie bereichert und ausgeweitet. Im vorliegenden Text werden die neuen experimentellen Entwicklungen im Bereich des Lernens vorgestellt. Der besondere Vorteil dieses Buches liegt dabei darin, daß im Zusammenhang mit den neuen Methoden auch neue Modelle und Theorievorstellungen über die experimentellen Grundlagen des Lernens entwickelt werden. Deshalb kann dieses Buch all denjenigen empfohlen werden, für die das Lernen von besonderer Bedeutung ist: den Studenten der Psychologie, der Pädagogik, der Soziologie und der Medizin. Somit kann es auch als eine Ergänzung zu dem im Springer-Verlag erschienenen Buch von Lefrancois **Psychologie des Lernens** betrachtet werden.

R. I. Evans

Psychologie im Gespräch

Übersetzt aus dem Englischen und bearbeitet von M. Hürten, B. Wansel-Pfau, W. F. Angermeier

1979. 28 Abbildungen. Etwa 380 Seiten
DM 48,–; approx. US $ 26.40
ISBN 3-540-09451-2

Inhaltsübersicht: Einleitung. – Ethologie – Entwicklung – Intelligenz. – Lernen – Denken – Bewußtseinsveränderung. – Physiologische Psychologie – Motivation – Emotion. – Verhaltensmäßige, soziale und existentialistische Aspekte der Persönlichkeit. – Persönlichkeit: Analytische Ansätze. – Sozialverhalten. – Namenverzeichnis. – Sachverzeichnis.

Dieses Buch enthält Interviews, die Richard Evans mit 28 der bedeutendsten Vertreter der modernen Psychologie führte. Da hier Wissenschaftler der verschiedensten psychologischen Arbeitsgebiete vorgestellt werden, ergibt sich ein Überblick über das gesamte Spektrum der Psychologie; Vertreter der Verhaltensforschung und der Tierpsychologie kommen ebenso zu Wort, wie Verteter der Lernpsychologie, der Sozialpsychologie, der Persönlichkeits- und Entwicklungspsychologie, sowie der physiologischen Psychologie und Parapsychologie. Die Gespräche, in denen die verschiedenen Forscher ihre Arbeitsweise beschreiben, ihre Theorien erklären und zu wichtigen allgemeinen Fragen und Problemen, wie Krieg, Faschismus, Darstellung von Gewalt in Massenmedien, Pornographie, Homosexualität, Überbevölkerung, Erziehung, Ethik u. v. a. Stellung beziehen, vermitteln im Gegensatz zu vielen Lehrbüchern einen Eindruck von der Persönlichkeit „hinter“ der Theorie und der Lebendigkeit psychologischer Forschung.
Dieses Buch wendet sich an alle Psychologen, an Wissenschaftler der benachbarten Disziplinen, an interessierte Laien und an Studenten, die sich einen Überblick über das Gesamtgebiet der Psychologie verschaffen wollen.

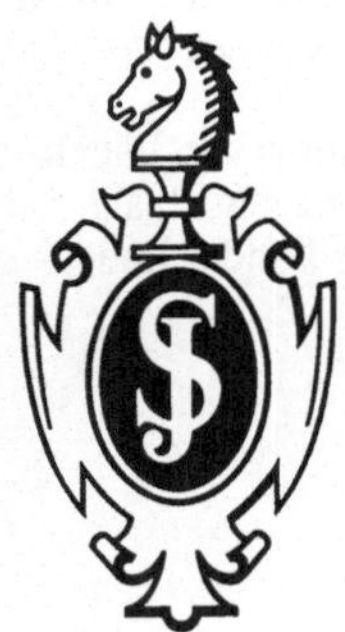

Springer-Verlag Berlin Heidelberg New York